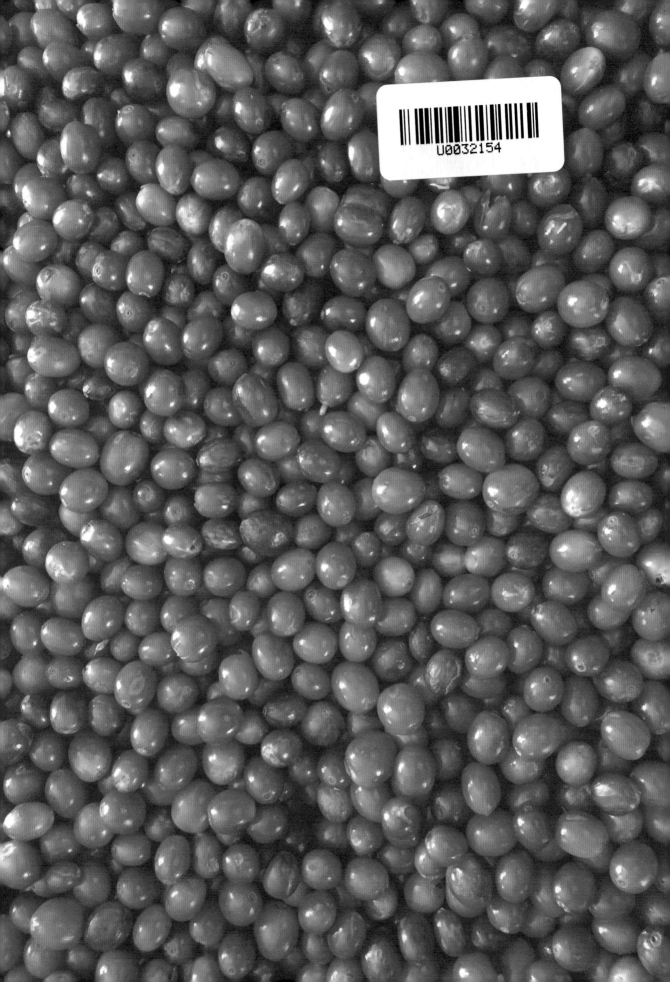

U0032154

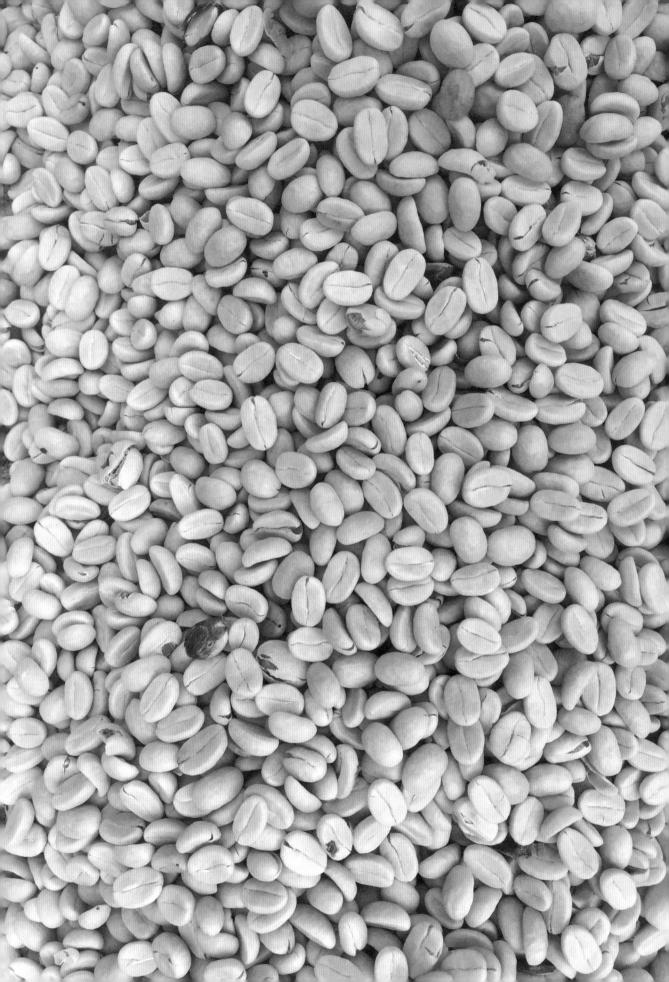

發現咖啡的健康力量｜Coffee Laboratory

Coffee and Health

癮咖啡研究室

咖啡是一門深奧迷人的健康學！

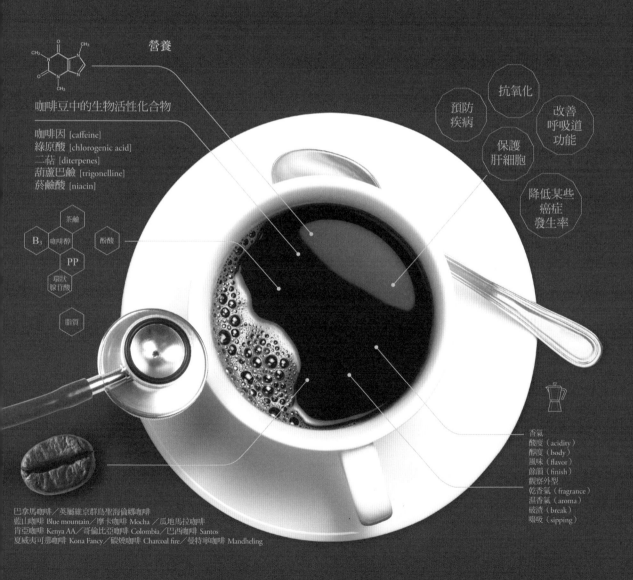

營養

咖啡豆中的生物活性化合物

咖啡因 [caffeine]
綠原酸 [chlorogenic acid]
二萜 [diterpenes]
葫蘆巴鹼 [trigonelline]
菸鹼酸 [niacin]

茶鹼
B_3　咖啡醇　酚酸
PP
環狀
腺苷酸

脂質

抗氧化
預防
疾病
改善
呼吸道
功能
保護
肝細胞

降低某些
癌症
發生率

香氣
酸度（acidity）
醇度（body）
風味（flavor）
餘韻（finish）
觀察外型
乾香氣（fragrance）
濕香氣（aroma）
破渣（break）
啜吸（sipping）

巴拿馬咖啡／英屬維京群島聖海倫娜咖啡
藍山咖啡 Blue mountain／摩卡咖啡 Mocha／瓜地馬拉咖啡
肯亞咖啡 Kenya AA／哥倫比亞咖啡 Colombia／巴西咖啡 Santos
夏威夷可那咖啡 Kona Fancy／碳燒咖啡 Charcoal fire／曼特寧咖啡 Mandheling

目錄 Contents

前　言

CHAPTER 1 探究咖啡的世界史

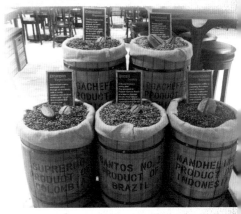

CHAPTER 2 探究臺灣的咖啡史

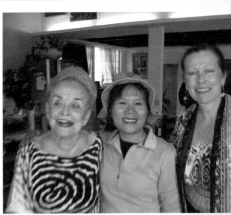

檳榔樹下種咖啡

CHAPTER 3 咖啡樹與咖啡豆的加工

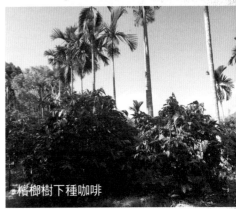

咖啡教母娥娜‧努森(左)參訪南投縣
魚池鄉大山水晶咖啡莊園。

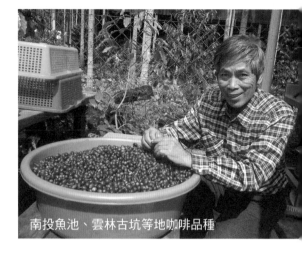

南投魚池、雲林古坑等地咖啡品種

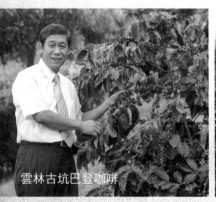

雲林古坑巴登咖啡

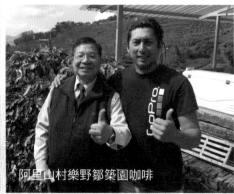

阿里山村樂野鄒築園咖啡

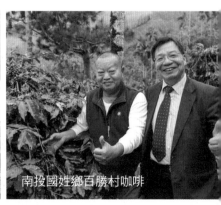

南投國姓鄉百勝村咖啡

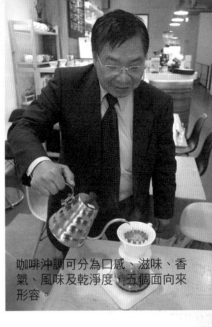

咖啡沖調可分為口感、滋味、香氣、風味及乾淨度，五個面向來形容。

CHAPTER 4 咖啡的沖煮與品嚐

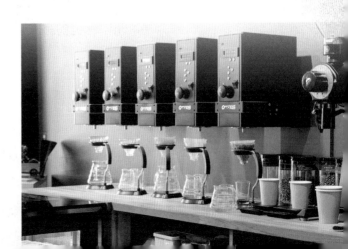

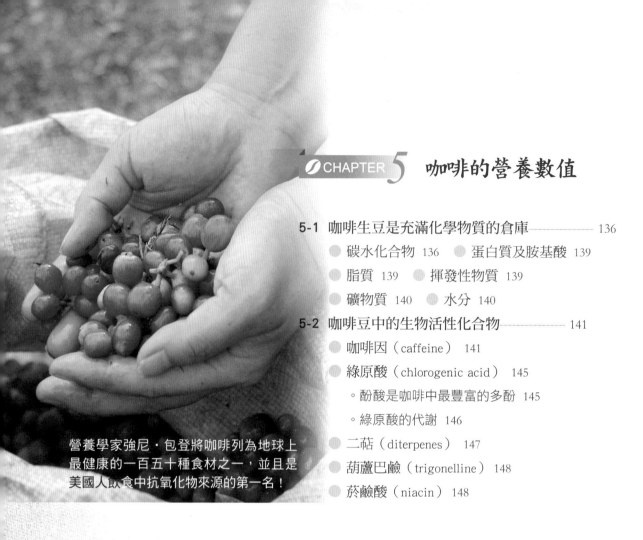

營養學家強尼・包登將咖啡列為地球上最健康的一百五十種食材之一，並且是美國人飲食中抗氧化物來源的第一名！

CHAPTER 5 咖啡的營養數值

CHAPTER 6 咖啡對健康的影響

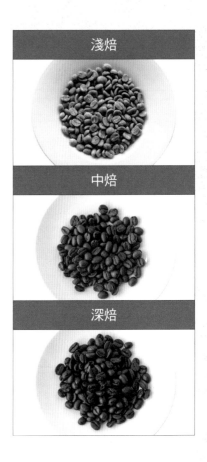

淺焙

中焙

深焙

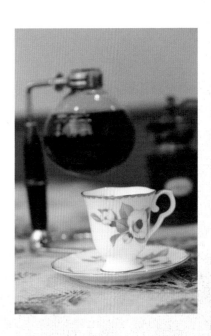

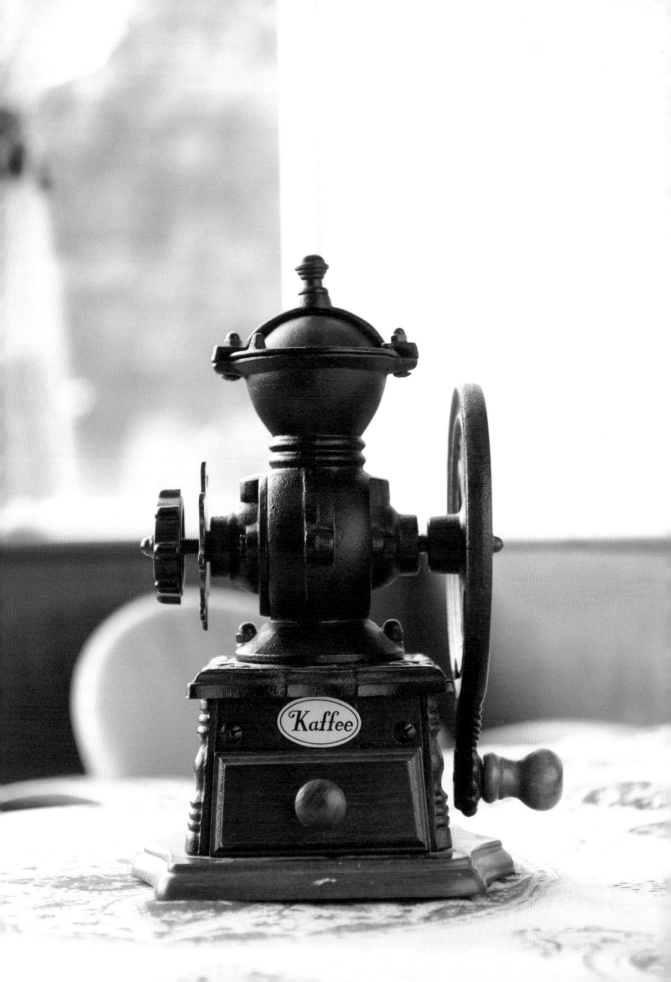

咖啡的好，人們越來越知道

丁詩同／國立臺灣大學副校長

　　喝咖啡的人有福了，因為張金堅醫師寫了一本《癮咖啡研究室》，也因為美國營養學會在2016年新的飲食建議裡面，明確表示咖啡的飲用不應該限制，可以一天喝3～5杯，對健康都有益處，喝咖啡的好處逐漸被人們了解。

　　本書忠實地論及最新研究，發現喝咖啡的好與壞——咖啡可提升環狀腺苷酸濃度（cAMP）、提升ATP，並能夠增強能量代謝。中度的咖啡飲用量更可以降低心血管疾病，也有助減少肝臟癌症；而未過濾的咖啡中的咖啡醇和咖啡脂肪則可能是造成高血脂的原因之一。所以，如果你想要在享用美味的咖啡之餘，關心一點自己的健康，本書已經幫大家做了很多功課，不妨一讀，雖然學術感覺多一些，但是資料都很實用，值得參考。

　　我們喜歡梵谷畫作「Le Cafe de Nuit」（夜晚的露天咖啡館）中那種靜謐的夜與溫暖的咖啡的感覺，勝過夜間咖啡館畫作中的掙扎與闇黑，因為咖啡除了對藝術家畫筆的驅策和文學家文思的撩動，咖啡也可以激發多數人理性的思考與正面的活力。這不是隨意說說而已，本書中就提供許多研究證據，因為咖啡因可以增加

cAMP，因而增加對能量的利用和精神的提升，如此為我們帶來的影響應該是正面的激發，而非負面的抑制，不相信的話，不妨現在就煮杯咖啡，從聞到咖啡香味的那一刻起，你就會感到振奮，等到咖啡因的生理效果出現，精神就來了。

　　從前有兩句大家耳熟能詳的廣告台詞：「好東西要和好朋友分享」和「再忙也要和你喝杯咖啡」，顯現的是珍貴的友誼，也代表著咖啡在生活中的重要性。

　　本書從咖啡發現的傳說、種類、栽種方式、收成加工、烘焙和沖泡方法，都有著墨，讓讀者更能從簡短的文章中一窺咖啡各種面向的奧妙。不管是黑色的飲料、黑色的藥或黑金，都比不上被教皇克萊門八世賜名為「上帝的飲料」，更能呈現咖啡的價值。

　　也許在繁忙生活中的午後，靜靜品嚐一杯，或是在熬夜工作必須重新獲得能量的一個藥引，那杯咖啡都可以增進我們個人的精神、工作效能和朋友的情誼。是不是該千杯、千杯、再千杯，才能國運昌隆，還是只要適當飲用增進個人健康，咖啡都能在你的人生中扮演著重要的角色。

認識咖啡健康效用

王裕文／臺灣大學農藝學系助理教授

咖啡是人類近千年來的一種新興飲料，到底緣起於何時，眾說紛紜，但卻是人類飲料中最有爭議者。咖啡具有依賴性，其中重要的成分——咖啡因，近年來雖被世界衛生組織列入第三類致癌物，但卻又不至於毒害人體，在二十世紀之前，咖啡的流通侷限於西方世界，數量有限，普及性不夠，因此可能是基於酸葡萄心理，對咖啡的評價多集中於負面的文字，例如咖啡容易引起心悸、容易失眠等人體的不適反應。二次大戰後，咖啡的產量與日俱增，隨著西方強勢文化的傳播，咖啡快速地滲透到全球每個角落，所到之處，各地傳統的飲料，包含茶葉都紛紛消退，因此咖啡飲用成為全球流行的趨勢，觀察現在的發展，還處於方興未艾的階段。

世界衛生組織（WHO）在1990年彙整了全球的醫療資料，以目前所謂的大數據分析方法，整理咖啡對人類幾項主要的疾病進行探討，統計分析的結果是不顯著，其結論是持平的，也就是無法證明咖啡對人體的益處與害處。如此也算是平反了咖啡的負面印象。

1990年代的臺灣，在豐衣足食之後，大量的肉類消費導致心血管疾病成為主要致死因素，社會上逐漸掀起養生的風潮，白領階級平常利用咖啡提神，增加工作效率，咖啡的消費也就在養生的風潮中隨之受到重視，飲用黑咖啡變成是日常養生、促進健康的一種方式。黑咖啡在不添加糖、奶精等調味品之下，以黑咖啡面對消費者，就應了醜媳婦面對公婆的局面，缺點就會暴露出來，因此咖啡界朋友就引入精品咖啡的概念，強調要把瑕疵豆剔除，在人工嚴格把關之下，去除了瑕疵豆的異味、雜味干擾之後，各家咖啡館用心地烘焙調製之下，黑咖啡的迷人風味就完全呈現出來，酸甜濃淡各有滋味，滿足了老饕的胃口，更吸引了更多的咖啡迷。

本書作者張金堅教授臨老入了「咖啡」這個萬花叢，跑遍主要的咖啡產地，拜訪各國咖啡館，品嚐各地知名咖啡後，以其專業嚴謹的醫學背景，將近十年來咖啡在人體健康上的研究，精挑細選重要的研究文獻報告，再以其一貫的醫者心，理絡分明寫成這本書，以預防醫學的角度觀之，咖啡實在是可以發揮重要的效用，也更為世人能夠正確認識咖啡的效用深感慶幸，身為後輩的我，敬佩有餘，再承蒙張教授指示，追隨驥尾，斗膽略為文序，實不足以表感激之心於萬一。

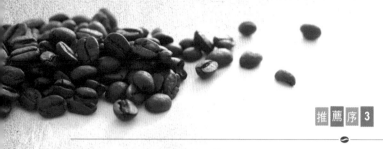

以做學問精神來研究咖啡的第一人

陳炯年／臺大醫院外科教授兼外科部副主任

我從高中時代就開始喝咖啡，迄今，應該有近四十年的歷史了。在一個偶然的機會裡喝到一杯咖啡，感到其味道非常特別，從此就愛上喝咖啡，每天至少一杯。這當中也嘗試過不同粗細的研磨咖啡，還有虹吸式的咖啡。但由於工作忙碌的關係，並未深入了解，僅只是「喝」咖啡而已。

除了在幾年前，我因心肌梗塞，接受心臟移植手術，大概停了一年沒喝，後來忍不住又喝起來，我的主治醫師王水深教授說：「只要沒有心悸，不要過量，就沒關係。」現在一樣，每天早上一杯，下午四點前再一杯，又重回以前的習慣。

其實，我在臺大醫院外科工作，每天做的就是教學、研究、服務的工作，千篇一律，喝咖啡算是一項我特有的嗜好。有一天，我的老師張金堅教授告訴我，他現在要開始喝咖啡了，而且還覺得不錯，再隔一陣子，他突然告訴我，他已經和另一位醫師完成這本書的初稿，要我幫他看看，也寫個推薦序，老師有令，我不敢推辭。

我想說張教授以前不喝咖啡，現在居然寫了一本有關咖啡的書，變身為咖啡達人，覺得非常訝異。不過，就我對他的了解，每當他決定做好一件事，一定全力以赴，即使喝咖啡、寫咖啡也一樣。為了更了解咖啡，他不僅走訪各類咖啡達人，也拜訪對咖啡有興趣且有研究的人，包括本校老師和學生，充分表現外科醫師精準、絕不馬虎的特性。

以前，我只是把咖啡當作一種飲料來看，當我看了本書以後，才了解到，原來喝咖啡有這麼大的學問。從咖啡的歷史、

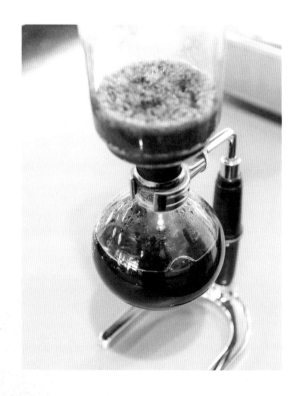

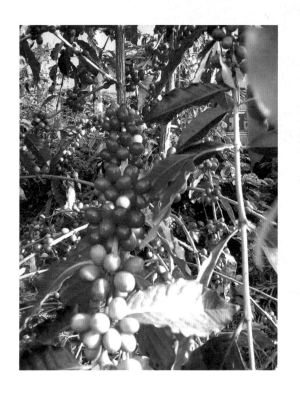

咖啡樹的分類、咖啡豆的加工、沖煮方
式、各國知名的咖啡、臺灣的咖啡和歷
史、咖啡的國內外組織、如何永續發展咖
啡等重點，其實就是咖啡愛好者的重要參
考書。其中，最重要的是有關咖啡的營養
價值、咖啡對健康的影響、咖啡的副作用
等大家關心的議題。尤其，有關咖啡與健
康的影響，這本書更收集許多與咖啡有關
的醫學論文，以醫學評論性文章（review
article）的方式來撰寫。

　　雖然到目前為止，還沒有隨機臨床試
驗證明咖啡對人體的好壞處，但有很多的
觀察性研究的結果對咖啡對人體有正面或
負面的影響，即便這類研究無法顯示因果
的關係，因常有研究參與者的均質性和人
種差異，另外咖啡的成分繁多，種類各
異，不同的烘培及烹煮方法等限制，其結
果常有偏離且很難普遍化及標準化，雖然
如此，仍深具參考價值。

　　書中，甚至引用「太極陰陽圖」來說
明咖啡的優缺點，這樣的論述在尚未有充
分的實證醫學的支持下，是很適當的比
喻。即使經臨床試驗證實有效的藥物除了
主要藥效外，還是有其副作用，或許也可
能有些附帶好處。也就是說，咖啡有優

點，也有缺點，而美國最新的「飲食指
南」也首度把咖啡列入可能是健康飲料的
菜單中，就須依個人狀況加以取捨。

　　總之，這本書是兩位作者以醫師的身
分所寫的一本包含醫學內容的咖啡書，我
個人覺得不管喝不喝咖啡的民眾都值得一
讀。

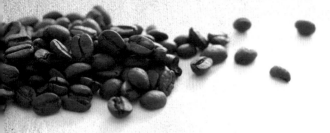

咖啡就是一門藝術，了解它就會愛上它

張萊恩／雲林古坑巴登咖啡創始人、雲林十大傑出青年農民

在我從事咖啡事業三十三年的歲月裡，從種植咖啡的農夫到經營咖啡館，還沒見過一本這麼有系統、客觀地從預防醫學方面探索咖啡生活與健康的咖啡專書，也是我期盼的一本好書！

咖啡在人類日常生活中伴隨著我們，彼此是那麼地密切，理應讓我們更加深入了解它的內涵，我常說：「人生就像一杯咖啡」，用咖啡來詮釋人的一生再貼切不過了，怎麼說呢？因為咖啡帶有甘、苦、酸、澀四味，還有一香，它不只是一種飲品，更是結合了音樂、文學、藝術、養生、休閒的美學生活。

咖啡除了帶給我們許多生活情趣外，也為社會帶來和樂安詳的氛圍，更扮演著國際社交最好的橋樑，哥倫比亞政府即大力倡導「多喝咖啡、少吸毒品」。說到咖啡，除了「烘焙」是一門工藝之外，「沖調」也是一門藝術。

全球對咖啡的熱愛日趨熱烈，尤其近年來東南亞地區對咖啡消費量逐年增加，臺灣也形成一股熱潮。從平價咖啡以至高檔咖啡、自家咖啡、精品咖啡等多元化，雖然，臺灣的咖啡文化只有短短幾年的歷史，但也能躋身世界十大知名咖啡城市。

從這本書可以望見兩位作者不但是名醫，更是良醫，擁有可讓種植者、生產者、消費者一同探求咖啡的內涵、認知！

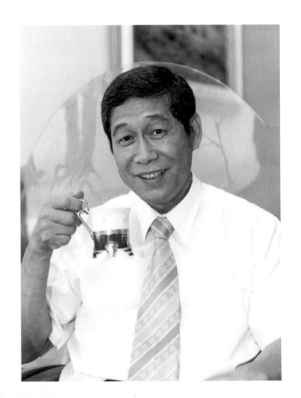

從外科醫師到咖啡癡迷

蔡翠瑛／臺北蜜蜂咖啡專門店負責人

我從張教授還在唸博士班時候就認識他了。那時候他剛完成外科住院醫師訓練，繼續攻讀臨床研究所博士班，我的咖啡店就開在臺大醫院附近，他偶爾會來店裡，不過那時候看不出他對咖啡有什麼興趣，每次總是喝了咖啡就離開，而且好一陣子，他都沒來店裡，就這麼消失了。

好多年後再見面，他已成了名醫，有趣的是，他居然和我聊起了咖啡，而且對於咖啡的了解，縱論古今，橫跨中外，彷彿去哪裡讀了一個咖啡博士，或是做了一場咖啡田野調查。

我的「蜜蜂咖啡」在1978年開業，是臺北咖啡史的縮影。在這家店裡，我每天看著客人來來去去，有的只有一面之緣，有的從少不更事的小夥子或是青春亮麗的少女，一直看到他（她）攜家帶眷、頭髮斑白。但看著一個學生，成了醫師、成了外科部主任、成了院長，最後竟然成了喜愛咖啡的癡迷，他還真是頭一位！

張醫師常向我請教怎麼煮咖啡，身為一個老咖啡店的老闆娘，我當然是得意得很。不過，看到這本大作，不禁讓我佩服他對於咖啡相關知識著墨之深、涉獵之廣，尤其這本書是以醫師的專業，從醫學層面探討咖啡對健康的影響，甚至他說他要推廣的是一種「咖啡健康學」，這是目前坊間各種咖啡相關書籍中，很少探討的面向。

當我們提到咖啡，會想到文青、時尚、流行等，亦或是烘焙、沖煮各種硬知識，惟有這本書，作者以其多年的醫學訓練，將咖啡做這麼深入且多面向的分析。讓「喝咖啡」這件事，不僅僅是一種時尚、一種風雅，更帶入科學的洞見和追求實證醫學之堅持，對咖啡之真面目，做詳實之陳述，仔細拜讀，你會一直有一種「喔！原來如此」的意外驚奇。

我煮了一輩子的咖啡，咖啡之於我，是生活、是工作、是戀人、是朋友。透過對豆子的檢選、烹煮程序的控制、香氣的感受，我親近它、了解它，進而愛上它。

而如果你想要更鉅細靡遺地了解咖啡是怎麼回事，建議你，泡一杯咖啡，好好拜讀這本書，也許你也可以成為下一位咖啡迷。

17

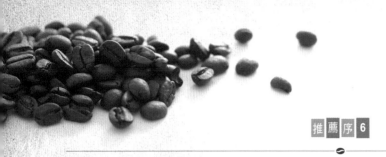

第一本中立論述咖啡與健康之間關係的好書

楊博鈞 Eric P. Yang. PhD CED, Inti Taiwan Inc.／英緹生物科技公司執行長

"It is in inhumane, in my opinion, to force people who have a genuine medical need for coffee to wait in line behind people who apparently view it as some kind of recreational activity," Dave Barry, the Pulitzer Prize winning American author, once jokingly said. For a number of years, a plethora of publications have illustrated that coffee provides numerous medical benefits, seemingly making Barry's humorous quote a proverb. Because of coffee's popularity, people have overlooked data that indicates its potential detrimental effects. Thankfully, Dr. Chang King-Jen has sorted through thousands of publications and compiled a bible, providing the most neutral view on coffee's health benefits and its side effects, for coffee enthusiasts and everyday-coffee drinkers.

As the co-founder of a frozen yogurt/coffee chain based in Boston, Massachusetts, I often view coffee as a magical drink with endless benefits. Who is to blame me? I've sold thousands of coffee drinks to customers from all over the world. Even popular magazines such as Times and Newsweek often report the benefits of coffee. If you were to ask 10 people about coffee and health, 9/10 would most likely answered positively. I would be one of the advocates. With a majority of the population praising coffee's endless merits, Dr. Chang, a well-renown surgical oncologists, decided to study coffee's advantages and disadvantages to human health. His ultimate goal is to provide an unfiltered and objective view for everyone. Pouring over literatures of past decades with relentless dedication, accompanied by, ironically, hundreds of coffee drinks, he accomplished the feat. The book was an enlightenment to me, and I believed it would be for you as well. It is full of information, yet a fun read with diagrams, illustrations and flow charts demonstrating important messages. The book contains complete information about coffee bean's contents, and how these contents can affect the human body, positively and negatively. This is definitely the first book that provides the most neutral view related to coffee and health. As an example, chapters 5 and 6 mostly highlight the medical benefits of coffee. On the contrary, chapter 6 explains the major side effects of coffee drinking. The existence of opposing views makes this book an enjoyable and interesting read. I sincerely believe that it would eventually be the authoritative book on coffee's medical benefits and harms.

I've known Dr. Chang for many years. He is not only one of the best physicians in Taiwan, but also a wonderful and generous man. He has dedicated 4 decades to saving breast cancer patients. I highly endorse his book. It is a must read for anyone who enjoys a cup of coffee.

「在我看來，強迫那些真正需要喝咖啡的人們去排在那些只是把喝咖啡當作休閒活動的人的隊伍後方，是很不人道的。」曾獲普立茲獎的美國作家戴夫・貝瑞曾經開過這樣的玩笑。許多年來，有太多文獻都說咖啡對人體有多種醫學上的益處，而這也讓貝瑞的幽默發言幾乎變成了一句反應現狀的格言。由於喝咖啡蔚為風氣，人們便一直都忽略掉了那些指出咖啡對人體潛在害處的資料。幸虧作者把幾百份出版文獻做了詳盡整理，並編纂成一本供咖啡愛好者及每天喝咖啡的人參考的指南書，在書中，以最中立的觀點指出了咖啡對於人體健康的各種好處以及副作用。

身為一名總公司設於麻塞諸塞州波士頓的冷凍優格及咖啡連鎖店的共同創辦人，我經常把咖啡視為一種具有無窮好處的神奇飲料，誰會因此怪罪於我呢？我曾把成千上萬杯的咖啡飲品賣給了世界各地的客戶。就連《時代雜誌》，還有《新聞週刊》等著名報章都經常會報導咖啡的好處，如果你去詢問十個人，對於咖啡與身體健康的關聯性是怎麼看待的，很可能有九個人都會給出正面相關的答案，而我也

可能是其中之一。雖然大多數人都在讚揚咖啡的無窮好處，知名的腫瘤外科醫生張金堅醫師卻下定決心要徹底研究出咖啡對於人體健康的各種優點以及缺點。他的終極目標是想提供給所有人一份未經粉飾且客觀的研討報告。他藉由一絲不苟的嚴謹精神沉浸在過去幾十年來累積的各種文獻當中，最終，在幾百種咖啡飲品的陪伴之下，最終完成了這份偉業。這本書可以說啟發了我，而我相信你看了之後也會有同樣的感覺。書中充滿了有用資訊，但也讓人在閱讀各種由圖表、插圖或流程圖來輔助解說的重要訊息時不失樂趣。這本書包含了關於咖啡豆之中各種成分，以及這些成分會如何對人體造成正面或負面影響的完整資訊。它絕對是第一本對於咖啡與健康的關係給出最中立論述的書籍。舉例而言，第五&六章大部分內容都著重於咖啡在醫學方面上的各種好處，也有講解到喝咖啡所帶來的各種主要副作用。書中所含之各種對立的見解，使得這本書令人愛不釋手並相當有趣。我誠摯地認為它日後將會成為談論咖啡在醫學上的好壞方面的權威書籍。

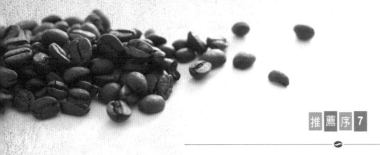

咖啡健康的精品美學

鄭金寶／前臺大醫院營養室主任

認識本書作者之一張教授已經很久了，他是早期少數關心病患營養的外科醫師，常收到他的轉診營養照會單，從病人口中，總是聽到對張教授的細心照顧讚不絕口，深感醫師在醫術之外，對病患之照顧，更是重要。

張教授在台大醫院退休後，被禮聘到臺中澄清醫院榮任院長，因此有短暫時間沒見到他，偶然在醫策會碰到時，他告訴我正用心完成一部迷人的咖啡專書，並囑我寫序，深感榮幸，雖然才疏學淺，仍想盡全力表達對張教授敬佩之意，加上共事多年，也受諸多指導，斗膽承諾推薦此書，請讀者共享同賞。

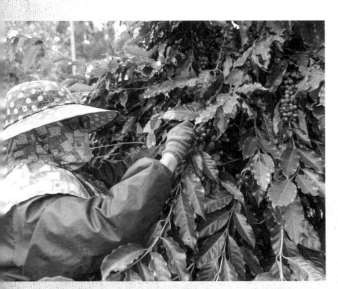

本書內容精彩且豐富，從咖啡的世界史，論及咖啡起源及如何擴展到全球；再來探究台灣咖啡史；也詳述咖啡樹與咖啡豆的加工，包括咖啡品種及生長地帶，更難能可貴的是烘焙中的咖啡之化學成分變化，且可量身訂製、精品咖啡、評鑑機構等；接著深入探討咖啡的沖煮與品嚐，其中論及沖煮可以微調烘焙豆的口味，決定咖啡風味的因素，並介紹各國及各種知名咖啡，對常見的沖煮咖啡種類以及台灣人愛喝的咖啡，也都有著墨。

最令人稱許的是本書從醫者的角度參考許多醫學文獻，客觀探討咖啡的營養，論及咖啡生豆是充滿化學物質的倉庫，以及豆中的生物活性化學物質，例如：咖啡因、綠原酸、咖啡酸等以及對身體的作用。尤其是咖啡對健康的影響，作者從醫療專業立場，針對過去醫學期刊所證實之結果，做系統性之闡述，特別對各器官或各系統之疾病有無相關或有哪些正面或副作用均歸納整理後詳實剖析。

愛好或迷上咖啡的朋友們，何妨在工作之餘、閒暇之時、朋友相聚天南地北聊天，或者賞讀此書時，都是品嚐咖啡的好時機。

自序 1

咖啡是一門深奧又迷人的美學和健康學

張金堅／臺灣大學醫學院外科名譽教授、財團法人乳癌防治基金會董事長

與咖啡結緣，宛若《詩經》：「關關雎鳩，在河之洲。窈窕淑女，君子好逑。」從「君子好逑、寤寐求之、輾轉反側、琴瑟友之」，再到「鐘鼓樂之」。這樣的過程，已歷經三十多年，也猶如辛棄疾的詩：「眾裡尋他千百度，驀然回首，那人卻在，燈火闌珊處。」

我三十多歲的那個年代，咖啡在臺灣還不普遍，大家也比較喜歡喝茶；後來在開會或與朋友聚會時，才漸漸流行泡杯即溶咖啡，但喝了總覺得肚子不是很舒服，甚至有噁心的感覺，正因為如此，我對咖啡的印象不甚好，所以較少品嚐咖啡。

及至十年前，西風東漸，臺灣的咖啡店如雨後春筍般地在大街小巷出現，被飄香的咖啡味所吸引，喜歡上那濃醇的香氣，而走進「窈窕淑女，君子好逑」的咖啡世界，但又怕喝多了會心悸或晚上睡不著覺，遂決定從健康的角度探索迷樣的咖啡，把咖啡當好朋友，「琴瑟友之，鐘鼓樂之」，交往得越深，從咖啡的種類、烘焙到成分研究，才發現咖啡竟是一門很深奧的美學和健康學。

咖啡因是咖啡的精神所在，是一種中樞神經興奮劑，能短暫驅走睡意、恢復精力，一般來說，一杯咖啡的咖啡因含量，可能從40～300毫克（mg），建議每天不宜攝取多於400毫克（mg），太大的劑量可能會導致副作用。

咖啡因經肝臟吸收轉化後，會形成茶鹼（theophylline），具有支氣管擴張作用，所以緊急氣喘的患者，可以先給他喝兩杯濃咖啡並送醫。因此，常喝咖啡的人有可能較少氣喘發作。

由實證醫學來看，咖啡因確實可稍為改善呼吸道功能，且其作用可長達4小時，因此做肺功能檢查前最好不要喝咖啡，以免影響檢查的準確度。

國內外的研究報告指出，適量飲用咖啡，對肥胖、高血壓、心血管疾病、糖尿病、腦中風預防都有助益。有些研究發現，習慣性飲用咖啡，可以保護肝細胞減少損害，甚至降低某些癌症的發生率。

從醫師的立場，我整理出咖啡的優點與缺點，所謂「尺有所短，寸有所長」，咖啡宜「擇優而飲，擇善而品」，這是我從健康飲食的觀點悟出自己之所以喜歡咖啡的道理，在咖啡飄香的歲月中，完成這本書，與所有喜愛咖啡或即將進入咖啡世界的朋友們分享。

21

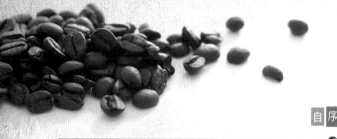

當咖啡遇上健康，是過猶不及的太極中庸之道

蔡崇煌／澄清綜合醫院人體試驗委員會主任委員、中港院區家庭醫學科主治醫師、東海大學運動休閒與健康管理系兼任助理教授

咖啡因具有刺激及依賴作用，所以過去普遍認為喝咖啡不是一種健康的行為，且可能影響身體健康，但喝咖啡人口至今卻仍反增無減，足見其擁有令人無法抵擋的魅力，甚至由一般飲品轉為極重要的期貨商品。

隨著一些活性化合物的多方面探討與研究，發現喝咖啡其實具有不少好處。而本書就咖啡的歷史、臺灣的咖啡史、咖啡樹到咖啡豆的加工及沖煮，以及咖啡對健康與疾病及其副作用逐一介紹，期能作為咖啡同好的參考。

姑且不論書中談到的咖啡傳說或故事之真偽，咖啡儼然已成為時下流行的飲食文化，這些故事，或可提供茶餘飯後的談論。自古文明皆源自神話傳說、經哲理過程再至文化，東西方皆然。但咖啡與健康的關係是項嚴肅的問題，因此本書中儘可能提供具有實證醫學（evidence-based medicine；EBM）或有研究發表的文章佐證，雖然截至目前為止，尚未有較嚴謹的長期實驗設計，所以尚無法確認咖啡與疾病間的因果關係，所幸近年來仍有不少研究運用了統計技術的統合分析（meta-analysis），可綜合之前各獨立執行的較小研究結果，彙整出一個總結論，個案數因此多出很多，可達數萬甚至百萬人口，因此亦頗具代表性的意義。

由於任職醫院的對面就有咖啡廳及超商，偶爾也會與同事、朋友在此相聚，但仍很少飲用咖啡，直至張教授擔任本院院長期間我才開始接觸咖啡，亦才跳入此浩瀚的世界，發現原來咖啡還有如此深奧的知識及學問。

之前，我們發表了一篇有關咖啡與健康的文章，發現原來有那麼多人關心這個主題，紛紛索取文章抽印本，於是我們想何不著作一本書，更詳細地介紹咖啡，於是便開始了此書的旅程。

本書有別於其他咖啡相關書籍，由於我是一位咖啡素人，所以對咖啡與健康做全面性整理時，能採取較中性的態度，不只偏重於其好處而已。

本書具有以下兩項特點：

· **使用心智圖**（思維導圖）**製作繪圖**：將心智圖應用核心總結為點、線、面、體及用五大部分，利用樹狀圖、神經元

圖（neuron）來對照說明，透過簡短的關鍵字配合插圖，閱讀者很容易一目瞭然。由此所建立的圖型，一般由右上圖依順時針方向閱覽（詳見第247頁附錄1心智圖）。

· **首次應用太極陰陽圖綜觀全局**：套用太極陰陽圖（☯）的「陰、陽」及其內之陰陽兩眼為模型，說明咖啡的優缺點，同時考量咖啡的副作用、效用、禁忌及額外好處。再者，咖啡的飲用宜適可而止，如同太極陰陽概念之中庸之道，過猶不及都是不好的。（**有關太極陰陽圖的應用詳見第213頁**）

一個人健康與否主要由生物、心理、心靈及社會（biopsychospiritosocial；BPSS）各面向的壓力與資源，加上個人調適能力所主宰，因此每個人情況皆不同，即所謂的「個別化差異」。因此，對某人有益的東西，也許對另外一個人可能

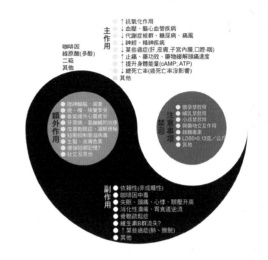

是有害的，例如飲酒，本來不飲酒的人，因為聽信紅酒可提升高密度脂蛋白膽固醇而飲酒；或本來不喝咖啡的人因聽說咖啡對健康有益而開始喝，或愛喝咖啡的人因為聽說咖啡有副作用而戒除，其實這都是不必要的，能不能飲用咖啡，或咖啡是否會對疾病及健康有影響，應該從生理、心理、心靈及社會（BPSS）四方面進行全方位的考量才好。

本書能順利出版，感謝各方的鼓勵及指導，本書力求完整呈現與咖啡有關的知識，希望適合大眾閱讀，但又不流於膚淺庸俗。當前，咖啡已成一專門學問，難免無法全部詳細介紹，有些更細節可參考其他各專門書籍。因倉促付梓，謬誤難免，尚祈各界咖啡達人不吝指正。

心智圖

心智圖核心總結為點、線、面、體及用，可用樹木、神經元之結構對照說明及應用於說明文獻之結構。

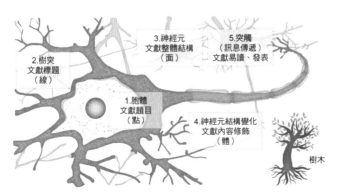

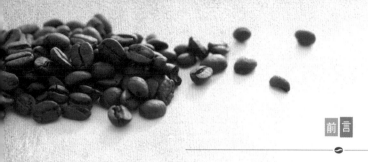

品咖啡，正流行

咖啡、茶及酒類飲料是世界三大兼具養生的飲品，不同國家的人各有其不同的嗜好，導致有不同的飲品文化發展，如中國、日本、英國、印度及斯里蘭卡等地盛行茶文化；在德國，啤酒被喻為液體麵包；法國人、義大利人則非常喜愛葡萄酒，臺灣人喜歡自製補藥酒等，但咖啡則是全球性受歡迎的飲品（圖1），其全球期貨貿易量僅次於石油，咖啡不僅是飲品，也是重要的商品，足見其流行及重要性。甚至亦有專門設計給太空人喝的咖啡，因在外太空想喝上一杯咖啡不比在地球上方便，只要有咖啡粉注入熱水即可搞定，目前就有特製無重力咖啡，使在無重力狀態下的太空人亦可品嚐到。

圖1 **兼具養生的飲品，例如咖啡、茶及酒類飲料**

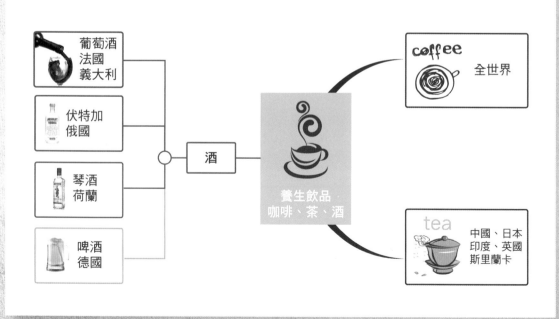

在所有飲品中，咖啡是最具藝術、技巧及變化性，同時具有視覺（如拉花）、嗅覺（如香氣）、味覺（如酸甜苦鹹味）及舌頭之觸覺和餘韻（aftertaste）等多樣感受，具有另兩者無可比擬的享受。茶葉較容易有農藥殘餘，酒則有酒駕的安全顧慮及刑罰責任，此外，葡萄酒一旦開瓶即得速速喝完等問題，三者的比較請參見第26頁表1。

咖啡不只是一種咖啡

日常飲用的咖啡，是用咖啡豆配合各種不同的烹煮器調製而成，咖啡豆是咖啡樹果實（咖啡櫻桃；coffee cherries）內的果仁，透過不同製程、烘焙法及各種沖煮方法製成，因此咖啡因（caffeine）及其他化合物含量亦可能不同。

喝咖啡在歐美是習以為常的習慣，咖啡可提神、解渴、怡情養性、營造優雅高尚的氛圍，甚至是一種交際應酬或與老朋友敘舊的方式。臺灣由於西化之故，有越來越多人飲用咖啡，特別是年輕族群，可以說咖啡已不再只是一種咖啡而已了。

在風景區或轉角街頭，常見獨具特色的咖啡車或咖啡店林立，知名品牌的連鎖加盟咖啡店也越開越多，24小時不打烊的便利超商，如統一超商的City Café及全家的Let's Café等（詳見第27頁圖2），亦推出平價咖啡，搶食這塊黑金大餅。

臺灣常見知名咖啡，如統一超商、全家便利超商、萊爾富、85℃、伯朗咖啡、西雅圖極品咖啡、丹堤咖啡、壹咖啡、怡客咖啡、日本羅多倫咖啡、日本UCC、義大利illy、美國星巴克、麥當勞等。

臺灣誠品書店在1999年開了第一家24小時咖啡店，麥當勞也在2005年開

咖啡事典

與咖啡有關的字詞，如希臘語kaweh，是力量與熱情的意思，阿拉伯語qahwah是植物飲料，非洲稱為bunn等，目前有以bunn命名的美式咖啡機，日本漢字用珈琲，英（美）語為coffee，而法語café表示咖啡店（廳），即東南亞式閩南語的kopitiam（咖啡店）。

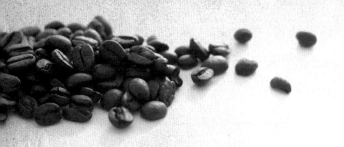

表1　**咖啡、茶與酒類飲料的特色比較**

	咖啡	茶	酒類飲料
對健康的助益	各有所長	各有所長	↑HDL-C^（紅酒）
殺菌	-(抑菌及抑病毒)^^	-	+^^^
咖啡因	++*	+	-
農藥殘留問題	少	可能較多	少
感受的主變化性	視、嗅、味、餘韻	味、餘韻	味、餘韻
沖煮方式變化	多	少	無**
訂製不同成分	可	否	否
不同添加物混合	多	少	少#
不同成分混合##	可	否	否
安全顧慮	可能有助安全	少影響	酒駕及刑責
喝完後	提升工作效率	提升工作效率?	準備休息或睡覺
宗教戒律限制	無	無	有###
較明顯副作用	依賴	缺鐵性貧血¶ 熱茶致食道癌	精神疾病、脂肪肝、 肝硬化、成癮
致癌危險程度§	3	3	1

^HDL-C: high density lipoprotein cholesterol（紅酒提升高密度脂蛋白膽固醇）。

^^抗牙周細菌、抑制愛滋病病毒一個重要酶「intergrase」。^^^75%酒精殺菌效果最好。

*隨烘焙、研磨粗細、萃取法及攝取杯數等不同而有差別，但有些茶反比咖啡高。

**不同的酒有不同的酒精濃度，在釀製過程即已決定。

#例如雞尾酒。##指可混合同物種不同成分化合物。

###回教世界可蘭經中嚴禁飲酒，因此咖啡即成重要的社交飲品。

¶茶飲中的單寧會和食物中的金屬離子結合，如鐵離子，因此會降低其吸收。

§國際癌症研究機構(IARC)將致癌物質分為4類，丙烯醯胺(acrylamide)列為2A類致癌物，咖啡酸(caffeic acid)列為2B類致癌物(1993年)，喝咖啡、咖啡因為3類，詳細說明請見咖啡與癌症章節。喝咖啡在1991年歸為2B類，目前歸為3類。

※瑪黛茶是南美洲傳統的草本茶，富含咖啡因。其主要成份為巴拉圭冬青，將巴拉圭冬青的乾燥葉子浸泡在水裡後，做成茶飲，盛行於阿根廷、烏拉圭、巴拉圭及巴西等地熱飲（>65℃；2A）瑪黛茶可致食道癌，但冷飲瑪黛茶可降低食道癌及肝癌。

圖2 臺灣常見的知名連鎖咖啡品牌

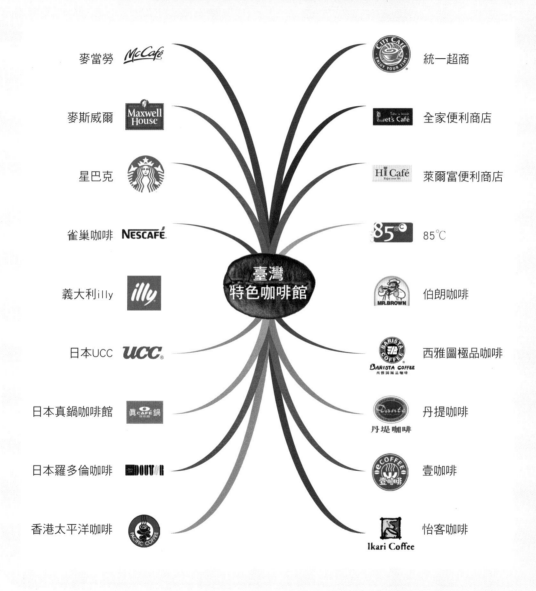

麥當勞　McCafé

麥斯威爾　Maxwell House

星巴克

雀巢咖啡　NESCAFÉ

義大利illy　illy

日本UCC　UCC

日本真鍋咖啡館　真CAFE鍋

日本羅多倫咖啡　DOUTOR

香港太平洋咖啡　PACIFIC COFFEE

臺灣
特色咖啡館

統一超商　CITY CAFÉ

全家便利商店　Let's Café

萊爾富便利商店　Hi Café

85℃　85℃

伯朗咖啡　MR.BROWN

西雅圖極品咖啡　BARISTA COFFEE

丹提咖啡　Dante 丹堤咖啡

壹咖啡　the COFFEE! 壹咖啡

怡客咖啡　Ikari Coffee

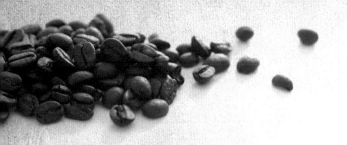

辦了24小時咖啡專賣店。在臺灣，平均每人一年可喝掉120杯咖啡（每人每天約0.33杯）。

2014年，英國廣播公司（British Broadcasting Corporation；BBC）從《旅遊和休閒雜誌》（Travel and Leisure）及《今日美國報》（US Today）的報導中，整理出六個全球最優的咖啡城市，其中不乏咖啡古城，如澳洲的墨爾本、古巴哈瓦那、奧地利維也納、美國西雅圖、義大利羅馬，而臺北巷弄裡四處可見別具風格的咖啡館，因此亦躋身其中。

咖啡的健康迷思有待破解

過去的觀念認為咖啡因有刺激及依賴作用，所以喝咖啡一般不被認為是一種健康的生活型態或行為，且認為咖啡因可能影響身體健康，但隨著**一些植物性化合物**（植化物；phyto-components）在咖啡的研究，發現其亦有不少好處。

過去在東方喝茶的風氣較盛，但時下年輕人反較流行咖啡，在已開發的歐美及澳洲大部分國家，咖啡消費量遠勝於茶，光在美國每日即有大約1.5億人喝咖啡，是世界上咖啡消費量最多的國家，但每人每天平均僅排名第16，尚少於平均每天喝2.5杯咖啡的荷蘭人，緊隨其後的是芬蘭，每人每天2杯，和瑞典的每人每天1.5杯，可見其每日影響著數億人的生活，甚至是健康，因此頗值得深入探究。

至目前為止，雖然已有不少咖啡的研究，但大抵是觀察性研究，較缺乏嚴謹的實驗設計，因此也無法確認咖啡與疾病間的因果關係，然而，近年來，透過統計技術的統合分析（meta-analysis）運用，已可綜合各項獨立執行的較小研究之結果，並彙整出一個總結論，可謂是各分析的總分析（the analysis of analyses），個案數集合起來甚至可達數萬甚至百萬的人口，已經頗具代表性的意義，縱然仍無法確切說明咖啡與疾病間的因果關係，但至少可確定兩者有關。

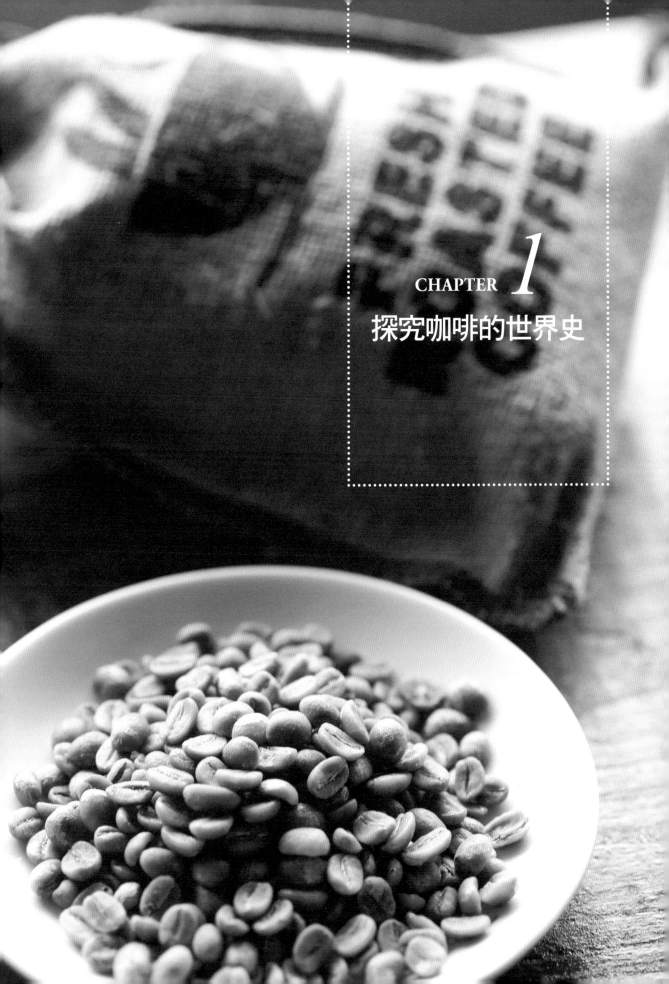

CHAPTER *1*

探究咖啡的世界史

1-1

咖啡的起源眾説紛紜

1 咖啡最可能起源於衣索比亞

欲探究咖啡與健康，須先了解其歷史。好的健康飲品，理應可流傳長久。如同東西方文明的起源般，喝咖啡的起源有諸多傳說，其中較多傳頌者為來自基督教徒的傳說，《不知眠的修道院》一書中記載著一千多年前，在衣索比亞（Ethiopia）咖法省（Kaffa）的高原地區，某天晚上，牧羊人加爾第（goatherd Kaldi）的羊群沒有回家，隔天他焦急地出去尋

找，找到後發現羊群興奮異常，像在跳舞，仔細看，發現牠們正在吃一種灌木上的紅果實（圖1.1），好奇的加爾第與附近的修道院僧長們嚐過果子後，亦發現人們在喝此種果實煮後的汁液，晚上會睡不著，在發現其作用後，修道院執掌們決定讓晚上做禮拜會打瞌睡的僧侶們試喝此種神奇汁液，因效果奇佳，之後，只要僧侶們有夜間活動，都會喝此種汁液提神。所以後人有咖啡的享受，理應感謝那群羊及牧羊人加爾第才是，果不其然，於1989年，在臺北還真成立一家名為加爾第的咖啡專賣公司（圖1.2），在臺北市亦有多家名為加爾第咖啡的分店。

由此咖啡的起源傳說。衣索比亞人即一直以該國為咖啡的故鄉自居。

歐洲人最初以為咖啡的原產地是葉門，但植物種源學的證據（botanical evidence）顯示，應是起源於衣索比亞中部的高原才是，那裡目前仍有野生的小果咖啡（*Coffea arabica*），亦稱

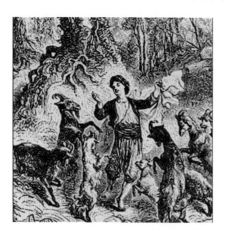

圖1.1 加爾第（Kaldi）與跳舞的羊群

資料來源：http://www.scaa.org/chronicle/2013/10/04/the-power-of-myth-in-coffee/

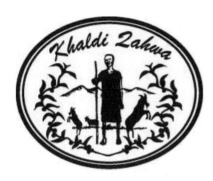

圖1.2 加爾第（Kaldi）咖啡專賣公司於1989年成立於臺北市

資料來源：加爾第咖啡公司官網（http://kaldi-coffee.com.tw/mainwebsite/about.html）

阿拉比卡種的樹種。之後，因衣索比亞軍隊入侵葉門，及或許兩個地區的鄰近性，才將咖啡帶到了葉門。

（相關資訊請參見咖咖啡評論官網[Coffee Review，http://www.coffeereview.com/coffee-reference/coffee-basics/coffee-history/roots-in-ethiopia/]）

■ 牧羊人故事應是杜撰的

咖啡評論（Coffee Review）的創立人肯尼斯・戴維斯（Kenneth Davids）於1998年，曾到傳說中的加爾第家鄉，想試試故事的真實性。他說服了當地一位牧羊人，把他的山羊趕到咖啡園，結果山羊聞了聞咖啡枝葉後，反倒開始吃起咖啡樹周圍的乾草而非咖啡果實。不信邪的他後來又找了些較飢餓的山羊做測試，此次他用了三種食物做比較，有新鮮咖啡樹、乾草及咔特樹（qat tree），結果山羊的偏好依序為咔特樹→乾草→咖啡，並非如上文所述的情形（http://www.coffeereview.com/coffee-reference/coffee-basics/coffee-history/goats-put-to-the-test/）。所以，山羊故事的真實性及牧羊人加爾第的存在性其實頗受質疑。

上述文中，山羊喜愛的咔特樹又名阿拉伯茶（Arabian tea）、葉門茶、衣索比亞茶、布希曼茶（Bushman's tea）及東非罌粟等，含興奮劑卡西酮（cathinone），會使人上癮。卡西酮的結構不太穩定，易分解成去甲麻黃鹼（cathine）和苯丙醇胺（norephedrine），其結構類似安非他命和腎上腺素，具有興奮作用，因此，有些國家將之列為興奮劑、管制藥物，在中國大陸，甚至被列為毒品。

2 文明起自神話傳說、哲理再文化

咖啡起源的另一個傳說為**一場野火燒燬了一片咖啡林**，林木被燒烤的香味引起周圍居民的注意，人們最初只是咀嚼這種植物的果實以提神，經過這場火災，人們發現經過烘烤，果

實會散發出一種香氣，後來便將之烘烤、磨碎後摻入麵粉，做成麵包，及作為勇士的食物，提高作戰勇氣。

此一傳說說明了咖啡豆應經過烘烤後才會香，且可飲用；再者，早期的人們是直接吃新鮮的咖啡果實，而非經過烘烤的咖啡豆。

雖然上述這些傳說故事皆缺乏歷史文件的佐證，但自古文明皆起自神話、哲理，再成為文化，姑且不論傳說真偽如何，咖啡儼然已成一種正流行的世界性飲食文化，這些神話傳說多少可提供茶餘飯後的閒聊樂趣。

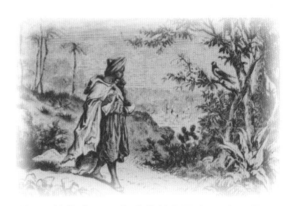

圖1.3 被族人驅逐出境的酋長雪克・歐瑪爾

資料來源：http://www.coffeechemistry.com/general/history/history-of-coffee

③ 咖啡在很久以前，即被當成藥物使用

在阿拉伯地區，咖啡最早是作為藥品使用。伊斯蘭民間傳說，1258年時，因犯罪而**被族人驅逐出境的醫生酋長雪克・歐瑪爾**（Sheikh Omar）（圖1.3），流浪到離故鄉摩卡很遠的阿拉伯瓦薩巴（Assab），在飢饞疲倦不堪之際，發現一隻鳥飛來停在枝頭上，以一種極為悅耳的聲音啼叫著，仔細一看，發現它在啄食枝頭上的紅果後，才扯開喉嚨發出美妙的啼聲，

於是他也**將紅果實採下放入鍋中加水熬煮**，之後竟散發出濃郁香味，不但好喝，且喝完後，疲憊的身心為之一振，於是他便採下這種神奇果實，遇有病人，便拿給他們熬成湯汁喝。

由於雪克・歐瑪爾四處行善的義舉，故鄉的人後來便原諒了他的罪行，讓他回到故鄉，且推崇他為一位聖者，當地人也建了一座寺廟紀念他，奉他為該城市的守護神。此故事說明了在當時喝的是咖啡果實的湯汁，咖啡豆則丟掉，而非如現今喝烘焙後的咖啡豆沖泡液，且咖啡在很久以前，就被當成藥物使用了。

4 排除萬難向世界擴展

1720年及1723年時，在馬提尼克島（Matinique）任職的一位**法國海軍軍官德克利**，當他即將離開巴黎回去執勤地時，得到一些咖啡樹，決定**把咖啡樹帶到馬提尼克島**。

德克利一共往返了兩次，因為第一次帶的接苗都沒活成，第二次他又帶著一棵最好，且一直都呵護備至的樹苗從南特（Nantes）啟航。德克利的日記記述了他的船如何受到突尼斯（Tunis）海盜的威脅、如何從一場暴風雨中倖免及後來船擱淺了，飲用水不能自足之際，

他甚至用自己喝的寶貴保命水來澆灌這株經歷乾涸、險些被乘客弄死、泡在大海鹽水中、船難等等災厄的樹苗，所幸後來活了下來，最後種在德克利的花園中，由一名士兵日夜看守照顧著。

5 突破阿拉伯世界的禁錮

到了西元11世紀左右，人們開始用水煮咖啡果實作為飲料；13世紀時，**衣索比亞軍隊**入侵葉門時，亦**將咖啡帶到了阿拉伯世界**（圖1.4），因伊斯蘭教義禁止飲酒，有些宗教界人士亦

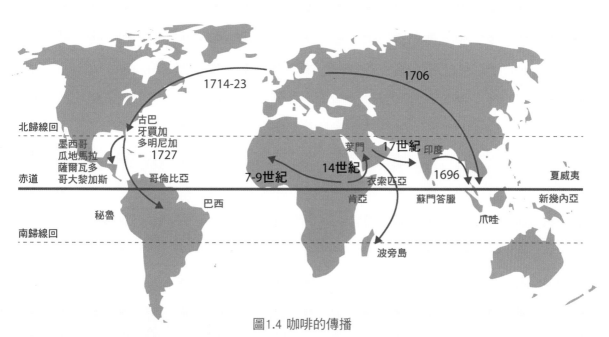

圖1.4 咖啡的傳播

資料來源：七個醫師的咖啡（http://www.7dr.com.tw/teach.php?get_type=5）

認為這種飲料會刺激神經，違反其教義，曾一度被禁止，但埃及蘇丹認為咖啡並不違反教義，因而解禁，咖啡飲料才迅即在阿拉伯世界流行開來。

咖啡（coffee）一詞，與阿拉伯語qahwah有關，意思是植物飲料，後來又傳到了土耳其。早期阿拉伯人食用咖啡是咀嚼整顆果實，以吸取其汁液，其後他們將磨碎的咖啡豆與動物的脂肪混合，當成長途旅行的體力補充劑，所以當時是吃咖啡，而非喝咖啡，咖啡種植及製作方法亦被阿拉伯人不斷地改良而漸完善。

但在西元15世紀前，咖啡長期被阿拉伯世界壟斷，僅在回教國家間流傳，當時主要被用於醫學和宗教上，回教醫生和僧侶們體認到咖啡具有提神、醒腦、健胃、止血及強身等作用。

早期阿拉伯人，為了保護他們的神奇發現，不想讓咖啡種子離開自己的國度，所以堅持要把所有豆子先乾裂破壞或煮熟後才可帶離，然而，最後還是失敗，據傳說大約在西元1650年，一位穆斯林朝聖者名為巴巴‧布丹（Baba Budan），偷藏了七顆種子，帶出了阿拉伯半島，一到達印度家鄉的偏僻寺院，馬上種在奇克馬加盧爾（Chikkamagaluru；Chickmaglur）的丘陵山谷，此刻即為阿拉伯人壟斷咖啡市場的結束。該地為印度卡納塔克（Karnataka）州奇克馬加盧爾縣的一個小鎮，為了紀念他，目前此地改名為巴巴布丹區，且已成為咖啡朝聖者的目的地。

（http://www.coffeereview.com/coffee-reference/coffee-basics/coffee-history/out-of-arabia/）。

6 宗教促使咖啡的流行

15世紀初開始有咖啡的文獻記載，且在此時期融入宗教儀式中，同時也出現在民間作為日常飲品。因回教世界《可蘭經》中嚴禁飲酒，因此咖啡即成為當時很重要的社交飲品，使得阿拉伯人消費大量的咖啡，因此可見**宗教是促使咖啡在阿拉伯世界廣泛流行的一個莫大因素**。

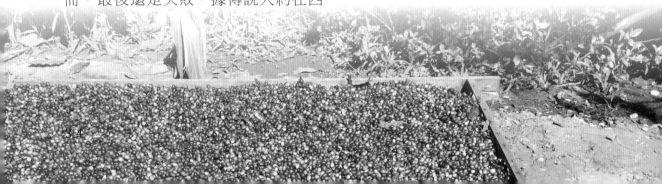

1-2

咖啡傳入歐洲

1 從黑色金子到日常消費飲品

直到16世紀，**透過威尼斯商人和海上霸權荷蘭人的買賣輾轉**，才將咖啡傳入歐洲。在歐洲第一個提及咖啡的是德國醫生Leonhart Rauwolff，在他的著作中形容咖啡為「好的飲料，漆黑如墨，對疾病有好處，特別是胃病」（A very good drink that is as black as ink and very good in illness, especially of the stomach.）。

第一間咖啡館於1555年在君士坦丁堡（Constantinople）開張，於17世紀，這種「黑藥」（black medicine）很快地在整個歐洲，如威尼斯、漢堡、維也納、阿姆斯特丹和巴黎擴展，這種充滿東方神秘色彩、香氣馥郁的黑色飲料，受到**歐洲貴族仕紳的爭相競逐**，咖啡的身價也跟著水漲船高，甚至有了「**黑色金子**」的稱號。當時的貴族流行在特殊日子互送咖啡豆，或是致贈給久未謀面的親友，**有**財入袋、祝賀順遂之意，同時也是身分地位的象徵。

音樂家巴哈（Bach）於1735年曾為咖啡寫過一首《咖啡清唱劇》，內容是描述一名陷入咖啡無法自拔的少女，和她的父親間的故事，只因當時咖啡是很奢侈的飲品，所以管教嚴厲的父親，怕她養成好逸惡勞的習慣，才禁止女兒喝咖啡。縱然如此，黑色金子的魅力還是令人無法抵擋，在風起雲湧的大航海時代，藉由海運的傳播，後來幾乎全世界都納入了咖啡的消費版圖。

2 土耳其之戰的咖啡傳奇

1570年土耳其軍隊圍攻維也納，不幸敗北撤退時，有人在其軍隊的營房發現了一袋黑色種籽，不知道是什麼東西，只有**一位曾在土耳其生活過的波蘭人識貨，拿走了這袋咖啡豆，且在維也納開了一家咖啡店。**

3 歐洲教皇賜名「上帝的飲料」

16世紀末，咖啡以「伊斯蘭酒」的名義透過義大利，開始大規模傳入歐洲。相傳1600年時，有些天主教徒認為咖啡是魔鬼飲料，因為黑色容易讓人想到死亡及疾病，因此有人慫恿教皇克萊門八世禁止這種飲料，但教皇品嚐後，認為這麼好喝的飲料，只讓回教徒獨占，豈不可惜，因此賜名為「上帝的飲料」，從此，咖啡才在歐洲逐步普及。在17世紀末期，日內瓦是瑞士第一個有咖啡廳的城市，當時其是對殖民地主要商品交易的場所。

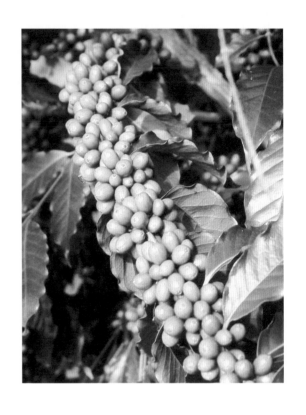

4 荷蘭船長將咖啡苗傳到荷屬東印度種植

17世紀，咖啡的種植和生產一直為阿拉伯人所壟斷，在歐洲價格不菲，只有歐洲上層人士才喝得起，直到1690年，一位荷蘭船長航行到葉門，得到幾株咖啡苗，開始在荷屬東印度種植成功。

5 外交官妻子將咖啡種籽流傳至巴西

1727年荷屬圭亞那的一位外交官的妻子，將幾粒咖啡種籽送給一位駐巴西的西班牙人，他在巴西試種取得很好的效果，巴西的氣候非常適宜咖啡生長，從此咖啡在南美洲迅即蔓延開來，因大量生產而價格下降的咖啡，此時才開始成為歐洲人的重要飲料。關於咖啡的傳播路徑請參見第33頁（圖1.4）咖啡的傳播，其年代與上述說明可能稍有出入，但整體而言，相去不遠。

1-3

咖啡傳入東亞

1 東南亞的咖啡創始

在東南亞有出自福建話Kopitiam（咖啡店）一詞，**新加坡的Kopitiam**始於1900年代，由中國移民所創設。

2 臺灣的咖啡創始

臺灣在1884年時，有英國人從馬尼拉帶入咖啡，並嘗試在今新北市種植，其後在冷水坑、汐止等地也開始有咖啡的栽種。

3 中國的咖啡創始

中國最早在20世紀初的咖啡種植才始於雲南，一位法國傳教士將第一批咖啡樹苗帶到雲南的賓川縣。

此外，咖啡作為舶來品在上海開埠後，在上海租界也開始興起，不少愛趕時髦的上海人也開始嘗試，但一開始因不習慣咖啡的苦味，稱咖啡的味道為「沒想到像咳嗽藥水一樣難喝」。不過，慢慢地隨著西餐廳在上海灘的普及，咖啡也逐漸為大多數人所接受。

民初鴛蝴派大家周瘦鵑的〈生查子〉詞中有「更啜苦加非，絕似相思味」，把咖啡與相思、悲苦、離愁等中國文學傳統聯繫在一起了。

20世紀之20至40年代，上海南京路、霞飛路、北四川路（今日的四川北路）、亞爾培路等地區曾湧起大量各具特色的咖啡館。之後，從90年代末，咖啡文化在大陸地區重新興起，目前已有不少咖啡館興起，年輕人普遍接受咖啡飲品，且飲用咖啡的處所也多元化及具個別特色，包括餐廳、咖啡館、點心店、蛋糕烘焙店等等，皆可見咖啡的影子。

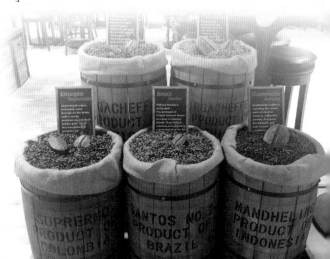

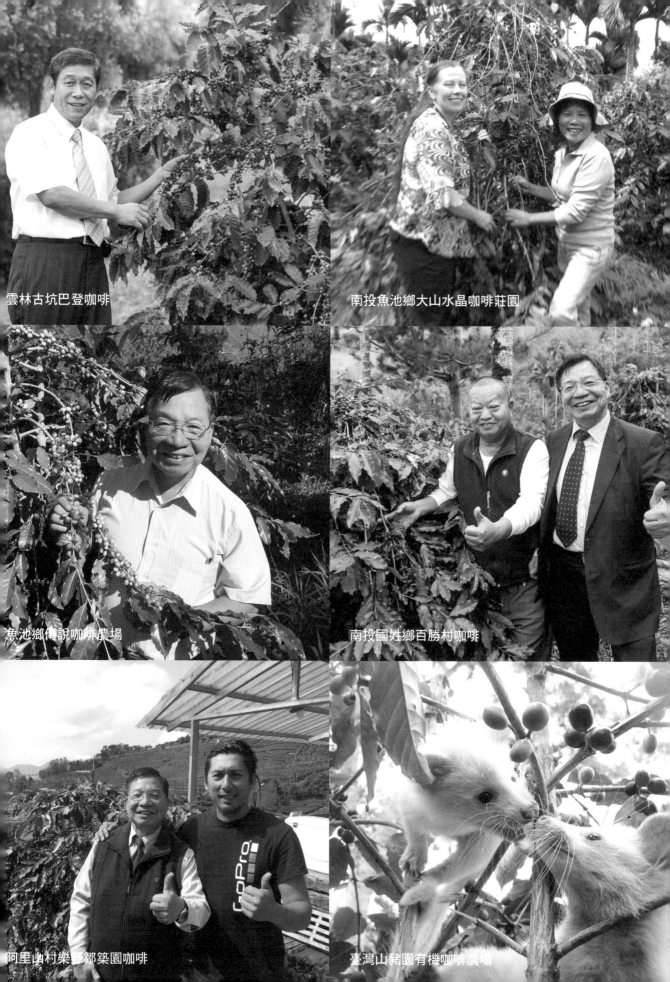

雲林古坑巴登咖啡

南投魚池鄉大山水晶咖啡莊園

魚池鄉傳說咖啡農場

南投國姓鄉百勝村咖啡

阿里山村樂野鄒築園咖啡

臺灣山豬園有機咖啡農場

CHAPTER *2*

探究台灣的咖啡史

臺灣咖啡起源於英商德記洋行

臺灣咖啡樹最初是由英商德記洋行的一名茶商，發現臺灣的氣候和中南美洲十分相似，於是於西元1884年（清光緒10年）自馬尼拉引進100株阿拉比卡品種，種植在現今的新北市海山地區，是為臺灣咖啡之始，次年又輸入種籽，在冷水坑、汐止附近種植，之後因英國人退出，乏人管理，所剩不多，所幸後來再經引進爪哇品種試種成功，才又逐漸盛行起來。

日據時期栽種的興衰史

1895年，臺灣成為日本殖民地，德記洋行臺灣分公司的所有權和管理移交予日本，此時期，恆春熱帶植物殖育場於1902年在冷水坑蒐集馬尼拉系咖啡種籽，並從小笠原引進爪哇系咖啡種苗試種成功，栽培於花蓮的豐田及玉里地區。

農業試驗所嘉義分所於1919年試種所有的咖啡品種，並調查評估所有咖啡樹品種，結果以阿拉比卡種咖啡表現最優，在1927年全臺灣普遍栽培。其他地點，如臺北林業試驗分所、花蓮豐田、臺東卑南也都曾小規模種植。

日本繼續在臺灣種植咖啡，直到1937年太平洋戰爭爆發後，臺灣的勞力派去中國及東南亞打仗，才停止種植。在日本殖民統治時期，臺灣開始出現日本風格的咖啡館，稱「喫茶店」，店內的女招待與現代酒吧內的酒店小姐類似，以陪客獲取報酬，在結束營業後還提供其他的服務。

臺灣咖啡種植最多的全盛時期在1942年間，全臺種植面積將近1,000公頃，主要分布於嘉義蘭潭紅毛埤、雲林古坑荷苞山、花蓮瑞穗及臺東森永等地區，少數栽培於埔里、六龜、臺東初鹿及關山等地區。

1937年至1945年間，在二次世界大戰時，大部分咖啡田任其荒蕪；1954年，因國際咖啡價格飆高，在當時的中國農村復興聯合委員會及有關機構的關注下，栽培漸恢復，並派遣人員出國學習咖啡栽培及加工；1958年時，恢復雲林縣老咖啡園，並建立現代化咖啡加工廠，並在嘉義、花蓮安東等地推廣，產量曾達到100多公頓，但之後因政府未繼續獎勵推廣，雲林縣經濟農場未能妥為經營，栽培日漸減少。

2-3

921 震醒了臺灣咖啡產業

臺灣咖啡在光復後隨日本人的撤退而式微，直到1999年921地震發生後，經由各地發展傳統產業，結合觀光休閒事業重建，才又使臺灣咖啡再度從塵封的歷史中被挖掘出來。

目前，臺灣種植咖啡樹較多的地區有南投國姓、雲林的古坑、嘉義的中埔、番路、竹崎、阿里山、嘉義農業試驗分所及臺南的東山等地，其他地區如北部的五股與淡水、東部的臺東池上、中部的南投埔里以及南部的臺南、高雄、屏東等地也都有種植。

隨著國民消費能力的提高，喝咖啡的人口數增加，目前已普遍興起栽種臺灣咖啡的趨勢，有些原來種檳榔的地區，也在檳榔樹下種植咖啡樹，

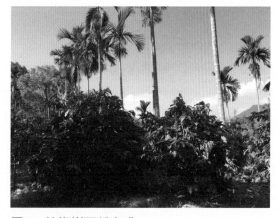

圖2.1 檳榔樹下種咖啡

推廣農業轉型，理論上，兩者共生應可減少環境的破壞（圖2.1），但是咖啡樹與檳榔樹同屬淺根類植物，水保局表示，性喜半日照的咖啡樹適合種在檳榔樹蔭下，對填補土地空缺具有互補作用，但淺根的咖啡樹之於水土保持是利或弊，目前尚未有研究，

所以無法進行宣導,因此農政單位對咖啡作物與檳榔樹皆採取不輔導、不鼓勵、不禁止的三不政策。臺灣有些農民也會將咖啡樹種在肖楠及牛樟林中,據說風味亦相當不錯。

連鎖企業推廣平價咖啡

雀巢咖啡(Nescafe)在美軍進駐臺灣後,也隨之來到臺灣,成為**最早打進臺灣市場的即溶咖啡品牌**。其於1982年成立了臺灣分公司,並於1984年成立臺灣雀巢股份有限公司,因為沖泡方便,對臺灣咖啡的發展注入一股新的力量。

1984年,臺北市第一家麥當勞開幕(圖2.2),推出新臺幣35元一杯的免費續杯咖啡,臺灣各行各業的人們

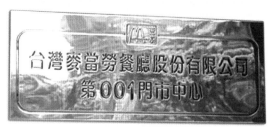

圖2.2 第001家臺灣麥當勞門市中心賣咖啡

資料來源:隨心所欲查爾斯部落格

咖啡事典

何謂「泰勒式生產模式」?

即是指將工作分解成許多細部,每個工人長時間機械式地重複做單調動作,成為標準流程(SOP)的機器,或是機器人的代用品,員工難能有自我實現的價值。

得以在公眾領域接觸到咖啡文化。麥當勞顛覆了傳統服務業的雇員模式,強調衛生、採用泰勒式的生產、標準化模式,並引進新平等主義的客戶關係,對於只花新臺幣35元買一小杯咖啡與花十倍價錢的顧客提供相同的服務。

1990年,隨著**羅多倫咖啡連鎖店**(Doutor Coffee Shop;DCS)在臺灣

開業,並推出一杯35元的咖啡,日本再次為臺灣的咖啡廳文化鋪路。到了1995年,日本人開設的**真鍋珈琲館**在臺灣已經擁有46家分店。此外,好幾家美國咖啡連鎖店也於90年代晚期在臺灣開業,**西雅圖極品咖啡**(Seattle Coffee)於1997年開業,亦推出一杯35元的咖啡,接著**星巴克**(Starbucks)於1998年在臺開幕。

2-5

自然農法栽種風味咖啡受到肯定

古坑咖啡產於雲林縣古坑鄉華山地區,地處北回歸線上,日照和雨量均十分充沛,早在1931年即有種植,所產的原生種咖啡,甘甜香濃又不苦澀,屬於世界極品咖啡,1941年達到產量高峰,原豆大部分都被運到日

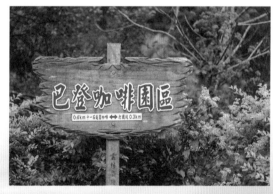

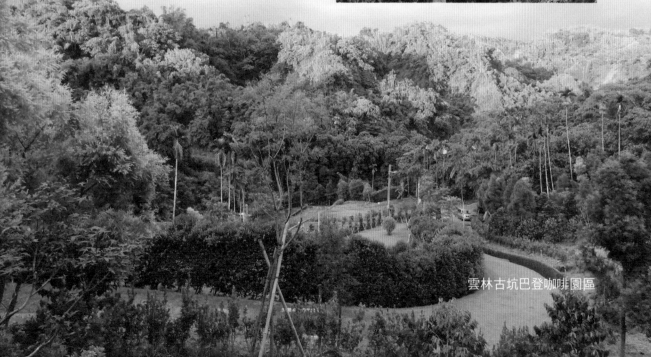

雲林古坑巴登咖啡園區

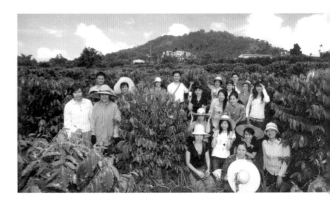

圖2.4 參訪巴登咖啡園區體驗摘採新鮮咖啡豆
圖片提供／雲林古坑巴登咖啡

產咖啡的產地不同，古坑咖啡具有特殊風味，被譽為「**臺灣咖啡的原鄉**」。

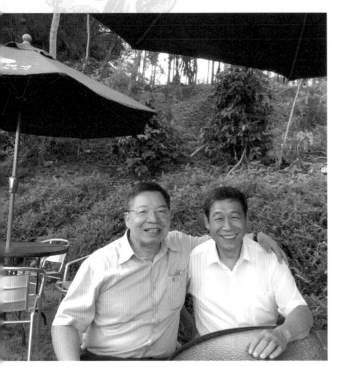

圖2.3 雲林古坑巴登咖啡創始人─張萊恩先生(右)

本。古坑鄉華山地區荷苞山的咖啡種植面積廣達75公頃，全盛時期有**遠東第一大咖啡工廠**之稱。

因為不管氣候、土質或排水，古坑都相當適合種植咖啡，因此古坑鄉成為少數可生產高級咖啡的地方。1984年時，當地成立了巴登咖啡專賣店，1985年其咖啡豆更獲得全省食品評鑑會雙面金牌獎，經歷多年的自然農法栽培，巴登咖啡園於2000年獲得日本MOA自然農法有機咖啡國際認證。**古坑咖啡屬於阿拉比卡種**，因為烘焙、萃取的方法、時間，與其他盛

政府及民間推廣咖啡不遺餘力

2003年，雲林縣政府在劍湖山遊樂區舉辦第一屆**臺灣咖啡節**，之後每年定期舉辦。臺北市政府為凝聚民眾對咖啡的情感、回憶與熱情，亦於2009年推出**臺北咖啡節**。

2003年，臺灣麥當勞開始在門市獨立出一個空間推出**McCafe品牌咖啡店**，以和新興流行的咖啡店競爭，McCafe提供一般咖啡廳的主要產品，如卡布基諾咖啡（cappuccino）、拿鐵咖啡（lattes）、馬芬（muffin）蛋糕等，其座位與點用麥當勞餐和咖啡的顧客座位是有區分的。

國產咖啡崛起，屢獲好評

2009年3月22日，前總統馬英九先生在嘉義縣中埔鄉的福友咖啡農場種了一棵咖啡樹，並許下心願：「希望能夠長得好，收成很好，把這個總統咖啡的名聲建立起來」，從此之後，這裡的咖啡就稱為**總統咖啡**（圖2.5）。同年，亘上實業以臺灣咖啡勇奪美國精品咖啡協會（Specialty Coffee Association of America；SCAA）年度咖啡評鑑第11名。

2010年，鄒築園、嵩岳咖啡、李松源咖啡同時入圍美國精品咖啡協會年度咖啡評鑑前50強。

為引導國內咖啡農建立品質分級觀念，與國際接軌，從2012年起，國內開始舉辦國產精品咖啡豆評鑑競賽，以提升國產咖啡品質，古坑鄉臺灣咖啡勇奪第一屆國產精品咖啡豆評鑑四項大獎，之後幾年大部分的獎項都由嘉義縣阿里山鄉奪得，少部分是古坑鄉、臺東縣太麻里鄉及臺中市東勢區獲得。

《今日美國報》（US Today）旅遊版2012年曾選出全球最適宜品嚐咖啡的10大城市，臺北排名第10名，是亞洲唯一入選的城市，西門町成都路上的蜂大咖啡及雲林古坑巴登咖啡兩家並獲得推薦。

全球咖啡品質鑑定最具公信力的**美國精品咖啡協會**創始人之一，被喻為咖啡教母的娥娜・努森（Erna Knutsen）曾於2012年及2014年先後到過臺灣兩次，第一次是參訪南投魚池

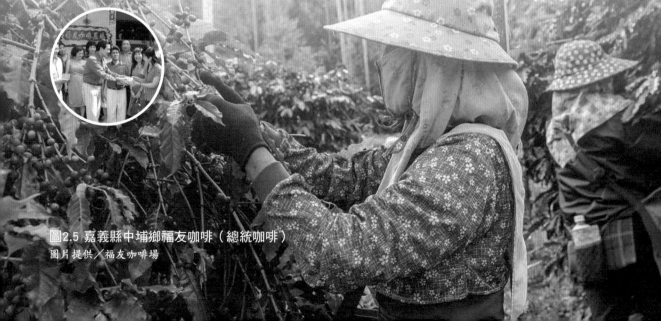

圖2.5 嘉義縣中埔鄉福友咖啡（總統咖啡）
圖片提供／福友咖啡場

鄉大山水晶咖啡莊園（圖2.6）。足見臺灣咖啡漸嶄露頭角，獲得國際重量級人士的肯定。

近年來，臺灣中部的咖啡也有很大的進展，2012年9月時臺中市政府曾主辦**臺中城市咖啡活動**，還邀請國際重量級人物，SCAA前任理事長彼得・朱利安諾（Peter Jiuliano）參加。因為政府的大力支持，2013年8月，前臺中市長胡志強先生宣布咖啡成為臺中新三寶之一，使臺中原有的三寶——柑橘、玉冷筍和太陽餅被**新三寶**——咖

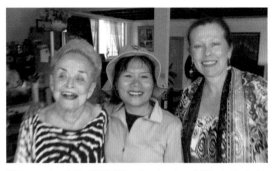

圖2.6 咖啡教母娥娜・努森(左)參訪南投魚池鄉大山水晶咖啡莊園（圖片提供／大山水晶咖啡莊園・咖啡媽）資料來源：TVBS一步一腳印 發現新台灣「魚池咖啡驚豔國際」（https://www.youtube.com/watch?v=UkAe-NZwMkk）

啡、太陽餅和梨山茶所取代。

2013年，**北歐杯咖啡烘焙大賽**（Nordic Barista Cup）於挪威奧斯陸舉行，臺灣Fika Fika咖啡館陳志煌及徐沛源以具獨特風味之義式咖啡配方獲得評審好評，奪下咖啡烘焙總冠軍暨最佳義式濃縮咖啡（espresso）獎，為該比賽開辦10年來首度由非北歐國家奪冠，使臺灣精湛的咖啡烘焙技術揚名國際。

2014年，英國廣播公司從《旅遊和休閒》（Travel and Leisure）及《今日美國報》（US Today）的報導中，整理出六個**全球最優的咖啡城市**，臺北因為巷弄裡到處可見別具風格的咖啡館，因此也躋身其中。同年，世界咖啡組織（World Coffee Events；WCE）**世界盃烘豆大賽**，國人賴昱權榮登冠軍，宜蘭縣長林聰賢還特別召

咖啡事典

北歐杯咖啡烘焙大賽——臺灣獲得總冠軍

北歐杯咖啡烘焙大賽（Nordic Barista Cup）創辦於2003年，是全球咖啡烘焙界高度關注之盛事，所有參賽者將自行烘焙好的咖啡豆交由當地咖啡師沖煮，由現場200多位專業評審品嚐後選出冠軍。

2013年的比賽，參賽過程中曾出現主辦單位計票失誤，將總冠軍頒予地主國挪威的烏龍事件，經臺灣駐挪威代表處協助參賽者向主辦單位提出質疑，並要求重新計票後，才獲得圓滿的結果。

資料來源：中華民國外交部全球資訊網

見，並致贈爐火純青檜木盤祝賀。

同年，在澳洲墨爾本舉辦的**2014世界盃咖啡杯測師大賽**，劉邦禹先生亦勇奪冠軍。咖啡杯測師大賽比賽規則是每個選手有8組、各3杯的咖啡，在每3杯1組咖啡中，有2杯是相同咖啡，選手在不知情的情況下，必須在8分鐘內選出不同的那杯咖啡，除了正確性外，也計時，劉先生以最正確又最快速拿下世界冠軍，實屬難得。

2015年，《天下雜誌》介紹了分布於全臺灣各縣市十二家特色咖啡館，包括聞山焙煎、穿越九千公里交給你、Moooon River、沛洛瑟、離線咖啡、Gabee、誇張古懂、hi日楞、a Room房間、Morikoohii森咖啡、璞石、百果樹紅磚屋（圖2.7）。

綜上所述，臺灣咖啡的歷史正如同林楓在〈臺灣的咖啡及其文化含意〉一文中提及的「臺灣咖啡店的歷史」，包含：①物化女性的女侍咖啡店，如日本殖民統治時期，有女招待的喫茶店；②泰勒式的企業咖啡文化入侵，如麥當勞；以及③個人開設的專業咖啡店等，默默耕耘及不斷努力推廣咖啡，甚至有不少人獲得國際及世界級比賽的冠軍。

圖2.7 **臺灣特色咖啡館**

《天下雜誌》曾於2015年介紹分布於臺灣各縣市的12家特色咖啡館。

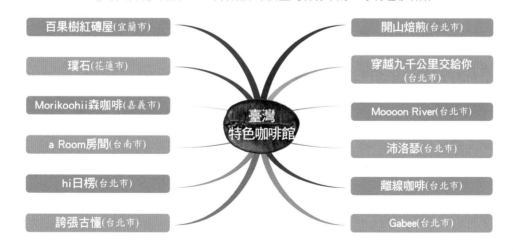

百果樹紅磚屋(宜蘭市)
璞石(花蓮市)
Morikoohii森咖啡(嘉義市)
a Room房間(台南市)
hi日楞(台北市)
誇張古懂(台北市)

臺灣特色咖啡館

開山焙煎(台北市)
穿越九千公里交給你(台北市)
Moooon River(台北市)
沛洛瑟(台北市)
離線咖啡(台北市)
Gabee(台北市)

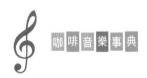

咖啡音樂事典

在臺灣有不少有關咖啡的音樂，國語歌有〈美酒加咖啡〉（鄧麗君演唱）、〈咖啡〉（張學友演唱）、〈咖啡走糖〉（黃靜賢演唱）、〈咖啡在等一個人（周慧敏演唱）、〈黑咖啡〉（劉子千演唱）、〈黑咖啡日記〉（言承旭演唱）、〈冷咖啡〉（李傑演唱）、〈寂寞咖啡〉（李翊君演唱）等。臺語歌有〈咖啡〉（張蓉蓉演唱）、〈一杯咖啡〉（江志豐演唱）、〈查甫人是黑咖啡〉（王識賢演唱）、〈走味的咖啡〉（林晏如演唱）、〈愛河邊的咖啡〉（黃妃演唱）等等。其他尚有國內外有關咖啡的電影及電視劇等，不在此贅述。

以張學友的〈咖啡〉為例，其作詞為何啟弘、作曲黃韻玲、編曲吳慶隆，內容大抵為言情之類，最特別的是整首歌除了歌名，沒有提到咖啡兩個字，只用其濃、淡、苦、甜、冷、熱來比喻男女之情，但卻能使人體會，啊！那就是咖啡的味道。

太濃了吧！否則怎會苦得說不出話。

每次都一個人在自問自答，我們的愛到底還在嗎？

已經淡了吧！多放些糖也很難有變化。

不如喝完這杯，就各自回家，別坐在對面欣賞我的掙扎。

一場失敗的愛情像個笑話，熱的時候心亂如麻，冷了以後看見自己夠傻，

人怎麼會如此容易無法自拔。

一場無味的愛情像個謊話，甜的時候只相信它，

苦了以後每一句都可怕，人怎麼會如此難以了無牽掛。

收錄來源：張學友〈咖啡〉

CHAPTER *3*

咖啡樹與咖啡豆
的加工

咖啡樹以阿拉比卡種最多，品質較好

咖啡的日照條件需要遮蔭或半遮蔭，早上要曬得到太陽，下午要有遮蔭，因此將咖啡歸類為半陰性植物。傳統上，會搭配遮蔭樹木（shadow tree）一起種植，有些地區下午會有雲霧繚繞的氣候，亦能提供其陰性的生長條件（圖3.1），土質以火山灰最佳。

但近數十年來的研究發現，在適當的品種配合，及全日照密植的條件

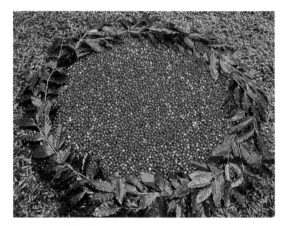

圖3.2 咖啡樹成熟果實呈現紅色似櫻桃，又名咖啡櫻桃（coffee cherries）
圖片提供：雲林古坑巴登咖啡

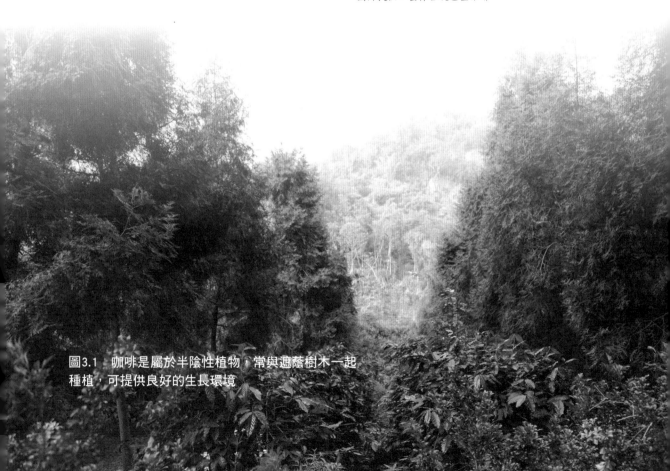

圖3.1 咖啡是屬於半陰性植物，常與遮蔭樹木一起種植，可提供良好的生長環境

啡。現今世界上的咖啡約有一百多種，普通栽培種多屬於此三原種系統及其雜交種。其成熟果實呈現紅色似櫻桃，所以又稱為**咖啡櫻桃**（coffee cherries）（圖3.2），然而有部分品種的成熟果實呈現黃色（圖3.3）。

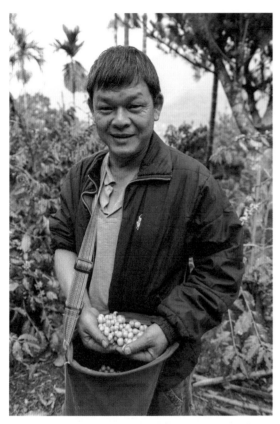

圖3.3 少數品種的咖啡樹，成熟果實呈現黃色

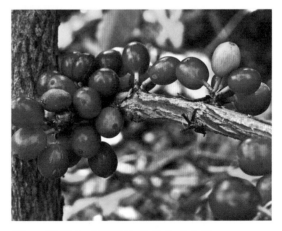

圖3.4 新鮮現採的咖啡果實色澤紅潤

下，咖啡的產量可大幅提高，而且還可以使用機械耕種及採收，能夠節省大量的人力成本。

　　世界主要咖啡產地之一——巴西及哥斯大黎加由於午後多雲，因此可不必遮蔭樹，於地勢平緩的大型莊園，亦可使用機械耕種及採收。全世界栽種的咖啡樹主要分為三原種系統——**小果咖啡**、**中果咖啡**和**大果咖**

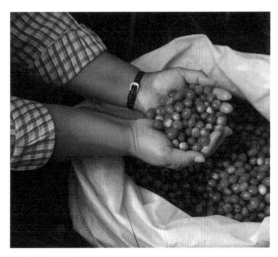

圖3.5 巴登咖啡攝影比賽「咖啡之美」
圖片提供：雲林古坑巴登咖啡／攝影・高錦興

小果咖啡

小果咖啡的學名為 *Coffea arabica*，亦稱阿拉比卡種（Arabica），又稱阿拉伯咖啡。

阿拉比卡種有44對染色體，為四套體，占世界總產量的65～70％左右，種植地區分布在海拔900～2000公尺的坡地，屬高原栽培，多產於中南美洲、東非、東南亞、夏威夷等熱帶高海拔地區。

此豆種具有宜人的香氣、豐富的滋味，但該樹種需要較多人工照顧，容易感染炭疽病（coffee berry disease）、葉銹病（coffee leaf rust）及咖啡果甲蟲（berry borer；*Hypothenemus hampei*）（圖3.6），對溫度和濕度的穩定性也要求較高，所以價格亦較昂貴。

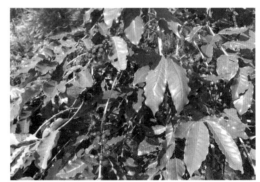

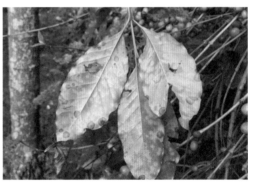

圖3.6 咖啡樹果實與病蟲害
咖啡炭疽病（coffee berry disease）（上）
咖啡葉銹病（coffee leaf rust）（下）

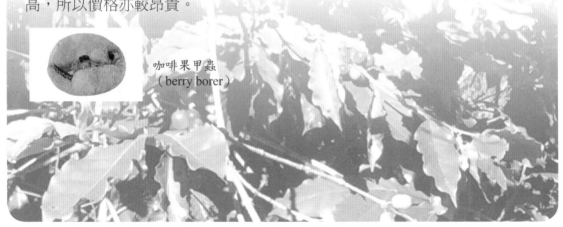

咖啡果甲蟲
（berry borer）

中果咖啡

中果咖啡學名*Coffea canephora*，亦稱**羅布斯塔種**（Robusta），意謂著「強壯」，又稱**剛果咖啡**。

羅布斯塔種有22對染色體，為二套體，對環境的適應力較強，占世界總產量的20～30％左右。

此豆種的風味較平庸，帶有苦味，咖啡因的含量為阿拉比卡種的二～三倍，一般生長在海拔200～600公尺坡地，屬低地栽培，對人工照顧的要求低，所以價格也較低廉，多用於製作罐裝和即溶咖啡（表3.1）。

表3.1 **常見咖啡豆的比較**

	阿拉比卡豆（*Coffea Arabica*）	羅布斯塔豆（*Coffea Robusta*）
豆型	豆型略微扁平，豆身較小而渾圓，正面呈長橢圓形，中間裂紋窄而彎曲並呈S形，豆子背面的圓弧形較平整	豆型較大、較圓、裂縫平滑多成直形
口味特徵	味道醇厚、芳香馥郁、酸度高、苦澀度低、咖啡油含量適中	味道濃烈、香氣較差、酸度較低、適宜與其他咖啡豆混合，主要製作即溶咖啡
咖啡因含量	0.9～1.4％，平均1.2％	1.8～4.0％，平均2.2％
咖啡樹	屬於較大的灌木，葉子成橢圓形、深綠色，果實也是橢圓形	介於灌木和高大喬木間，葉片較長、顏色亮綠，樹高可達10公尺，但樹根卻很淺
花型	花型小，有5瓣	花型大，有6瓣
世界生產比例	65～70％	20～30％
主要種植地區	南美洲（如巴西、哥倫比亞）、中美洲、非洲、亞洲	印尼、越南、非洲
栽培高度	900～2000公尺（高海拔）	200～600公尺（低海拔）
適合溫度	較耐寒，適宜的生長溫度為攝氏15～24度，需較大溼度	喜歡溫暖氣候，適宜生長溫度為攝氏24～29度，降雨量要求不高
樹種優點	較佳的風味	抗蟲病害力較強，收穫週期長
樹種缺點	對乾燥、霜害、病蟲害等抵抗力較低，不耐天敵──葉銹病	咖啡從授粉到結果需要9～11個月

大果咖啡

大果咖啡學名為*Coffea liberica*，亦稱**賴比瑞亞種**（Liberica）。

賴比瑞亞種咖啡，是一種抗蟲害強、適合高溫潮濕氣候的品種，產量高，其漿果和種籽可比小果咖啡大到近兩倍，香味濃郁，它的栽培歷史比其他兩種咖啡樹都短，栽種的地方僅限於賴比瑞亞、蘇利南、蓋亞那等少數幾個地方，因此產量占全世界產量5%不到，除少數生產國自己消費外，一般北歐人亦頗喜愛這種咖啡，在炒焙後再加入白砂糖焙炒，使產生焦糖化，俗稱**咖啡烏**。

過去，阿拉比卡咖啡始終處於領先地位，但如今，根據美國農業部（United States Department of Agriculture；USDA）於2010～2014年的調查，阿拉比卡與羅布斯塔咖啡產量有漸接近的趨勢（圖3.7），羅布斯塔正加快追趕的步伐。

羅布斯塔咖啡產量逐步增高的原因有兩點，一是價格低，二是種植簡單，環境適應力更強，目前已有部分烘焙商對此一趨勢默默妥協，並且宣稱將羅布斯塔和阿拉比卡咖啡混配起來的味道也很好。

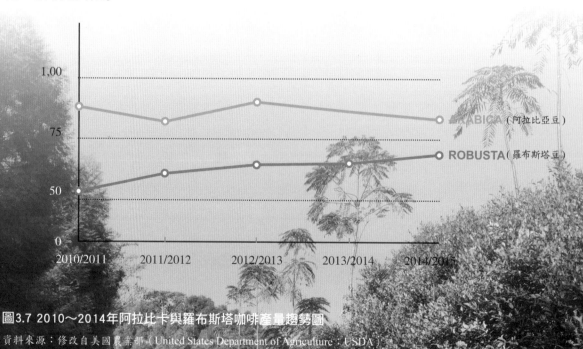

圖3.7 2010～2014年阿拉比卡與羅布斯塔咖啡產量趨勢圖

資料來源：修改自美國農業部（United States Department of Agriculture；USDA）

3-2

咖啡樹主要種植於咖啡帶

咖啡主要是沿著赤道為中心的熱帶或副熱帶的山坡地種植，這個地區被稱為「咖啡生長帶」，或「咖啡帶（coffee belt）」（圖3.9）。

咖啡種籽在成熟前需要相當的水氣，但收成期最好是乾旱，而「咖啡帶」的乾季與雨季分明，乾季結束時的降雨（blossom shower）能夠刺激咖啡開花（圖3.8），且保障了咖啡成

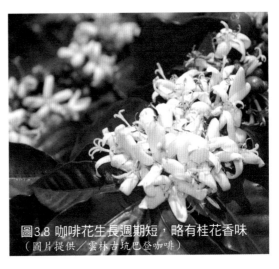

圖3.8 咖啡花生長週期短，略有桂花香味
（圖片提供／雲林古坑巴登咖啡）

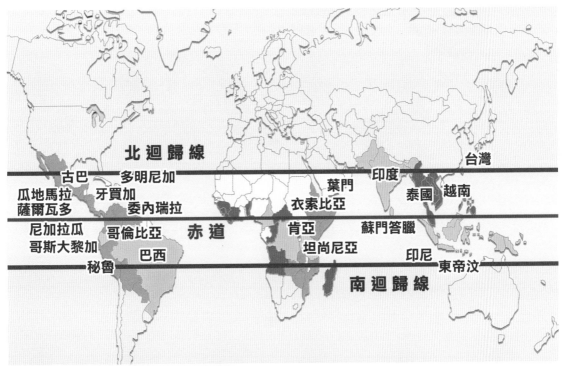

北迴歸線
古巴　多明尼加　　　　　　　　　　印度　台灣
瓜地馬拉　牙買加　　　　　　葉門　　泰國　越南
薩爾瓦多　　委內瑞拉　　　衣索比亞
尼加拉瓜　哥倫比亞　赤道　　肯亞　　蘇門答臘
哥斯大黎加　　　　　坦尚尼亞　印尼
秘魯　　　巴西　　　　　　　　　　東帝汶
南迴歸線

圖3.9 咖啡帶（coffee belt）
■ 羅布斯塔種（Robusta）　■ 阿拉比卡種（Arabica）　■ Robusta及Arabica
資料來源：The Coffee Belt（http://www.cornerofthecafe.com/the-coffee-belt/）

長期間需要的充足水分，再者，高海拔山區提供較低溫度的環境，若太高溫會造成光合作用的降低及樹葉的傷害。

若一年有一次乾雨季，則收成一次，若有兩次乾雨季，則可有兩次收成。大多數的咖啡樹在種植後的第五年就可以有第一次的收成，每年每棵咖啡樹約可生產一磅左右能上市買賣的咖啡豆，**直到樹齡25～30年左右為止。**

比較特別的是世界咖啡高消費區的歐美、日本，反而都不生產咖啡豆（圖3.10），一般而言，較寒冷的高緯度地區，如北歐等地的消費量較大。

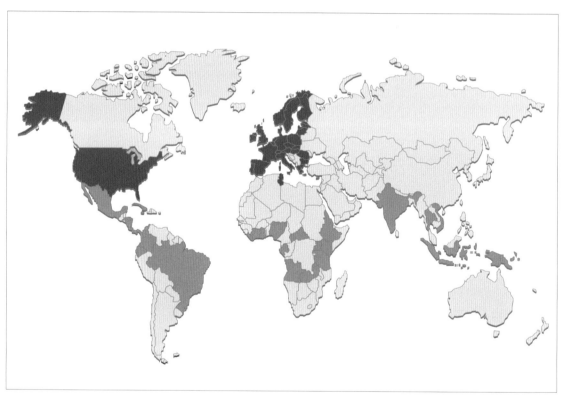

圖3.10 高咖啡消費區反不生產咖啡
國際咖啡組織（international coffee organization；ICO）
■ ICO輸出會員、高生產區　■ ICO輸入會員、高消費區

臺灣咖啡以阿拉比卡種為主

臺灣咖啡最早引進為阿拉比卡咖啡，目前大面積栽培的也是阿拉比卡咖啡，行政院農業委員會茶業改良場已蒐集了桃園平鎮、南投國姓、惠蓀林場、雲林古坑、嘉義梅山、臺南東山、高雄扇平及屏東等地咖啡品種種源。

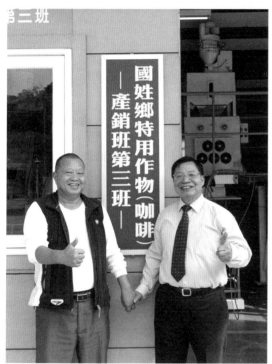

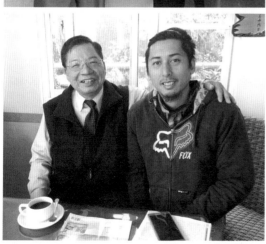

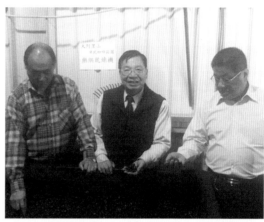

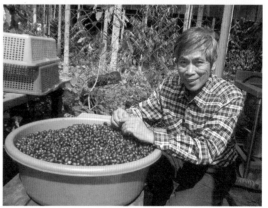

圖3.11 南投國姓、雲林古坑等地咖啡品種

臺灣南投國姓鄉百勝村咖啡莊園（左上）
臺灣阿里山樂野鄒築園咖啡觀光休閒農莊（左下）
臺灣卓武山咖啡農場（右上）
南投縣魚池鄉大山水晶咖啡莊園（右下）

巴西產量足以影響咖啡豆價格

世界上最大的咖啡生產國巴西，其咖啡豆的生長也受制於氣候狀況，如乾旱與霜害的不利影響，每年6月和7月是巴西的降霜季節，霜雪是咖啡樹最大的天敵，在這段期間，**巴西是否有霜害就成為影響咖啡豆價格的重要因素。**

印尼咖啡樹感染葉銹病的影響

印尼有廣大的零散群島，且多數位赤道上方，受印度洋與太平洋環繞，1699年，荷蘭人於印度引進咖啡樹苗，種植在爪哇島上，希望建造咖啡園，為荷蘭賺取收入。然而，在1877年時，錫蘭咖啡樹感染咖啡的天敵——葉銹病。後來，葉銹病傳播至印尼境內，導致大部分的阿拉比卡種咖啡皆病死，直到20世紀初，才引進耐病蟲害的羅布斯塔種。目前，阿拉比卡種僅占印尼咖啡總產量的10％左右，可見葉銹病的災害。

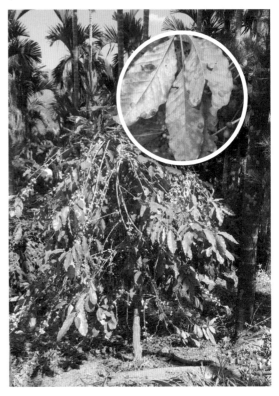

圖3.12 葉銹病曾導致印尼大量咖啡樹病死

咖啡事典

咖啡天敵——葉銹病

葉銹病是由會感染植物葉片的真菌所引起，植物受感染後無法吸收生存所需的陽光，因此無法生存下去。

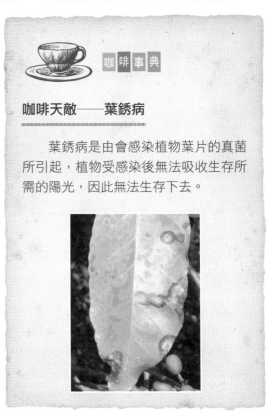

3-3

咖啡風味與環境的關係

咖啡好喝與否及其風味都受到生豆的品種、生長環境、處理方法、烘焙方式、萃取方式及與他物搭配的影響,其中地理環境的影響甚鉅且不易改變。

耕地有遮蔭或完全接受日曬、咖啡園在山坡、平原還是梯田等因素都會讓咖啡的風味大不相同,例如:有高大的遮陰樹可增加果香味;高海拔/高緯度地區生產的咖啡豆酸香物較豐富,但油質濃度較低;種植於火山岩土的咖啡豆醇度、果酸佳;種植環境濕度高的咖啡豆水果味較佳等(圖3.13)。

圖3.13 咖啡風味與環境的關係

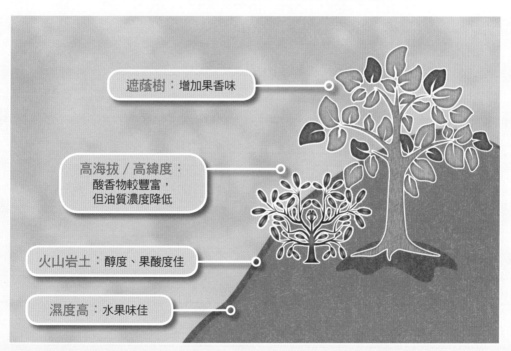

資料來源:Reiser Wang,談咖啡(http://www.slideshare.net/reiserwang/coffee-1-46894747)

咖啡豆的加工

咖啡豆的構造（圖3.14），由外而內依序為外皮、果肉、內果皮、銀皮及一對橢圓形種籽，亦即咖啡豆所組成。有時這對橢圓形種籽的其中一半會發育較好，將另一半吃掉，成為圓圓的一顆，稱之「**圓豆**」（peaberry；單瓣豆），由於較稀有，所以售價可能較高，但味道不一定更好；也是只有一顆豆的波旁種（Bourbon）圓豆則是一種變種，品質佳又稀有，所以較貴。有些豆子特別大，稱為「**象豆**」，但其味道相對亦較貧乏。

咖啡果實採收後，將種籽外側的果皮及果肉部分去除，即成**咖啡生豆**，經烘焙之後以不同沖煮方式後飲用。以下是咖啡豆加工的介紹、咖啡生豆生產流程的總整理（圖3.15）。

採收

咖啡漿果可利用人力或機械採收，另外也有透過動物採食咖啡漿果，再收集其不完全消化、含有生豆的排泄物，如麝香貓屎咖啡。

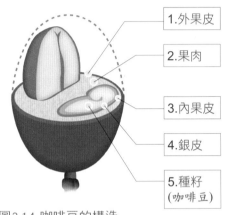

1. 外果皮
2. 果肉
3. 內果皮
4. 銀皮
5. 種籽（咖啡豆）

圖3.14 咖啡豆的構造
資料來源：UCC咖啡官網（http://www.ucc-coffee.com.tw/cyclopedia.html）

果實處理

咖啡從採收時的**咖啡櫻桃**到咖啡**生豆**完全乾燥的過程（含水量12%左右才可出口），因不同產區的先天條件，諸如水文、氣候、土壤、交通、地形及重要的人力資源不同，各擁有其最合適的後處理方式，一般概略分為**日曬處理法、水洗／濕處理法、半水洗處理法、半日曬處理法、蜜處理法、全漿果處理法**及**透過動物消化道發酵法**。

圖3.15　咖啡生豆生產流程

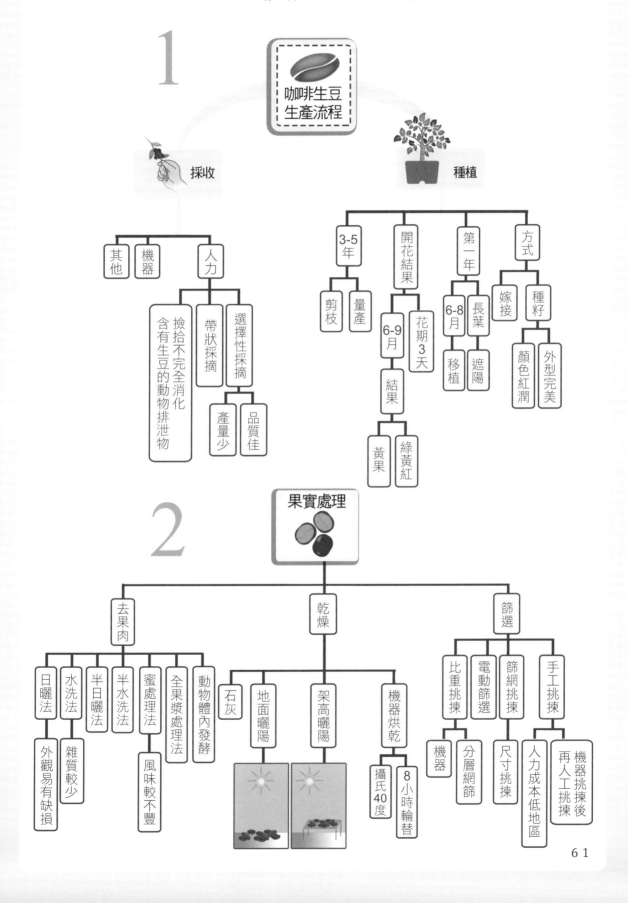

1　咖啡生豆生產流程

採收　　　　　　　　　種植

採收
- 其他
- 機器
- 人力
  - 撿拾不完全消化含有生豆的動物排泄物
  - 帶狀採摘
  - 選擇性採摘
    - 產量少
    - 品質佳

種植
- 3-5年
  - 剪枝
  - 量產
- 開花結果
  - 6-9月
    - 結果
      - 黃果
      - 綠黃紅
  - 花期3天
- 第一年
  - 6-8月
    - 移植
  - 長葉
    - 遮陽
- 方式
  - 嫁接
  - 種籽
    - 顏色紅潤
    - 外型完美

2　果實處理

果實處理
- 去果肉
  - 日曬法
    - 外觀易有缺損
  - 水洗法
    - 雜質較少
  - 半日曬法
  - 半水洗法
  - 蜜處理法
    - 風味較不豐
  - 全果漿處理法
  - 動物體內發酵
- 乾燥
  - 石灰
  - 地面曬陽
  - 架高曬陽
  - 機器烘乾
    - 攝氏40度
    - 8小時輪替
- 篩選
  - 比重挑揀
    - 機器
    - 分層網篩
  - 電動篩選
  - 篩網挑揀
    - 尺寸挑揀
  - 手工挑揀
    - 人力成本低地區
    - 再人工挑揀
    - 機器挑揀後

❶ 日曬法

| 加工過程 | ➡ | 曬乾 | ➡ | 脫殼 | ➡ | 去除果肉 | ➡ | 選豆 |

主要為較貧窮，或無後處理廠條件，且需日曬較充足的產區所採用，最早期阿拉伯人即用此法處理咖啡豆。

日曬法的咖啡具柔和的酸味與均勻的苦味，稠度較濃，其酸性物質為不會酸口的胺基丁酸，有別於水洗法含有較會酸口的檸檬酸、蘋果酸及醋酸。

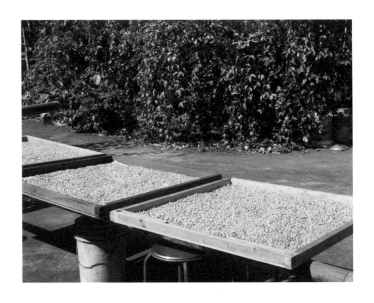

其處理方式為咖啡櫻桃採收後，在曝曬場上曝曬3～4週，每天需翻動數次，使其均勻受熱，因此農民相當辛苦。乾燥後，咖啡果核與外皮會分開，再以脫殼機脫去果皮、果肉等，進行篩選即完成。

日曬法的豆子，因為吸收了果肉及陽光精華，口感複雜，質感狂野且風味佳，但外觀容易有缺損，例如**葉門摩卡、衣索匹亞哈拉、巴西、印尼蘇拉維西**的咖啡豆多用此法。比起水洗，日曬咖啡豆的豐富度較高，但曬豆過程較辛苦，須付出較多的管理、人力及技術成本，再者，也容易摻雜未成熟的瑕疵豆。（詳見第67～71頁「瑕疵豆的外觀、成因與改善方法」）

② 水洗法

加工過程 ➡️ 加入大量水 ➡️ 去除果肉 ➡️ 發酵 ➡️ 曬乾 或 機器乾燥

　　水洗法為18世紀時，由荷蘭人所發明，適合於多雨或水資源豐富的地區。水洗法處理的咖啡，因果肉附著時間不長，味道較乾淨、酸味較強、稠度較弱、可先淘汰一些不良豆及雜質，所以咖啡豆的大小較平均，雜質亦較少。

　　此法為先在咖啡櫻桃中加入大量水，沖去浮在水面上、未成熟的果實和雜質，進行選豆，再以脫肉機脫去果皮和果肉；接著，放入發酵槽，發酵18～36小時，使發酵菌溶掉咖啡櫻桃表面的果膠，經清水清洗後，日曬1～3週至乾，再用機器乾燥，用脫殼機去除內果皮、脫殼、種殼與銀膜等多道手續。

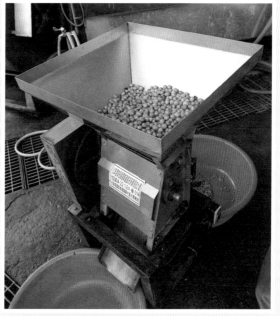

　　水洗豆色澤呈偏藍綠色，豆相美觀，如**瓜地馬拉、哥倫比亞、藍山、柯納、肯亞、爪哇和巴拿馬**咖啡豆。

這三種方法的前段處理方式與傳統水洗處理法相同，都是採收後就泡入水中，把浮在上方的未熟豆及雜物去除，泡軟的咖啡豆再以機器去除果皮與果肉，不經過發酵過程，直接在表面還帶有黏液的狀況下進行乾燥，之後直接去除黏質層及外殼。

此三種處理法製成的咖啡豆在中南美洲越來越風行，主要特色為口感較溫和，並含有一點複雜層次、香氣平和、甜味充足，不同的只有後段的乾燥方式有些許差異，如下表所述：

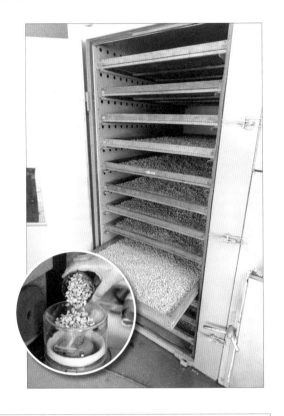

1.半日曬處理法	放置於戶外露臺上，利用太陽曬乾，使咖啡豆的含水率降到20％，之後再把咖啡豆送入乾燥機內乾燥，讓含水率降低至11%後送往倉庫靜置，共分成兩道乾燥過程。
2.半水洗處理法	利用日曬或機器乾燥，使咖啡豆的含水率直接降到11%，然後送往倉庫靜置，因此只經過一道乾燥，並且少了水洗法的發酵過程。
3.蜜處理法	依場所限制選擇不同的日曬方式，出貨前再把乾掉的黏膜弄濕，用特製的機器把黏膜去除，有些特殊的蜜處理法，則以機器精準控制留下所要的黏膜多寡。蜜處理法的關鍵為其黏膜，它為咖啡增加許多甜味及蜂蜜般的風味，所以亦別稱**蜂蜜咖啡**。

④ 全漿果處理法

不用傳統的處理法，完全保存漿果果皮和果肉的營養和精華，完全封存咖啡的天然風味，不僅可以減少發酵時間及避免污染，且因為不須經水洗過程，所以也省下了大量的水資源。

⑤ 透過動物體內發酵

透過動物採食咖啡漿果在消化道發酵，再撿拾收集其不完全消化含有生豆的排泄物，處理後再製成成品，相當稀有，所以特別昂貴，如麝香貓屎咖啡即是世界上最貴的咖啡之一。

■ 咖啡生豆等第分類法

咖啡豆的品質並沒有統一的國際性標準，只由各生產國獨具的特徵做分級，大部分的分級是以咖啡豆外觀，如大小、顏色、瑕疵數量及杯測品質等為標準。咖啡豆的等級、種類與標明術語會因國家別而有所不同，而品質的標準只適合於當地所產的咖啡，所以若要進一步了解咖啡豆的品質，即需要了解該咖啡豆產地的分級制度（詳見第66頁表3.2）。

■ 美國精品咖啡協會（SCAA）咖啡豆等第分類

美國精選咖啡協會是按照瑕疵豆的數目區分為五個等第，其瑕疵豆的計點分級法，是在300克咖啡豆及水分含量為9～13％的標準下進行測量，例如精品級（specialty）瑕疵豆須少於或等於5顆，優質級（premium）為6～8顆，可交易級（exchange）為9～23顆，低於標準級（below standard）為24～86顆，若多於86顆則為淘汰級（off grade）（詳見第66頁表3.3）。

表3.2　常見的咖啡豆分級分類法

1.市場名	通常以輸出港口命名，如摩卡，或以咖啡莊園產地命名之。
2.咖啡樹種名	阿拉比卡優於羅布斯塔種。
3.處理方法	如水洗法及乾燥法等。
4.緯度	緯度高，品質越好，依海拔高低分為三個等級，如極高海拔（strictly high grown；SHG）為海拔1200公尺以上、高海拔（high grown；HG）為海拔800～1200公尺及標準海拔（central standard；CS）為海拔400～800公尺等。
5.缺點等級	如焦黑、破碎和未成熟的豆子，夾雜石頭、樹枝等雜質，如美國精品咖啡協會（SCAA）的分級。
6.根據豆子大小、形狀和顏色	不管是顆粒大小或平坦與否，只要是硬豆都是上選。
7.由植物本身分類	如新株或老株，或由樹齡分級。
8.處理方法	一般咖啡豆可保存1～2年，然而，有些處理及保存良好的豆子在經過5年後味道會更好，稱之**陳年咖啡**或**經典咖啡**（aged coffee；vintage coffee）。有別於賣不出去的滯銷老豆（older bean），陳年咖啡的老化會降低酸度，增加醇度（body），因此近來有一些印尼咖啡，故意暴露在潮濕的空氣中，以加速咖啡豆的老化，就像是印度的**季風咖啡**（India's monsooned coffee）。季風咖啡是印度著名的咖啡，其咖啡豆不是綠色而是呈現黃色，這是因為以前在長時間貨運途中，高濕度的空氣使咖啡豆轉變的結果。現在由於每年5～6月，印度的西南方都有季風，生產商便會利用此一大自然的現象去處理咖啡豆，形成季風咖啡的效果。（請參考Coffee Review網頁，http://www.coffeereview.com/coffee-glossary/）

表3.3　美國精品咖啡協會（SCAA）咖啡豆等第分類
（分類標準：咖啡豆重量300克，水分含量9～13%）

等級	瑕疵累計數
1 精品級（specialty）	≤5顆
2 優質級（premium）	6～8顆
3 可交易級（exchange）	9～23顆
4 低於標準級（below standard）	24～86顆
5 淘汰級（off grade）	>86顆

※係SCAA規定之咖啡豆等級碼，數字越小，等級即越高

● 瑕疵豆的外觀、成因與改善方法

1

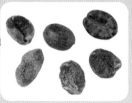
全黑豆

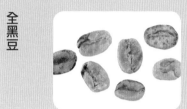
局部黑豆

缺陷	生豆可能帶有毒素。
成因	過度發酵,導致微生物入侵感染。
外觀特徵	黑色不透明的生豆。
杯測感官特徵	多樣化,包括發酵味、尖嗆味、混濁、霉味、尖酸味、化學藥品刺激味等單一或多種異味混合。
如何避免	只採收成熟漿果,避免在收穫後的處理過程中發生過度發酵現象。

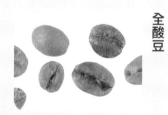
全酸豆

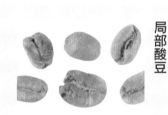
局部酸豆

缺陷	影響生豆外觀。
成因	由於過度發酵,採收或後處理時發生微生物入侵感染所致。採收過熟漿果或落地漿果,或是水洗時使用受污染的水或重複用水,抑或是在潮濕的氣候下,在樹上過熟發酵。
外觀特徵	生豆呈現黃色、黃褐色或紅褐色外觀,通常伴隨發黑的胚,切開豆子時可聞到醋酸味。
杯測感官特徵	多樣化,發酵味,甚至到尖嗆味,視發酵程度而異。
如何避免	只採收成熟漿果,避免採收落地漿果,避免在低海拔靠近水邊(水庫、湖岸等高濕度的環境)種植咖啡樹。採收後盡快去皮水洗,控制發酵時間不可過長,避免使用髒水進行水洗,盡快曬乾生豆,避免回潮。

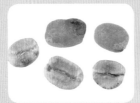

3 真菌感染豆

缺陷	生豆可能帶有毒素。
成因	採收、後段處理到儲藏階段發生真菌孢子入侵感染。潮濕溫暖的條件會助長孢子生長發育，並感染其他生豆。
外觀特徵	生豆呈現黃色、黃褐色或紅褐色斑點，且斑點可能帶有粉狀外觀。
杯測感官特徵	多樣化，包括發酵味、混濁、霉味、土味、化學藥品刺激味等單一或多種異味混合。
如何避免	去皮時，須避免壓破生豆，進行其他機械性操作時也要注意避免生豆的外皮被破壞，才能避免真菌孢子從傷口入侵感染；另外，也要避免不良的發酵操作，控制發酵時間不可過長；盡快曬乾生豆，避免回潮，避免將生豆（包括帶殼豆）儲藏在高溫高濕的環境。

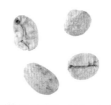

浮豆

缺陷	影響生豆外觀。
成因	後段處理不當，如烘乾時過度乾燥，或是將帶殼豆長期儲藏在高濕度的環境中。
外觀特徵	生豆呈現蒼白外觀，比重低，放入水中會浮起來。
杯測感官特徵	多樣化，包括發酵味、霉味、土味、稻桿味或雜草青味；或不產生異味，但會降低咖啡的滋味強度。
如何避免	機器烘乾時，要避免快速乾燥，或是翻動不良、不均勻。

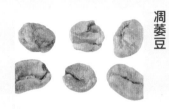

凋萎豆

缺陷	影響生豆外觀。
成因	種子發育充實期間遭遇乾旱或缺水,導致細胞發育充實不良。此外,咖啡植株營養不良或是健康狀態不佳,也容易發生這類現象。
外觀特徵	生豆呈現不規則皺摺、白色紋路的外觀,外型類似葡萄乾。
杯測感官特徵	多樣化,如稻稈味或雜草青味。
如何避免	生長期間要供應充分的肥料與水分,以維持咖啡樹健康的生長條件。過多的遮陰樹會搶奪咖啡樹的養分與水分,也可能導致此一現象。萎凋豆的比重較低,因此水洗時,將浮在水面的漿果及帶殼豆撈掉就可以有效去除萎凋豆。

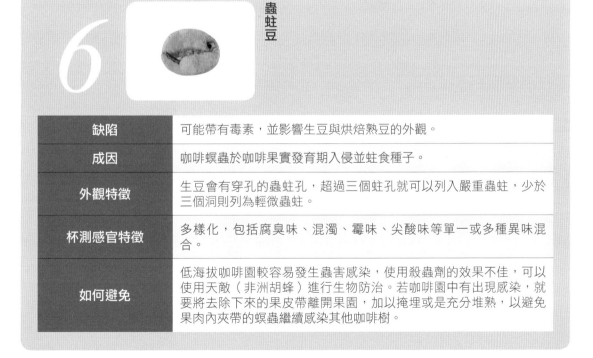

6　蟲蛀豆

缺陷	可能帶有毒素,並影響生豆與烘焙熟豆的外觀。
成因	咖啡螟蟲於咖啡果實發育期入侵並蛀食種子。
外觀特徵	生豆會有穿孔的蟲蛀孔,超過三個蛀孔就可以列入嚴重蟲蛀,少於三個洞則列為輕微蟲蛀。
杯測感官特徵	多樣化,包括腐臭味、混濁、霉味、尖酸味等單一或多種異味混合。
如何避免	低海拔咖啡園較容易發生蟲害感染,使用殺蟲劑的效果不佳,可以使用天敵(非洲胡蜂)進行生物防治。若咖啡園中有出現感染,就要將去除下來的果皮帶離開果園,加以掩埋或是充分堆熟,以避免果肉內夾帶的螟蟲繼續感染其他咖啡樹。

7

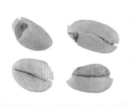

破碎／破裂豆

缺陷	會影響生豆與烘焙熟豆的外觀。
成因	咖啡豆在製作過程中（如水洗、脫殼）發生的損傷。
外觀特徵	生豆會呈現破裂、破碎等機械性的破壞傷口。如果是水洗去皮過程產生的傷口，其邊緣可能呈現黑色；如果是脫殼打磨過程產生的傷口，應該是沒有黑色邊緣的。
杯測感官特徵	可能產生發酵味、混濁、土味、尖酸味等單一或多種異味混合。
如何避免	避免去皮時壓破生豆，進行其他機械性操作時也要盡量保持生豆的外皮完整、避免產生傷口；此外，則要避免採收發育不良或是未成熟的漿果，以免影響機械的設定操作。

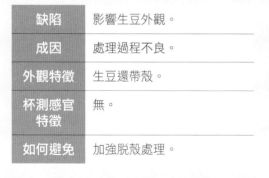

帶殼豆

貝殼豆

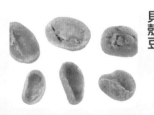

缺陷	影響生豆外觀。
成因	處理過程不良。
外觀特徵	生豆還帶殼。
杯測感官特徵	無。
如何避免	加強脫殼處理。

缺陷	生豆變形如貝殼，容易發生不均勻的烘焙外觀。
成因	遺傳變異所致。
外觀特徵	類似貝殼捲曲外觀。
杯測感官特徵	焦味或是碳燒味。
如何避免	選擇優良的品種。

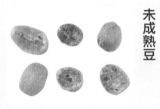

未成熟豆

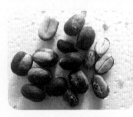

果皮／豆殼

缺陷	影響烘焙熟豆的外觀。
成因	採收不成熟的漿果，或是高海拔地區產季後期來不及成熟的漿果。
外觀特徵	生豆內彎、邊緣呈現銳角，外邊包裹著黃綠色、蒼白的銀皮並且不易剝離。
杯測感官特徵	多樣化，如稻桿味或草青味，是產生尖嗆滋味的主要來源。
如何避免	要採收成熟的漿果，或在高海拔地區種植早熟品種。

缺陷	影響生豆外觀。
成因	清理不佳。
外觀特徵	乾燥的果皮呈現紅褐色（乾式處理法），或是白色的豆殼（內果皮）。
杯測感官特徵	過多的果皮或豆殼可能產生發酵味、混濁、土味、霉味、化學藥品刺激味等單一或多種異味混合。
如何避免	經乾式處理法製成的咖啡豆宜檢查調整去殼機的設定。

12

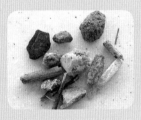

乾漿果／果皮

缺陷	影響生豆外觀。
成因	漿果去皮不完全，或是採收到乾燥的漿果。
外觀特徵	乾燥的漿果。
杯測感官特徵	發酵味、霉味、化學藥品刺激味。
如何避免	只採收成熟漿果，並檢查漿果去皮機的設定。

13

異物

缺陷	可能損壞磨豆機。
成因	處理過程不良，未徹底將所有異物去除乾淨。
外觀特徵	非咖啡豆的雜質，包括樹枝、石塊、銅板等。
杯測感官特徵	會產生各種異味。
如何避免	加強製作過程的注意與處理。

烘焙（roast）

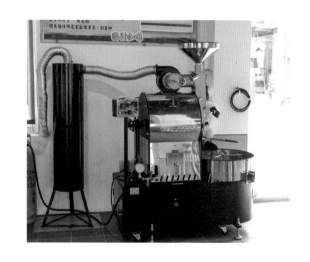

咖啡的風味依產地不同，可有極大不同，但依不同烘焙方式，亦可改變產出不同味道，所以烘焙對咖啡而言，是很獨特又重要的步驟。

咖啡生豆幾乎沒有味道，有些甚至有發酵的微臭味，可存放1～2年，有些處理及保存良好的豆子在經過5年後味道會更好，稱之**陳年咖啡**（aged coffee），因儲存不易，且積壓成本，所以較少見。但將生豆烘焙後，即呈現出獨特的咖啡色、香味與特殊口感，烘焙豆保存期限相對較短，所以有些人嘗試自行烘焙。

烘焙過程共分為三個階段：①烘乾除去原豆尚存的濕氣，②烘焙成淺、中或深焙豆，③冷卻（quenching）（圖3.16）。烘焙最重要的是能將豆子的內外均勻透炒且不過焦，咖啡的好壞味道大部分取決於

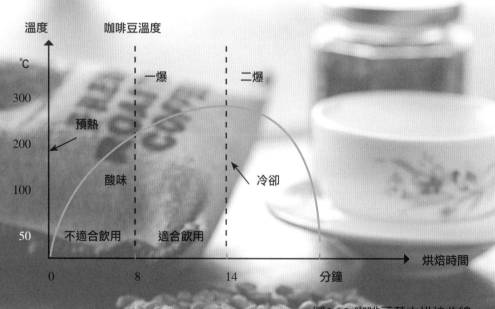

圖3.16 咖啡豆基本烘焙曲線

此,因此相當重要。**烘焙好的豆子類似活性碳,會吸收其他味道,所以不宜與有異味或臭味的東西放一起,宜保存在密封環境,較陰暗環境或冰箱。**

烘焙好的咖啡豆,**最好等1~2天後再沖煮,風味會更佳**,因為烘好後4小時到1天的時間,化學反應仍在進行,會釋放出大量的二氧化碳,稱之「排氣」,在**咖啡豆在完成排氣結束後,才會達到風味的最高峰。**

保存時,亦須注意,若儲存罐裡的二氧化碳壓力過高,排氣會受抑制,使得咖啡的味道不好,因此豆子在烘好後的幾小時內,可以暫時先放置於半開放的容器中,等氣排得差不多了,再移到密封罐,若一開始就貯存在密封罐裡,請記得每隔幾小時,便要打開放氣。再者,排氣完後的咖啡豆仍緩慢而持續地進行氧化與揮發,除非有特殊的保存,1~2個星期內應把這些咖啡豆用完,超過時間就比較不新鮮。

烘焙的基本原則

透過火力,將咖啡豆中的水分排出,此一步驟不可過急,否則會起斑點,且會味澀嗆人。**好的烘焙會讓咖啡豆膨脹變大、表面少皺紋、光澤勻稱**,烘焙的終極目標是能將不同地區生產的綠(生)咖啡豆發揮出不同的特色。

從生豆、淺焙、中焙到深焙,水分一次次地釋放,隨著咖啡豆的重量減輕,體積卻慢慢膨脹、鼓起、變大,顏色加深,芬芳的油質逐漸釋出,質地也變得爽脆。生豆中蘊涵大量的綠原酸,隨著烘焙過程,綠原酸會逐漸消失,同時釋放出令人愉悅的水果酸,如醋酸、檸檬酸和葡萄酒中所含的蘋果酸等。

咖啡豆的烘焙曲線

使用的不同溫度與時間,可烘焙出不同程度的烘焙豆,並且依烘焙程度不同而有不同的名稱,例如美式烘焙(medium roast)、城市烘焙(city roast)、法式烘焙(French roast)等等。

目前有自動烘焙機,可依據烘焙曲線,讓咖啡豆展現特定的色、香味等不同風味。烘焙機基本操作為溫度220~250℃,時間約8~14分鐘(詳見圖3.16),烘烤前需先預熱至200℃,

放入的生豆會先吸熱，然後再加熱至一爆，為水氣釋出，此時溫度約達220℃，稱為「輕烘焙」，具有可飲用的酸、香原味。持續烘焙加熱，豆子漸漸變黑，在中黑時，會產生二爆，為油氣釋出，此時溫度約250℃，豆子成為「重烘焙」，具有微甜回甘與濃香苦味，此時須關閉熱源，並使用風扇幫助豆子快速冷卻，以防止豆粒持續受熱、變焦黑而呈現不適的苦味。

■ 烘焙的分類與階段

咖啡豆的烘焙除上述的淺、中、深焙三類外，亦可分為輕火、中火、強火三大類，後者又再細分為八個階段，烘焙深度由淺至深，依序為**輕淺炒**（light roast）、**淺炒**（cinnamon roast）、**中炒**（medium roast）、**中**

表3.4 按照烘焙度的不同，咖啡豆可分為三類		
淺焙	中焙	深焙
加熱至一爆時，水氣釋出，豆子膨脹，顏色漸轉為肉桂色，此時酸性強，但苦味較弱，適合花果調性的咖啡或是日曬豆，香味主要為檸檬、柑橘、百合花、香水月季、蘋果、藍莓、草莓等風味。因酸味強，不宜與牛奶搭配。	咖啡豆呈現褐色，中焙能保存咖啡豆的原味，又可適度釋放芳香，因此牙買加的藍山、哥倫比亞、巴西等單品咖啡，多選擇這種烘焙法，主要為榛果、焦糖、杏桃、烤花生、烤土司等風味。若混合牛奶，則有牛奶巧克力般的風味。	咖啡豆的顏色越深，風味更甘甜香醇，缺點是犧牲了香、酸，及不耐焙的香氣，主要風味為樹木油脂、煙燻味、煙味、可可、丁香，增多了苦味，但適度的苦能苦盡回甘，餘韻無窮，**適合義大利特濃咖啡**（espresso style coffee），所以又稱之義式烘焙法。適合牛奶量較多的搭配，若嫌太苦，可加糖飲用。

高炒（high roast）、**中焦炒**（city roast）、**焦炒**（full city roast）、**深焦炒**（French roast）、**義式深焦炒**（Italian roast），其味道特徵如第76頁表3.5所描述。

■ 二次烘焙

為改善單次烘焙時所產生的中心胚芽碳化的烘焙方法，又稱**雙重烘焙**，即先微烘5分鐘，去除水分後再放置24小時，待完全冷卻，再烘焙一次，烘焙出來的咖啡豆酸味強而帶點青草味，且咖啡豆會變成肉桂色並殘留班點。

二次烘焙首先改善了咖啡豆中心胚芽碳化的問題，咖啡粉末顏色也

少了焦碳後的黑褐色，且咖啡因也因而降低，多食焦碳食物對人體並無益處；其次，是改善了原傳統烘焙咖啡放涼後產生的酸度問題，酸度不見了，冷飲熱飲的風味均改善甚多，入口更滑順、甘甜不澀、不酸、苦味驟降，亦增添咖啡豆原有濃厚的果香原味，咖啡粉末可以磨得更為細緻，更能發揮咖啡豆的本質。唯缺點是烘焙時間增加，人力成本增加，碳香味也減少。

■ 烘焙度與咖啡風味

咖啡風味會隨著烘焙程度而改變，一般而言，酸度（味）和烘焙程度呈反比，因為大部分有機酸較不耐火候，而苦味則呈正比（詳見第77頁圖3.17）。如果偏好果酸味，宜選購烘焙度較淺的，如果喜歡濃嗆帶甘

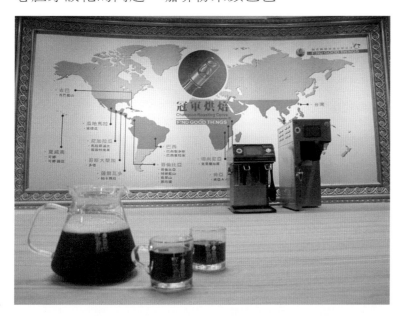

世界咖啡生產地圖，以及金杯萃取美式咖啡機，仿真人手沖方式能萃取完美的黑咖啡比例。

圖片提供：返古新思 Find Good Things - 紐約館（龜山警察大學）創辦人／陳綺裏

表3.5　咖啡豆的烘焙程度與味道特徵

	烘焙程度	火力	味道特徵
1.輕淺炒（light）	最淺的烘焙度，豆子質地堅硬，外觀呈現偏黃的棕色，炒豆帶有些許未成熟的穀物異味，其香氣及醇味皆很淡。		偏黃小麥色、香氣及醇味較淡。
2.淺炒（cinnamon）	也屬於淺烘焙，咖啡豆外觀呈肉桂色，豆子烘焙時間短，因此質地硬，但已開始散發咖啡香氣，淺炒豆較少出現在市面上，適合美式製品。		肉桂色、香味佳，適合美式製品。
3.中炒（medium）	在第一爆尾段至結束的過程間起鍋即稱之，屬於中度烘焙。豆子外觀為栗色，帶有酸味及些許混濁度，適用於綜合式咖啡。	中火	板栗色、微酸。
4.中高炒（high）	第二爆開始前起鍋即是，為較深的中焙咖啡豆，外觀為較深的棕色，香氣也與中炒不同，並具有些微醇度。由於酸度與醇度的結合，中炒的豆子佳，沖煮出來的咖啡也較為澄清。	中火稍強	比中炒稍強，色香味俱佳。
5.中焦炒（city）	在第二爆開始後幾秒起鍋即是，屬較淺的深焙程度，口味微苦，具有漸濃的醇度及酸度，以及平衡度較佳的香氣，大部分精品咖啡皆適合此種烘焙度，普遍為旅館、餐廳業所喜愛。	中強火	標準炒法，有酸味、少苦味，為旅館、餐廳等業者所喜愛。
6.焦炒（full city）	於第二爆中段起鍋為焦炒咖啡豆，屬中度烘焙的一種，具有高醇度、較柔和的苦味以及極淡的酸味，另外，焦炒的咖啡豆具有濃烈的香氣，適合冰咖啡。	中南美式 小強火	比中焦炒稍強，常於飯後飲用或製作冰咖啡。
7.深焦炒（French）	在第二爆密集跳動時起鍋稱之，屬深焙程度，因烘焙較強，所以脂肪滲到表面來，有獨特之黑香味，外觀為深巧克力色，具有濃醇口感與柔和的苦味，尾韻則帶有甜味。	強火	法式與歐式炒法，因烘焙較強，脂肪滲到表面，有獨特之黑香味。
8.義式深焦炒（Italian roast）	第二爆結束時起鍋者為義式深焦炒咖啡豆，屬深焙程度，是最高烘焙程度，此時咖啡已產生具刺激性的苦味，並殘留些微焦味；酸度很淡。	大強火	烘焙度最強，豆子呈黑色，有燒焦味無香味、酸度淡、具苦味，適合沖泡義式咖啡。

的口味，則可選烘焙較重的咖啡豆。果香味會隨著烘焙度加深而遞減，不過，淺焙咖啡不易發展出如醇酒的發酵香味、嗆味和回甘口感，反之，重烘焙豆比較有這方面的優勢。

焦糖化是影響咖啡風味最關鍵的一個環節，生豆經過6～7分鐘的烘焙後，因吸收大量熱能，啟動了熱解反應，出現第一次爆烈（first crack），有些糖分會轉化為二氧化碳及水分而蒸發掉，新的芳香成分逐漸會散發出，且會形成咖啡油脂，並和尼古丁酸、檸檬酸、奎寧酸、蘋果酸、醋酸、咖啡因等數百種芳香物質結合。

熱解反應可持續到第二爆，雖然焦糖化是喚醒芳香的重要過程，但隨著烘焙時間拉長，有些成分也會被碳化掉，形成不好的澀苦物質，如何獲得最高的焦糖化，同時把碳化減到最低，端看烘焙師的火候了。

圖3.17 **烘焙程度與咖啡風味的變化**

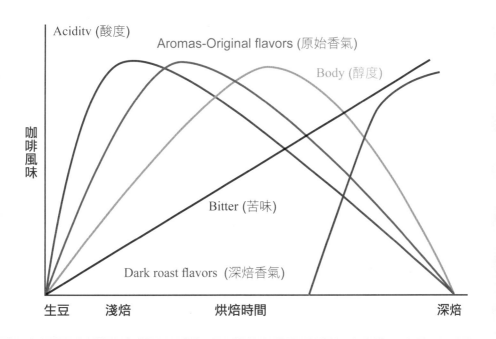

資料來源：Independent Coffee Analysis, Green & Roasted Coffee Testing
（http://www.coffeeanalysts.com/2011/05/roasted-coffee-degree-of-roast-color/）

■ 烘焙中咖啡豆的化學成分變化

咖啡生豆與不同溫度烘焙後之成分比如圖3.18所示，咖啡因的熔點約235～238℃，因此在220℃高溫下其成分亦不易改變。

烘焙過程中，水分減少最多，蔗糖、葫蘆巴鹼、綠原酸等，在烘焙中亦會減少。烘焙中，時增時減的成分，如揮發性美拉德反應（Maillard reaction）化合物（詳見第82～83頁）；烘焙中，先增後減的成分，如綠原酸內脂、5-羥甲基糠醛（5-hydroxymethylfurfural；5-HMF）、蟻酸；烘焙中，增加的成分，如尼古丁酸、不揮發性美拉德反應化合物及膽鹼性化合物等。

■ 咖啡烘焙可以量身訂製

咖啡的味道有八成是由生豆所決定，其他兩成則有賴烘焙。然而，一般人較可能參與的過程只有烘焙而已，從生豆精製到進貨前的程序，一般人幾乎都接觸不到，因此想要改變咖啡的風味，只有透過烘焙。

除了影響風味外，咖啡預防疾病的能力亦由烘焙決定。咖啡不僅美味，也含有對身體有益的成分，因此

除了口感與芳香之外，咖啡還多了能強化健康的成分，如同希望醫生開的處方是為我們量身訂製的，我們也希望能得到適合自己身體的咖啡。

對於咖啡成分的化學分析早在200年前就已開始，但研究的幾乎都是生豆，因此截至目前，生豆的成分差不多都已被揭露，至於烘焙豆的成分則還有部分尚待釐清。從烘焙中的成分變化圖（圖3.18）可知，種類最多的是香氣的成分，至少有三百種。

圖3.18是以220℃烘焙阿拉比亞豆30分鐘內時（一般咖啡烘焙機溫度為220～250℃），各種成分的含量變化。在種類繁多的成分中，烘焙再久都沒有變化的只有**咖啡因①**，但若溫度更高、採更深度烘焙則亦會減少。

咖啡因沸點為178℃，熔點235～238℃，焙至178℃以上，固態的咖啡因開始微量氣化。不少研究發現，**咖啡因不會因焙度不同而有大幅的起伏**，即咖啡因在烘豆過程非常穩定。圖3.15（詳見第61頁）顯示的是咖啡因以外的成分含量對咖啡因的百分比（縱軸刻度是取對數log）。

一般日本人飲用非即溶咖啡時，一杯的烘焙豆用量約 10克，歐美人的

一杯用量是日本人的兩倍。以阿拉比卡種咖啡豆來說,一杯裡面約有100毫克的咖啡因,如果是使用的羅布斯塔種咖啡豆的罐裝咖啡或冰咖啡,一杯含有100毫克。以圖3.18的咖啡來說,不論用的是烘焙多久的豆子,每一杯的咖啡因含量都不會變,不過,咖啡因以外的成分會隨著時間產生激烈的變化。舉例來說,烘焙15分鐘的咖啡含有多少咖啡因以外的成分呢?繼咖啡因之後,份量最多的是**葫蘆巴鹼③**,含有22毫克,其次是5-HMF⑦,有20毫克,其他成分都沒有超過15毫克。

以下依蔗糖②、葫蘆巴鹼③、綠原酸④說明,起初三者所含的份量

圖3.18 烘焙中咖啡的化學成分變化

*5-HMF:即5-羥甲基糠醛(5-hydroxymethylfurfural)。

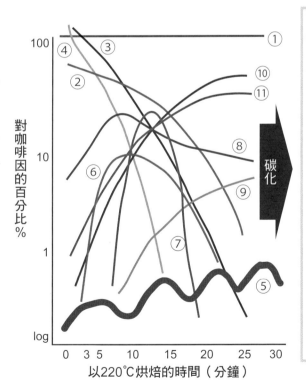

成分名稱
◎ 烘焙中不會改變的成分(220℃):
　咖啡因①(100mg)
◎ 烘焙中減少的成分:
　蔗糖② 葫蘆巴鹼③ 綠原酸④
◎ 烘焙中時增時減的成分:
　揮發性美拉德反應化合物⑤
　(三百種以上的芳香成分)
◎ 烘焙中先增後減的成分:
　綠原酸內脂⑥
　5-HMF⑦
　蟻酸⑧
◎ 烘焙中增加的成分:
　尼古丁酸⑨
　不揮發性美拉德反應化合物⑩
　(未知化合物,數量不明)
　膽鹼性化合物⑪
　(未知化合物,數量不明)

對咖啡因的百分比%

以220℃烘焙的時間(分鐘)

碳化

資料來源:岡希太郎《百藥之王》

都和咖啡因一樣或更多，但是會隨著烘焙時間逐漸減少，以至完全消失。三者消失，並不是揮發掉，而是因熱反應產生化學變化，成美拉德化合物。（詳見第82~83頁）

咖啡豆加熱後，會立刻冒出香氣，就

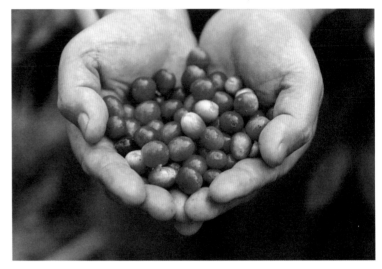

圖3.19 每年中秋節，咖啡豆開始轉紅，國曆9月後才進入採收期

是圖表3.18（詳見第79頁）中的**揮發性美拉德化合物⑤**，混雜三百種以上的成分，每一種成分都會重複不斷地出現、消失，種類也會因時間而顯出微妙的變化，起初是酸味強的氣味，但原來的芳香成分逐漸增加，而形成咖啡獨特的濃郁香味。

接下來的**綠原酸內脂⑥**和**5-羥甲基糠醛**（5-hydroxymethylfurfural；5-HMF）**⑦**是中焙咖啡獨有的成分，會在深焙中分解以至於消失，這時，特別重要的成分是**5-羥甲基糠醛⑦**。

不僅咖啡，加熱過的食品也多多少少含有5-HMF，烤麵包的棕褐部分含量特別多，即溶咖啡比非即溶咖啡的含量多。最近有研究發現，5-HMF是非洲人常見的鐮狀細胞貧血症的特

效藥，而5-HMF是屬於維生素B_3群的優良化合物，與尼古丁酸相似。

蟻酸⑧會在烘焙中逐漸減少，但不會完全消失，蟻酸是咖啡的酸味成分，雖然會減少，但還是會以相當的比率留到最後。深焙咖啡含有蟻酸，卻不會讓人感覺到酸味，因為**不揮發性美拉德反應化合物⑩**（詳見第82~83頁）及**膽鹼性化合物⑪**的化合物會在深焙中增加，加重香氣和味道。**尼古丁酸⑨**、**不揮發性美拉德反應化合物⑩**及**膽鹼性化合物⑪**是深焙咖啡有別於生豆的獨特成分。

因此，可以量身訂製適合自己的氣味和口感，如位於圖3.18時間軸上的某一點，如果這種咖啡所含的成分能產生所期待的預防效果，那就是專屬於訂製的咖啡了。

成分混合咖啡風味、效用佳

岡希太郎提及的咖啡藥理學，目的是要探討咖啡預防疾病的原理，或對身體器官的影響，因此，最重要的是要了解有效成分及適合個人的口味。

咖啡含有的成分很多，除了需要了解是哪種成分有益健康，也要知道如何取得此種成分。由圖3.18（詳見第79頁）橫軸中時間的某一點，可了解此烘焙時間所含有的成分種類和份量，如果想要同時喝下不同成分，唯有混合不同時間烘焙的咖啡，此技術稱之「**成分混合**」，若再加上口感和香氣的調配，則可產生前所未有的新感覺咖啡。

咖啡可以預防很多的疾病，因為含有許多種有效成分，不論是淺焙或深焙、深炒或義式風味等烘焙口味，**把不同性質的咖啡混在一起，可產生更複雜的成分，能夠預防的疾病範圍也許就更廣泛。**如果想獲取生豆中含量最多的成分，可以把生豆混進去一起沖煮，如果還要考慮口感和香氣，則可混合使用暴露過1～2分鐘高溫的烘焙豆，也是一種成分混合的方式。

上述之混合方式為先烘再混，但亦可先混再烘，哪一種方式較好，端視目的需要，若考量藥理作用宜先烘再混，若考量口味則各有利弊。如果先把不同品種生豆混合再烘焙，各種豆子的特色會較融合，可是由於各種豆子的大小與含水量都有差異，因此難以控制火候。如果把各種豆子分開烘，要用的時候再混合，會得到較為一致的烘焙程度，配方比例也可自由調整，但比較容易發生豆子特色較難融合的問題，折衷的方式是將各種豆子分開烘，烘完後混在一起收藏，如此一來，無論是風味或融合度都會介於兩種方法之間。

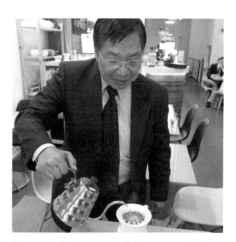

圖3.20 咖啡沖調可分為口感、滋味、香氣、風味及乾淨度五個面向來形容

美拉德反應
（Maillard reaction）

又稱麥拉德反應、梅拉德反應、梅納反應、羰胺反應，是一種廣泛分布於食品工業中的非酶褐變反應。由法國化學家美拉德於1912年發現，1953年John Hodge等人將此反應正式命名為美拉德反應。

指的是食物中的還原糖（碳水化合物）與胺基酸／蛋白質在常溫或加熱時發生的一系列反應，結果會生成了棕黑色的大分子物質——類黑精，或稱擬黑素。反應過程中，還會產生成千上百種不同氣味的中間分子，如還原酮、醛和雜環化合物，這些物質為食品提供了宜人可口的氣味和色澤。例如，蛋炒飯的蛋液與米飯表面在加熱時產生焦糖化反應、用糖醃肉或先撒澱粉於肉上再炒炸，都是美拉德反應的應用。

圖3.21表示美拉德反應過程，如第一步**A**是胺基酸中的胺基（amino group）的親核性氮原子對糖羰基（carbonyl group）的反應，成為一個羥基胺（N-糖基胺；N-glycosylamine），此步驟是可逆的反應，生成的羥基胺也可以作為胺與另一分子糖，生成二糖基胺，N-糖基胺在溫熱時可生成螢光的含氮化合物，該螢光含氮化合物又可很快與甘胺酸反應為類黑素，說明在圖3.21中的**H**路線。

B是N-糖基胺在酸催化下異構為相應的1-胺基-1-脫氧-2-酮糖的阿馬道里（Amadori）重排反應，它是不可逆，且25℃時便可自發進行。

中間階段為**C**，在不同酸鹼度下再形成不同產物，如PH≤7時，糖基胺首先脫水生成席夫鹼（Schiff鹼）。

D是PH>7的糖類裂解。

E是史崔克（Strecker）降解，是一種胺基酸降解。

最終階段為**F**羥醛縮合、**G**醛類與胺基化合物的縮合反應以及含氮雜環化合物的生成及上述的**H**路線，其餘請參考圖3.21。

咖啡在烘焙製備過程的高溫加熱下，美拉德反應可能會產生丙烯醯胺，其對動物有致癌性，但目前還沒有證據顯示丙烯醯胺會對人類致癌，其亦常見於油炸或燒烤的澱粉類食品中。（資料來源：維基百科／美拉德反應）

圖3.21 美拉德反應的過程

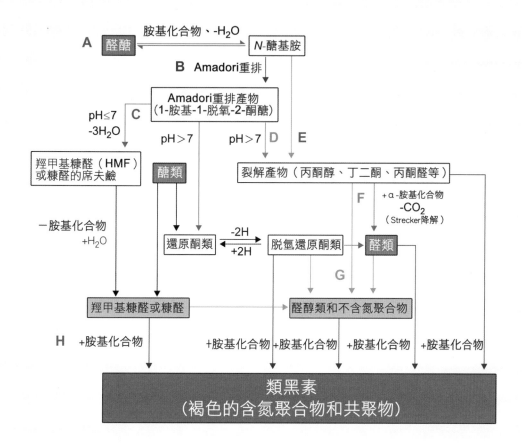

▶ **起始階段，產物無色，不吸收紫外光（280nm）**
— （A）糖類與胺基化合物的縮合反應
— （B）阿馬道里（Amadori）重排

▶ **中間階段，產物無色至黃色，強烈吸收紫外光**
— （C）糖類失水
— （D）糖類裂解
— （E）由*N*-糖基胺發生自由基裂解直接生成裂解產物的另一條途徑
— （F）胺基酸降解（Strecker降解）

▶ **最終階段，產物有很深的顏色**
— （G）羥醛縮合
— （H）醛類與胺基化合物的縮合反應及含氮雜環化合物的生成

精品咖啡（specialty coffee）

精品咖啡亦稱**精緻咖啡、美食家咖啡**或**高價優質咖啡**，通常是指阿拉比卡種及極少數的羅布斯塔種咖啡，因為生長自獨特的土壤氣候環境，往往會形成特殊的香氣口感。

與**精品咖啡**相對的即為重視行銷，而較不重視品質的**商業咖啡**（commercial coffee）。此定義只針對生豆部分，其他舉凡後處理、保存、烘焙、研磨、沖煮、調製並無相關。

「精品咖啡」一詞是在1974年，由娥娜‧努森（Erna Knutsen）所創，她定義精品咖啡為「**特殊地理條件及微氣候生產具風味獨特的咖啡豆**」（Special geographic microclimates produce beans with unique flavor profiles）。

所謂「微氣候」（microclimates）一詞是葡萄酒世界常用的詞彙，或稱地方性氣候、微氣象或局部區域氣候等。不管是葡萄園或咖啡園，在有限範圍內的氣候都會影響生長，培養出些微差距的成品，例如緯度高低、是否近海、近湖泊或河川、園地的方向

或傾斜度、是否正好位在森林風吹過的路徑上、日夜溫差、降雨量及日照量等，諸如此細微的自然環境差異，都會影響土地所賦予的獨特風味。

根據娥娜‧努森的觀察，並非所有的咖啡都是同一種風味，而那種與眾不同、風味很好的咖啡，就是精品咖啡。嚴格說來，當時的精品咖啡並沒有很明確的定義，直到了2009年，美國精品咖啡協會為咖啡生豆制訂了一個條件，即杯測分數不得低於80分，至此才為精品咖啡訂定出比較科學的客觀標準。

有些評價高的咖啡豆，雖然也可以賣出漂亮的價格，但未經咖啡品質鑑定師（Q-grader）杯測過的咖啡，只得稱作高級咖啡，不可稱之精品咖啡。

精品咖啡的另一項條件為生產履歷的可追溯性，即可追溯豆源為何國、何地之何莊園，不容作弊。

國內種植咖啡面積近幾年增加快速，為引導國內咖啡農建立品質分級觀念及與國際接軌，從2012年起，國內亦開始舉辦國產精品咖啡豆評鑑競

賽,以提升國產咖啡品質,並拓展消費市場,促進國產咖啡產業的永續發展。近年來,亦不斷有國人在世界大賽中獲得大獎,如2013年北歐杯咖啡烘焙大賽Fika Fika,陳志煌及徐沛源奪下咖啡烘焙總冠軍暨最佳義式濃縮咖啡(espresso)獎;2014年世界咖啡組織(WCE)世界盃烘豆大賽,賴昱權榮登冠軍;2014年,劉邦禹先生亦勇奪世界盃咖啡杯測師大賽冠軍等。

 咖啡事典

精品咖啡的崛起

娥娜・努森(Erna Knustsen)是全球咖啡品質鑑定最具公信力的美國精品咖啡協會(SCAA)創始人之一,被喻為**咖啡教母**,實際上,她40多歲才開始接觸咖啡,並於1974年的《咖啡與茶》雜誌中提出精品咖啡的概念(圖3.22),目的是為了區隔商業咖啡(commercial coffee)的市場,倡導高咖啡品質,強調咖啡在不同的產地而有獨特的風味。

在此之前,美國雖為世界最大消費國,但當時市場幾乎由風味不佳的商業咖啡所霸占,因為她與有心人士的努力,才使得全球的咖啡開始有部分品質較佳的咖啡作物朝向更經濟的方向發展,有了足夠的資源以發展更好的栽植及處理條件,爾後更帶動了全球精品咖啡革命。

娥娜・努森於1986年,在加州沙加緬度,創立了努森咖啡公司(Knustsen coffee Ltd.),臺北市大安區也有她的精品咖啡豆海外授權店(http://caferedbean.blogspot.tw/2013/09/erna-knutsen-coffee.html)。

她曾於2012年及 2014年前後到臺灣兩次,第一次是到南投魚池鄉,參訪魚池水晶礦咖啡農場,該農場因曾在世界風壹咖啡大賽奪得亞軍,引起廣泛注意,更獲得娥娜・努森青睞,甚至親自特地前往了解臺灣咖啡的種植,可見臺灣咖啡漸漸在世界中嶄露頭角。

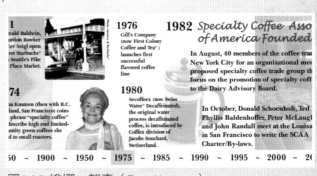

圖3.22 娥娜・努森(Erna Knutsen)

資料來源:美國精品咖啡協會(SCAA)(http://www.scaa.org/?page=history)

精品咖啡的評鑑

咖啡杯測法 （cupping methods）

杯測就像品選紅酒一樣，要以客觀且總體性地判斷咖啡的酸、甜、苦、鹹味、後續餘韻和香氣及品質的優劣，是頗特別的選豆方式，會在咖啡產地實地舉行，以作為產地採購咖啡生豆時，判斷是否值得購買的參考，如卓越盃（Cup of Excellence；CoE）即大型的杯測比賽，賽後，會再將該年度的杯測優勝好豆放到網路上競標（http://www.allianceforcoffeeexcellence.org/en/auctions/），讓用心經營的咖啡小農也有機會出名，並幫助小農生產的咖啡豆販得好價錢。

杯測一般人不易理解，以下做一簡要的說明。

杯測是咖啡專業鑑賞的一種方式，有一定的標準作業流程與不同的評分系統，達到一定的分數，即可稱為「精品咖啡」（specialty coffee）。

到產區買咖啡豆，除了觀察種植狀況、處理過程外，還要觀察是否有生態平衡，最後，最重要的就是仔細杯測每一批次咖啡豆的風味。記錄杯測不僅可回饋咖啡農飲用感想，且能有效控制每次買到的咖啡品質，也可增進消費端與生產端彼此的溝通。

咖啡杯測有如美國精品咖啡協會（SCAA）杯測法（請參考名人廚房／韓懷宗—咖啡杯測 https://www.youtube.com/watch?v=6u278nLbt5c）、探索式（Discovery）杯測法，及卓越盃等方式，其稍有不同，以下以SCAA杯測法做一簡略介紹。

■ 杯測前的準備

正式的美國精品咖啡協會杯測比賽要準備咖啡豆5杯份，容量240毫升的測試杯、13.2克咖啡粉。沖泡時，咖啡粉水比例須為1:18。

（特別感謝／雲林古坑巴登咖啡張萊恩董事長示範咖啡杯測）

【第一步】觀察外型

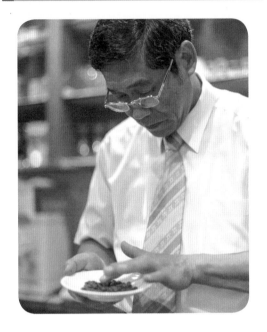

經由咖啡豆的顏色深淺，可看出烘焙的深淺度，顏色越深代表較深焙，味道越重，苦味越明顯，酸度則會減少。

SCAA規定的烘焙度是Agtron #55～65之中度烘焙，即二爆前的烘焙度，所以二爆後才發揮特色的咖啡豆會比較吃虧。

咖啡豆的完整度也是評定的標準之一，破碎的瑕疵豆越多，表示品質越不好，品質不好的咖啡豆，即不必再往下進行杯測了。

【第二步】乾香氣（fragrance）

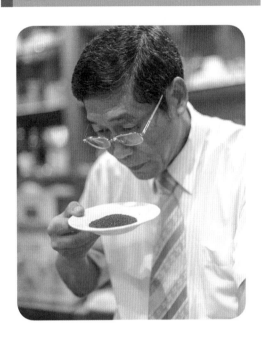

將剛研磨好的咖啡粉放進測試杯中，將鼻子湊進杯口聞，可輕輕拍動杯子，讓芳香物質自然發散，此時的味道稱為乾香氣。

乾香氣是在室溫下未與熱水即可氣化的成分，與咖啡種類及後段處理方式等有關，色澤漂亮，看似正常咖啡豆，也可能有異味，如水洗、發酵不當，造成有漂白水味，及發霉造成的里約味（rioy）等。里約味是里約（Rio）人稱巴西最差的咖啡味名稱，其有很多原因，其中最有可能是咖啡豆受黴菌感染所導致。

【第三步】濕香氣（aroma）

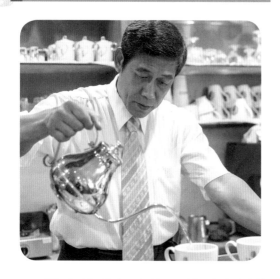

　　聞完乾香氣之後，接下來用約93℃的熱開水沖泡咖啡粉，靜置數分鐘後，讓濕香氣散發，再用湯匙攪拌，邊攪、邊聞及評估蒸氣的芳香及濃度。

　　不要使用受污染的水，以免響口感，但亦不要用蒸餾水和加工過的軟水，正式比賽時，水的軟硬度有一定的規定，因為水太軟會萃取過度，反之，太硬則會萃取不足。

　　因為有些咖啡粉的香氣在室溫下不會氣化，須與高溫熱水接觸後才會散發出來，所以要有濕香氣的品嚐，其與乾香氣二者皆主靠鼻前嗅覺（orthonasal olfaction）去品味所吸入的咖啡味道。

【第四步】破渣（break）

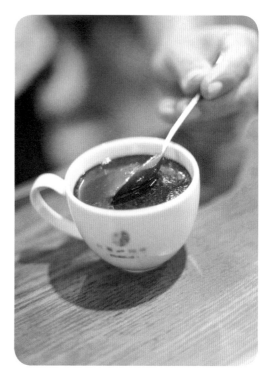

　　由於咖啡粉經過沖泡後，咖啡渣會浮在表面上，蓋住下層的香氣，所以須先用湯匙或杯測匙撥開浮在表面的咖啡渣約三次後，再馬上用鼻子聞，才可聞到悶在下面的香氣。

【第五步】啜吸（sipping）

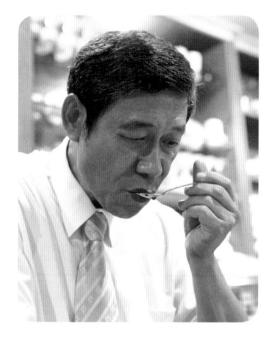

用湯匙撈起沒有殘渣的咖啡液，一口氣，大聲地啜吸到口中，使發出「咻～」的聲音，目的是要使咖啡液吸入口內時能形成噴霧狀，充滿整個口腔，如此才能仔細品嚐出咖啡的原味。

透過口腔，品嚐出咖啡的酸、甜、苦、鹹味後，就是透過鼻後嗅覺（retronasal olfaction）來感受咖啡，也就是以呼出鼻腔時的嗅覺感受。一般先在70℃左右啜吸，在50℃或室溫下再啜吸幾口，因為此時更容易判斷出咖啡的乾淨度、酸度、甜度及雜味等項目。

【第六步】撰寫杯測評分報告

SCAA杯測的評分項目，見後文。

■ 咖啡杯測的評分項目

SCAA杯測評分包括：乾香氣／濕香氣、風味、餘韻、鹹味／酸度、苦味／甜度、醇厚度、一致性、平衡度、乾淨度、總評（overall）。

總評為杯測者的主觀分數，以上十大項每項最高為10分，總和即為總分（total score），其中若有瑕疵，可再扣分，之後才是最後得分（final score）。低於80分為非精品咖啡，高於80分為精品咖啡，最後得分等級如第91頁表3.6所示。

卓越杯（CoE）比美國精品咖啡協會的評測少了一致性（uniformity）及乾香／濕香兩項目，每項目最高為8分，所以最高為64分，加上36分即是百分制的分數（最高100分），再將這百分制的分數扣掉缺點分後即為總分。

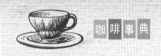

嗅覺

　　鼻子聞到氣味的方式有兩種，一種為從鼻腔吸入氣體時的味道，稱之「鼻前嗅覺」（orthonasal olfaction），另一種則是從口腔和咽頭呼出到後鼻腔時感受的味道，稱之「鼻後嗅覺」（retronasal olfaction），前者是偵測從外界吸入的氣味，像咖啡的乾及濕香氣，後者則是偵測嘴巴裡的氣味，就像抽雪茄，煙從鼻腔呼出引發的快感，所以咖啡啜飲要一口氣大聲地啜吸到口中，使呈霧狀，此除了味覺感受，亦可經由鼻後嗅覺而被聞到。

　　因此，味道其實可以被聞到，但亦可以被嚐到，所以可以說用鼻子聞到氣味，亦可說嚐到氣味。

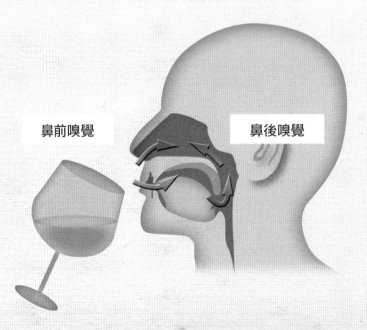

鼻前嗅覺　　　　　　　　　　　鼻後嗅覺

圖3.23 鼻子聞到氣味的方式有兩種

咖啡評論
（Coffee Review）

咖啡評論是咖啡評鑑或咖啡評分的機構，於1997年由當年度獲得美國精品咖啡協會咖啡文學特別貢獻獎的肯尼斯‧戴維斯（Kenneth Davids）及羅恩‧沃爾特斯（Ron Walters）所創立。其與生豆杯測競賽不同，除了生豆的品質外，亦加入綜合配方的評測，使烘豆師傅的烘焙技巧與配豆觀念占了更多的分數。

每年都有來自世界各國的咖啡烘焙廠商將自己精心的烘焙豆送審，希望從第三方公正的單位獲取意見，作為烘焙業者精進及改良烘焙配方的依據。評鑑分數與內容會公布在其網站上，就像一場無聲的公平競賽。

咖啡評論已成為目前最具權威和公正性的咖啡評鑑組織之一，因此能在咖啡評論得到優異成績的咖啡豆，也較能在市場上掀起搶購熱潮，其可謂是購買精品咖啡的指南之一。除了公布最近及不同年代前三十名資料外，其亦提供臺灣送審咖啡豆評鑑結果的網頁資料（http://www.coffeereview.com/review/），供全世界及國人的選購參考。

所有送評的咖啡豆，都依照SCAA杯測程序進行，樣品編碼後做盲測，所以大家都不知道是誰的樣品豆，在盲品測試（Blind Assessment）段落中的給分（表3.6），及風味描述都是在受測樣品品名揭曉前，由戴維斯及負責杯測的團隊完成，無法作弊，不過附註（Notes）及建議飲用對象（Who Should Drink It）兩段文字則是在品名揭曉後才進行編輯。

表3.6　美國精品咖啡協會（SCAA）最後得分等級

分數	品質	咖啡等級
90～100	超優（outstanding）	精品咖啡
85～89.99	極優（excellent）	精品咖啡
80～84.99	非常好（very good）	精品咖啡
<80.0	未達標準	非精品咖啡

資料來源：美國精品咖啡協會（SCAA）（http://www.scaa.org/?page=resources&d=cupping-protocols）

送評的濃縮咖啡（espresso）用豆依照世界咖啡錦標賽（World Barista Championship；WBC）的沖煮標準數據來萃取，加奶項目（With Milk）（圖3.24）是以30毫升的espresso配上三倍的未發泡熱牛奶來評比。其定義之咖啡豆烘焙程度請見表3.6（詳見第91頁），是以Agtron來測量烘焙度，越小Agtron號碼，表示烘焙程度越深。

咖啡評論有五大評鑑項目，1.香氣、2.酸度、3.醇度、4.風味及5.餘韻（表3.7）。每個項目使用1（低）到10（高）的評級分數，反映了強度的量和品質。其有評斷咖啡豆的優劣等級，以100為滿分，85分以上為好—非常好，90分以上為出色，95分以上為卓越（表3.8）。

屏東監獄近年在獄內開設咖啡烘焙班，曾把受刑人烘製的咖啡送到Coffee Review做評比，結果得到91分的高分，讓參與的受刑人十分高興，決定出獄後要沖咖啡，不再走回頭路。

94

品牌Turning Point Coffee
Ethiopia Hachira Natural Espresso
地點Location: San Francisco
原產地Origin: Yirgacheffe…
烘焙度Roast: Light
最佳價格Est. price: $22.50/250 grms

日期Review Date: Dec. 2015
烘焙度Agtron: 62/87
香氣Aroma: 9
醇度Body: 9
風味Flavor: 9
餘韻Aftertaste: 8
加奶（With Milk）: 9

盲品測試（Blind Assessment）：
Evaluated as espresso. Striking and original: chocolaty yet richly tart. Dark chocolate, strawberry guava, …
附註（Notes）：
Most Yirgacheffe coffee is prepared by the conventional wet method, in which the skin and pulp are removed from the beans or …
建議飲用對象（Who Should Drink It）：Not a classic espresso but an extremely fine one; the fudgy chocolate is traditional but the bright, …

圖3.24 咖啡評論的Espresso Reviews結果報告樣式
*若是Coffee Reviews，則結果報告少了加奶（With Milk）項目。

表3.7 咖啡評鑑的五大項目

1 香氣
包含有乾香氣及濕香氣，香氣是品嚐咖啡前的第一個感受，大部分的咖啡感受來自嗅覺。

2 酸度（acidity）
酸味與烘焙程度有關，因有機酸不耐火候，所以深焙豆的酸度會比較淡。

3 醇度（body）
也稱厚實度，為在舌頭上的濃稠度，從輕到重代表濃度的範圍，主由不溶於水的脂質及纖維質所造成的口感。

4 風味（flavor）
咖啡喝入口中時，舌頭直接感受到的味道，是綜合香氣、酸度與濃度，所產生的整體感受。

5 餘韻（finish）
喝下咖啡後殘留在口中的後勁味道。

表3.8 咖啡評論所訂分數等級及其代表的意義

單項得分	總分	評語
9〜10	95〜100	卓越的（exceptional）
8〜9	90〜94	出色（outstanding）
7〜8	85〜89	好－非常好（good to very good）
6〜7	80〜84	尚可－好（fair to good）
5〜6	75〜79	差－尚可（poor to fair）
3〜5	70〜74	差（poor）
1〜3	<70	有瑕疵的（defective）

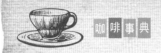咖啡事典

咖啡評論（Coffee Review）定義之咖啡豆烘焙程度

　　除了以烘焙度分類外，咖啡評論使用經過特殊改造的分光光度計，俗稱Agtron，可用來測量烘焙度。Agtron號碼越小，表示烘焙度越深，越靠近黑色。

　　咖啡評論將咖啡豆的烘焙度分為七大類，並使用儀器計量，因此更客觀準確（表3.9），但儀器昂貴，一般業者較少會去購買，通常只使用較便宜的對色盤。（圖3.25）

圖3.25 SCAA／Agtron咖啡烘焙色卡（SCAA/Agtron Roast Color Kit）

資料來源：HunterLab公司官網（https://support.hunterlab.com/hc/en-us/articles/201481309-What-are-the-SCAA-Roast-Coffee-Standards-）

表3.9 **咖啡評論（Coffee Review）定義之咖啡豆烘焙程度**

烘焙程度	Agtron值
淺炒（light）	> 70
淺炒～中炒	61～70
中炒（medium）	51～60
中炒～深炒	41～50
深炒（dark）	35～40
非常（very）深炒	25～34
極度（extreme）深炒	<25

＊Agtron號碼越小，表示烘焙越深。

3-8

咖啡術語

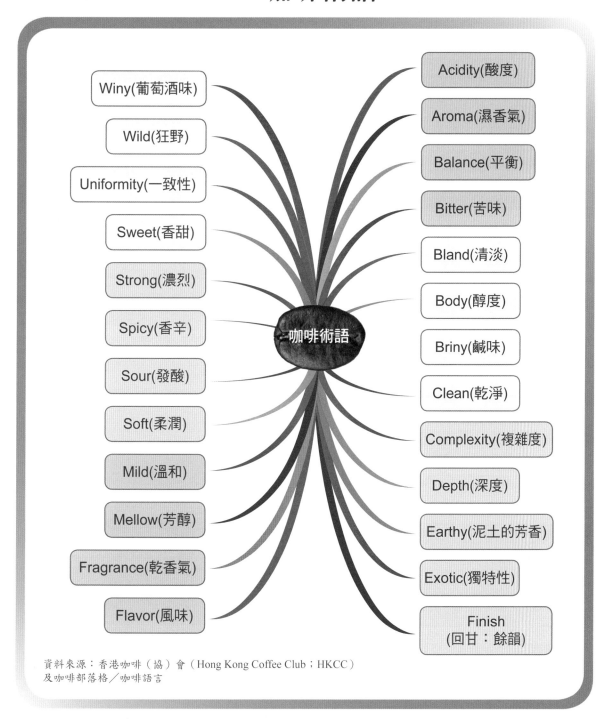

資料來源：香港咖啡（協）會（Hong Kong Coffee Club；HKCC）
及咖啡部落格／咖啡語言

了解一定的咖啡術語，不僅能準確地表達對咖啡的理解，亦便於與咖啡愛好者溝通。以下列出香港咖啡（協）會（Hong Kong Coffee Club；HKCC）及網路上常用的咖啡行話或術語供讀者參考。

Acidity（酸度）

在口腔產生清爽活潑的感覺。與酸鹼值（PH值）無關，是所有生長在高原的咖啡所具有的酸辛、強烈的特質，其所指的酸辛與苦味或發酸（sour）亦不同，是可促使咖啡發揮提振心神與滌清味覺的感受，為杯測及咖啡評鑑的項目之一。因有機酸不耐火候，所以深焙豆酸度會較淡。

Aroma（濕香氣）

指咖啡沖泡後，所散發出的濕香氣味。咖啡豆磨成粉，尚未沖泡前之氣味稱為「乾香氣」（fragrance），是品嚐咖啡的第一個嗅覺感受。Aroma通常具有特異性，且是綜合性，如焦糖味、碳烤味、巧克力味、果香味及草味等，其香氣可能來自碳水化合物的焦糖化與胺基酸／蛋白質的美拉德反應，與醇度、酸度、風味及餘韻

等，皆為杯測及咖啡評鑑的主項目。然而，香氣怡人，口感也不一定絕對會好，所以有些單位列為評鑑項目參考，但不評分。

Balance（平衡感）

指受測咖啡樣本的各種氣味口感能相輔相成，沒有某一滋味太強或太弱的情形。

Bland（清淡）

生長在低地的咖啡，口感通常較清淡、無味，但咖啡粉不足或水太多，也會造成同樣的清淡。

Briny（鹹味）

咖啡沖泡後，若是加熱過度，會產生一種含鹽的味道。有部分咖啡店的咖啡屬於此種味道，主來自水溶的鈉、鉀、鋰、溴及碘化合物等。

Body（mouthfeel；醇度；口感）

調理完成的咖啡，飲用後舌頭對咖啡留有濃稠度口感，和咖啡中的膠質懸浮量成正比，主要由不溶於水的脂質及纖維質造成的口感，可用豐厚形容質感濃稠的咖啡，反之則用單薄。

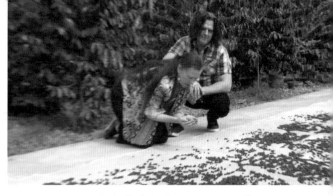

2011年12月國際咖啡比賽的評審長—雪莉‧瓊斯及好友到南投縣魚池鄉參訪大山水晶咖啡莊園咖啡豆的製作流程。

質感單薄的咖啡喝起來的口感像酒或是檸檬汽水，質感豐厚的咖啡口感則像是全脂鮮奶甚至糖漿。咖啡大師韓懷宗形容咖啡有了濃稠感，猶如人有了龍骨（脊椎），撐起了香氣，少了Body，就如同得了軟骨症，形容得實在太貼切了。其變化可細分為清淡如水到淡薄、中等、高等、脂狀及如某些印尼的咖啡如糖漿般的濃稠感，為杯測及咖啡評鑑好壞與品質的項目之一。

*韓懷宗: 精品咖啡學(下). 臺北市推守文化 2014:23, 59-75.

■ Clean（乾淨度）

咖啡喝下後至最後，受氣味干擾的程度即稱之。沒有干擾的氣味即佳，有不悅的干擾雜味口感即不佳。

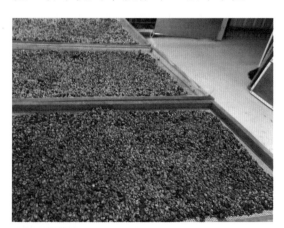

甜蜜日曬豆

■ Complexity（複雜度）

同一杯咖啡中所並存的不同層次的特色，複雜度高表示可以感受到的感官刺激種類較多。

■ Depth（深度）

是一個為主觀的形容詞，指超越感官刺激的共鳴與感染力，是一些細緻的感覺或是不同感覺間的複雜交互作用所造成的心理感受。

*咖啡部落格／咖啡語言（http://bigkingkay.mysinablog.com/index.php?op=ArticleListing&postCategoryId=466）

■ Earthy（泥土的芳香）

通常用以形容辛香而具有泥土氣息的印尼咖啡，但這些所指的泥味並非指咖啡豆沾上泥土的味道。某些商業用咖啡會混合廉價咖啡，其中所含的泥味可能會變得髒髒的，其可能是因將咖啡豆鋪在地上乾燥、粗操的加工技術所造成，是一種咖啡味道的缺陷，但有時微量的土味或稍微刺激點

的沾著土的生薑味，會為咖啡注入活力，實際上會讓人的感官更清醒。

■ Exotic（獨特性）

形容咖啡具有獨樹一格的芳香或特殊氣息，如花卉、水果、香料般的甜美特質，東非與印尼所產的咖啡通常具有這種特性。

■ Finish（aftertaste；餘韻；回甘）

為杯測及咖啡評鑑項目之一，指喝下或吐掉後仍在口腔、喉頭與食道所遺留的感覺，例如咖啡是苦的，喝下喉後反有回甘的感覺，讓人不忍喝水把它沖淡，一般而言，新鮮度是重要關鍵之一。

另外，在品酒會中還有Lenth表示餘韻停留的長度，Short length表示短餘韻，Long length是長餘韻，但在品咖啡時少使用此術語。

*咖啡部落格／咖啡語言（http://bigkingkay.mysinablog.com/index.php?op=ArticleListing&postCategoryId=466）

■ Flavor（風味）

綜合乾濕香氣、水溶性的口味、水不溶性物質的醇度與餘韻等的整體印象，用以形容對咖啡的整體感覺。

■ Fragrance（乾香氣）

請參考Aroma（濕香氣）介紹。

■ Mellow（芳醇）

是對低至中酸度、平衡性佳的咖啡的形容詞。

■ Mild（溫和）

表示某種咖啡具有調和、細緻的風味。生長於高原的拉丁美洲高級咖啡，通常被形容為質地溫和。此外，它也是一種咖啡界的術語，用以指所有除了巴西生產的高原咖啡。

■ Smooth（平順）

指酸味與刺激感微弱，如偶爾加一點點糖，且不用加牛奶就可以舒服地飲用甘甜的Espresso。

■ Soft（柔潤）

形容如印尼咖啡般的低酸度咖啡，亦可形容為芳醇或香甜。

■ Sour（發酸）

一種感覺區，主要位於舌頭後側的味覺，是淺色烘焙咖啡的特點。

■ Spicy（香辛）

指一種令人聯想到某種特定香料的風味或氣味，某種印尼所生產的高原咖啡（尤其是陳年咖啡），蘊含小荳蔻般香甜的氣味。

■ Strong（濃烈）

濃烈形容的是深色烘焙咖啡強烈的風味，但它常誤導人們產生濃烈、含有大量咖啡因的錯覺，事實上，咖啡因含量高的是罐裝的清淡咖啡。

■ Sweetness（甜度）

這是一種普遍使用的形容詞，不一定代表放很多糖的甜味，與果子成熟度有關。形容咖啡甜味有兩種意思，第一是糖對舌尖產生的刺激，即一般的甜味，其主要來自焦糖化及梅拉德反應；另一種則是指在焦炒到Espresso烘焙之間（開始出油前後），由於部分澀味物質消失，反而賦予了咖啡一種低酸性、圓潤柔和且質感豐富的甘醇味道。

■ Uniformity（一致性）

指杯測受測的不同樣品，在香味口感名方面須保持一致的穩定性，若有瑕疵豆或處理過程有閃失，則不易表現出一致性。

■ Wild（狂野）

形容咖啡具有極端的口味特性，一般人若是無法接受的話，會稱之為古怪，但也可能是吸引的特色，端視個人喜好。

*其他咖啡術語語咖啡名詞，請參見「咖啡評論」（Coffee Review）網頁（http://www.coffeereview.com/coffee-glossary/）。

■ Winy（葡萄酒味）

形容一種令人聯想到葡萄酒般的迷人風味，如水果般的酸度與滑潤的醇度，所營造出來的對比特殊風味，如肯亞咖啡含有葡萄酒風味。

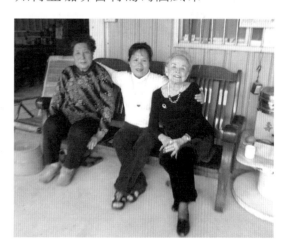

國際精品咖啡教母—娥娜・努森於2014年2月到臺灣探訪榮獲世界風壺咖啡大賽亞軍的南投魚池鄉大山水晶咖啡余芳霞女士，盛賞此地種植的咖啡香氣能媲美牙買加頂級藍山咖啡。

咖啡風味輪

（香氣輪盤；Coffee Taster's Flavor Wheel）

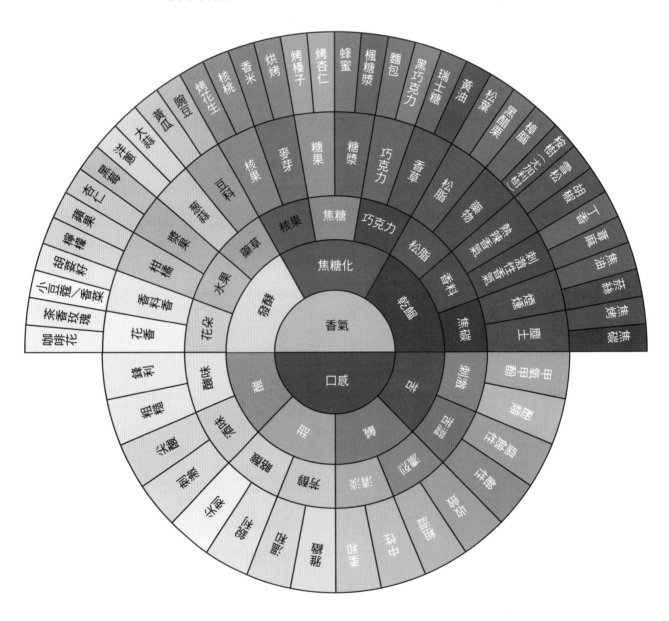

咖啡風味輪由美國咖啡精品協會（SCAA）所制定。

資料來源：紅酒世界網（http://www.wine-world.com/culture/pj/20140110182955268）

　　咖啡風味輪是由美國咖啡精品協會（SCAA）所制定的一個參考圖，以作為咖啡談論及杯測員的共同語言。

　　其有兩個半圓，下小半圓是口感（tastes）譜，上大半圓是濕香氣（aromas）譜，比口感多一圈，分味更細，其香氣參考了威士忌的24味與紅酒的108味，將咖啡的36味系統性的整理後，做成基調聞香瓶，提供教育訓練用。

　　其上大半圓香氣依順時針表淺焙至深焙分成三大類，如發酵（enzymatic）生成物、糖褐變（sugar browning）生成物及乾餾（dry distillation；焦化）過程生成物。外側又細分成九小類，例如花香（flowery）、果香（fruity）、草本（herby）、堅果（nutty）、焦糖味（carmelly）、巧克力味（chocolatey）、樹脂（resinous）、辛香類（spicy）、碳燒類（carbony），再細分成18及36小類，所以越外側，描述越具體，較易體會。

　　口感分成酸、甜、苦及鹹味。

*咖啡品鑑寶典香氣輪盤http://www.wine-world.com/culture/pj/20140110182955268.

*如欲下載購買英文版本，請參考SCAA網頁（https://scaa.ps.membersuite.com/onlinestorefront/ViewMerchandiseDetails.aspx?contextID=fdd7f49b-00ce-c865-90b5-0b390c621bf6&categoryID=fdd7f49b-0066-c6e5-f991-0b38ed943636或http://coffeesnobs.com.au/cup-tasting-room/30590-coffee-flavour-wheel.html）。

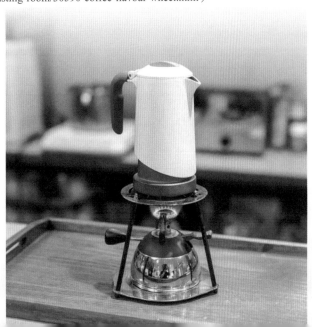

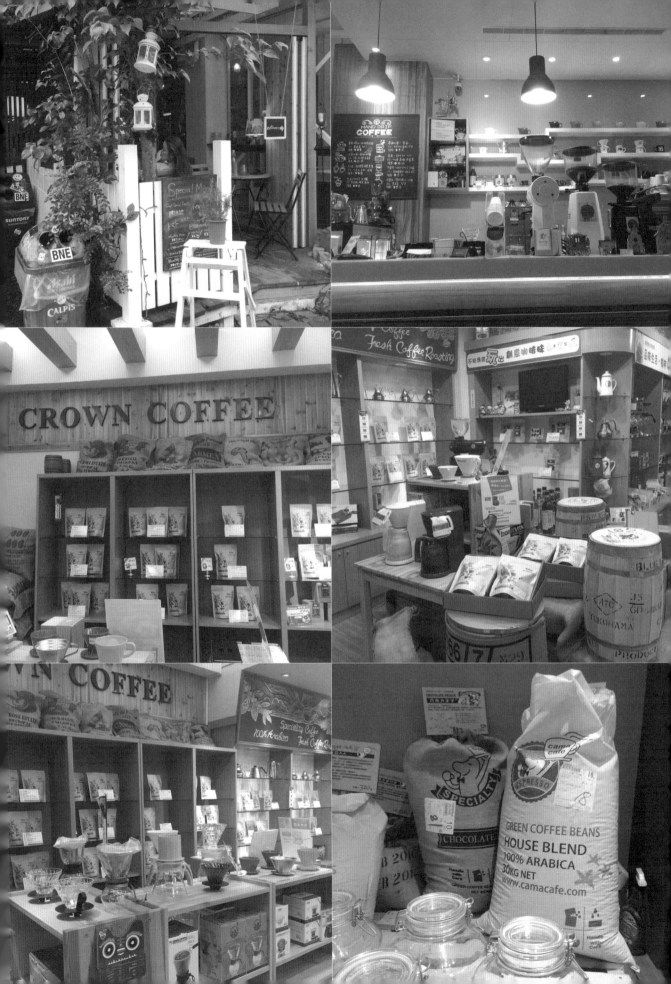

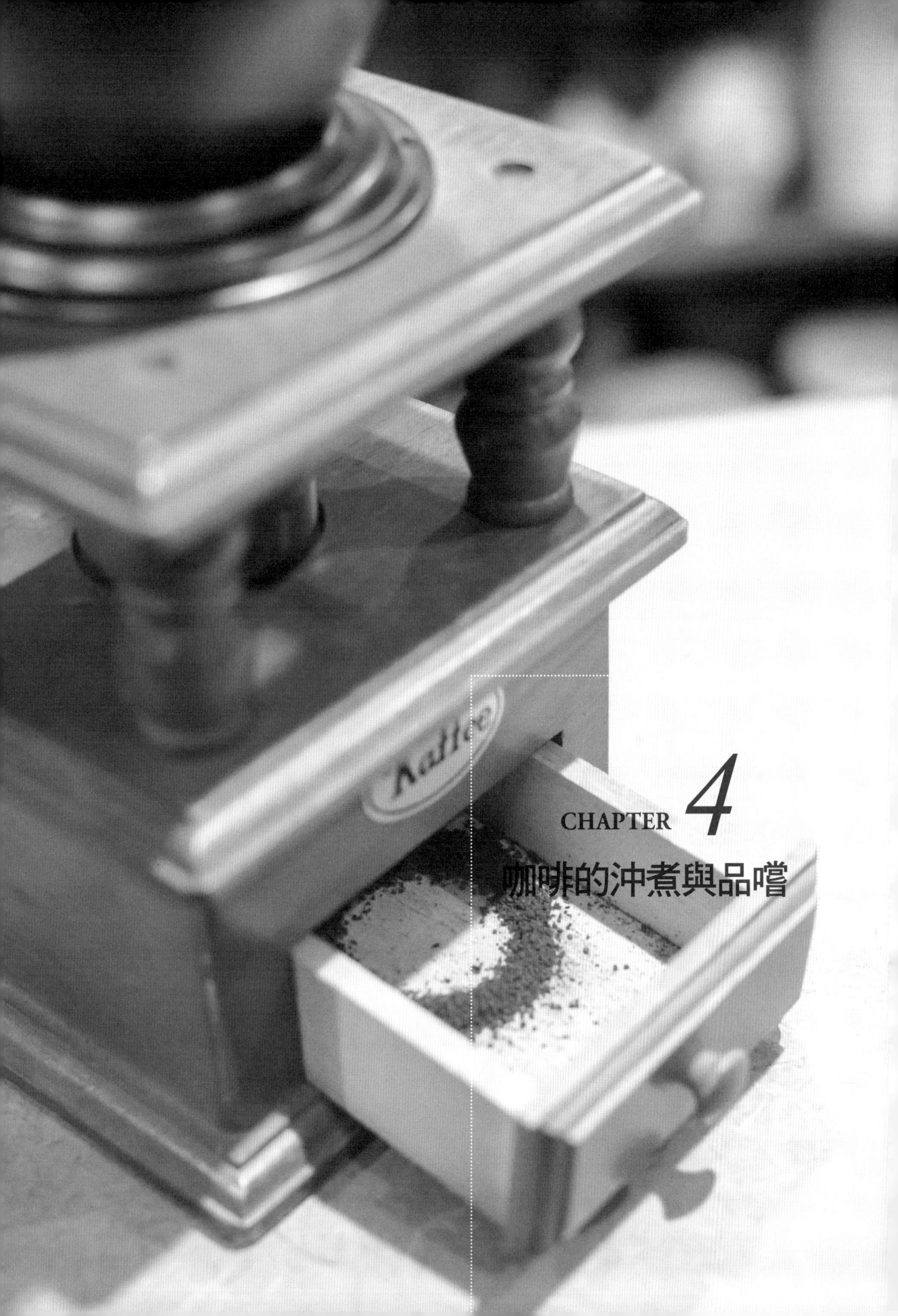

CHAPTER 4

咖啡的沖煮與品嚐

透過沖煮可微調烘焙豆口味

咖啡品質好壞及好喝否，受產地條件、烘焙法及沖煮方式等所影響，越前端越難以掌控，例如產地在國外，無法了解及控管其生產流程，相較之下，烘焙或許較容易控管，甚至可以預先訂製，但還是不方便。

與種植、烘焙相比，末端的沖煮方式確實是屬於較可以控制的，有人比較烘焙與沖煮的不同，以譜曲者、後台比喻烘焙，以樂團指揮、前台來比喻沖煮，烘焙的表現屬於理性、機器，沖煮相對則為感性、技術等（表4.1）。因此，對一般人而言，在無法掌控其他條件下，咖啡好喝與否，沖煮方式相對較重要，即烘豆師已經決定了咖啡的本質，吧檯手只能在合理範圍內進行微調，舉例來說，烘豆師

表4.1 烘焙咖啡與沖煮咖啡的比較

烘焙	沖煮
譜曲者	樂團指揮
後台	前台
理性	感性
機器	技術

 咖啡事典

咖啡沖煮

咖啡製作設備種類繁多，方法各異，但從萃取的原理看都是一樣，其萃取原理的主要過程皆為：

① 研磨成粉，增加咖啡與水的接觸表面積。

② 咖啡粉末浸泡水中，溶出咖啡精華。

③ 分離咖啡溶液和殘渣。

所以咖啡萃取都是浸泡、過濾分離兩大過程，屬於物理作用，過程中沒有化學變化。然而，咖啡粉的粗細、浸泡時間的長短、分離過濾法的差異，則造就了各種不同豐富的咖啡風味。

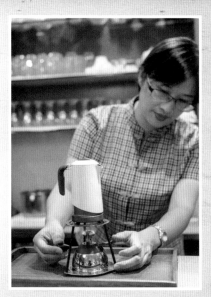

圖片示範／雲林古坑巴登咖啡 鄭欣雅經理

已採用淺焙手法保留較多果酸，當遇到要求口感不那麼酸的客人，吧檯手只能透過萃取手法降低酸度，來迎合客人的需求。

磨製

咖啡粉的好壞及粗細，對接下來的烹煮具有非常關鍵的影響，**磨製方式要和烹煮方法匹配，是從咖啡豆中提煉出最佳風味的關鍵。**咖啡粉與熱水接觸時間長的烹煮法需要粗一點的顆粒，如果**咖啡粉過細**，沖煮出來的**咖啡會有太苦、硬澀及煮過頭的味道；咖啡粉過粗會使成品淡而無味。**

因為粉末與空氣的接觸面積大，因此磨好的咖啡粉容易氧化降解，所以喝多少磨多少最理想。

隨著人們飲用咖啡品味的提高，越來越多的人傾向於自己在家裡磨豆，現磨現煮，尤其現在專門的磨豆器種類款式都很多，甚至可以一鍵全自動完成一杯香噴噴的咖啡，更助長了自己磨豆、沖煮咖啡的趨勢。

咖啡豆的磨製主要有以下三種方法——**研磨、打磨和臼磨**，其中以研磨是較好的方式。

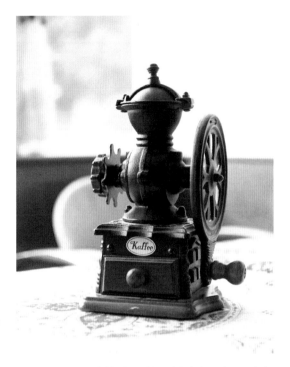

圖4.1 盤式研磨機產生熱量較多些，但是它們的功能廣泛，且較經濟實用，可以勝任多數家用咖啡的製備。

■ 研磨

用兩個轉動的部件擠壓粉碎咖啡豆，研磨部件可以是圓盤形或圓錐形，但錐式機械的噪音要小一些，阻塞的機率也較小。此研磨法產出的咖啡粉較均勻，在烹煮的時候出味也較一致，錐形磨盤的設計降低了所需要的轉速，一般低於每分鐘500轉。

研磨的速度越慢，摩擦產生的熱量越少，咖啡的香氣較不易流失。透

過研磨參數的調節，錐式研磨機可以勝任各種不同的咖啡的製備。好一點的機器可以磨製土耳其咖啡所需的超細粉末；盤式研磨機一般轉速要高一些，產生熱量較多些，但是它們的功能廣泛，且較經濟實用，可以勝任多數家用咖啡的製備。

■ 打磨

大多數現代機器實際上是在每分鐘2萬到3萬轉的高速下把咖啡豆切成碎末，所以說來並不是在磨豆，而是在打豆或切豆。這類刀片式打磨機的耗件壽命要長一些，但是打磨中積聚熱量、製成的咖啡碎末大小不均，難以提煉出優質的飲品。

這類打磨機理論上只適用於滴漏式咖啡壺，它們產生的塵粉容易堵塞濃縮咖啡和法式濾壓壺（French press）機器中的濾網。

■ 臼磨

如果找不到理想的研磨設備的話，不妨使用一支搗杵和一座臼缽，慢慢地將咖啡豆搗碎。1905年早期，巴勒斯坦人即採用臼磨方式製作咖啡粉末。

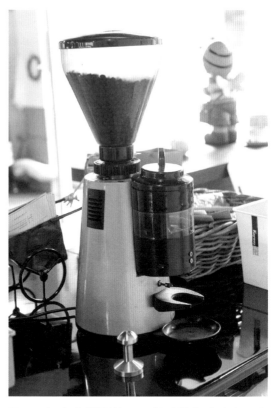

圖4.2 打磨中積聚熱量、製成的咖啡碎末大小不均，難以提煉出優質的飲品。

萃取

咖啡萃取的核心過程皆相同，但根據萃取咖啡時所使用的壓力及時間，萃取法可以分成以下幾種（圖4.3）。

■ 義大利快速濃縮咖啡（espresso）

由義大利人發明，在9個大氣壓、88～95℃水溫及22～27秒鐘內萃取出30毫升的濃縮咖啡，與其他萃取法的最大差異為經由高壓萃取。

9大氣壓非自然條件可以做到，體現了科技的介入。這種方式萃取出來的咖啡會帶有獨特的香氣和一層油脂浮在表層，可單獨飲用，也可作為基底，進一步製成其他飲品。

由於沖煮快速，不少咖啡店或是調味咖啡都採用此法。濃縮咖啡一般可由半自動咖啡機、全自動咖啡機製作。

■ 美式咖啡

一般情況下，一杯美式咖啡由2～3份義式濃縮咖啡加入30～470ml熱水而成，因為加入的熱水量大，無論外觀還是口感都會顯得較淡。

此外，咖啡的香氣也會因此受到些許破壞，並不能如傳統的義式咖啡般維持長久，其咖啡因含量取決於基底的特濃咖啡，熱量低。

圖4.3 咖啡豆的烘焙與沖煮方式

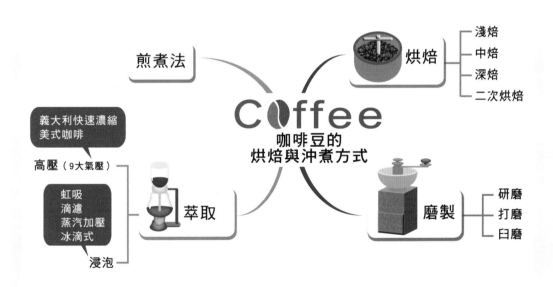

■ 浸泡萃取（steep extraction）

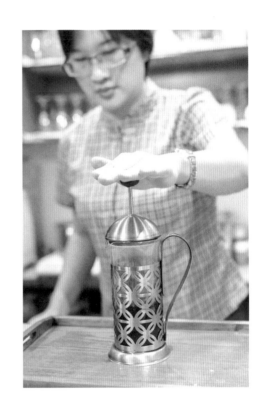

這是比較自然簡單的咖啡萃取方式，使用萃取溫度為85～92℃，過濾壓力都在1個大氣壓左右，並且可細分為如下列方式：

1 壓濾：使用人為壓力過濾咖啡，如法壓（法式壓濾咖啡機；French press）及愛樂壓（AeroPress）。法式壓濾機是一個高瘦的玻璃圓筒，配有一個帶濾器的活塞，熱水和咖啡粉在圓筒中泡上4～7分鐘，然後由活塞濾器把咖啡粉壓到底部，上層的咖啡即可倒出飲用，此種完全浸入法被很多專家認為是泡製咖啡的**理想家用法**。

2 虹吸：利用水蒸冷卻所造成的壓力差過濾咖啡，包括虹吸式咖啡壺（syphon）、比利時咖啡壺等。需要可以上下對流並密閉的咖啡壺，加熱時會產生蒸氣壓，把下壺水往上壺推，過程中，下壺須持續受熱，以維持蒸氣壓，待萃取結束後，停止受熱，就會將上壺的咖啡液吸回下壺內。

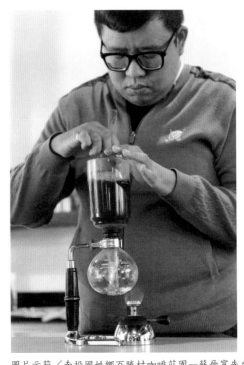

圖片示範／南投國姓鄉百勝村咖啡莊園—蘇晉寬先生

3 **滴濾**：以自然重力滴落過濾咖啡，包括美式電動滴濾咖啡壺、越南滴濾咖啡壺、瑞士金Swissgold kf-300滴濾咖啡壺、手沖濾泡組件、冰滴咖啡壺等。將咖啡粉置於一可透水容器內（上壺），並放上濾紙，以防止粉末滴入萃取好的咖啡液，水與咖啡粉接觸的機會只有一次，此萃取重點在於濾紙的形式、上壺的形狀及水溫。

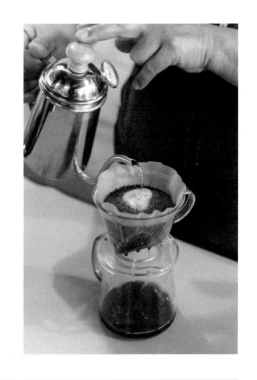

4 **蒸汽加壓**：義大利摩卡壺（Moka），部分廠家為了商業利益，號稱摩卡壺也能製作espresso，但早期摩卡壺製作的咖啡的壓力只有1點多大氣壓，壓力和最終的咖啡抽取時間可能還沒有虹吸式咖啡壺高及快速，所以依據性能指標，摩卡壺可歸為自然傳統的浸泡萃取。

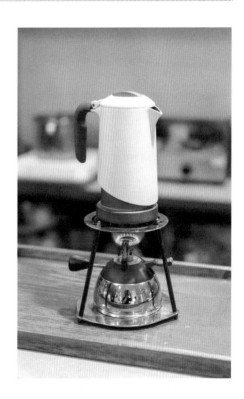

5 **冰滴式（ice-drip）**：發明於荷蘭，又稱荷蘭式冰咖啡滴濾器，也稱水滴咖啡、冰釀咖啡，其使用冰水、冷水或冰塊萃取咖啡，過程緩慢，往往需要數小時之久，因此價格較為昂貴。

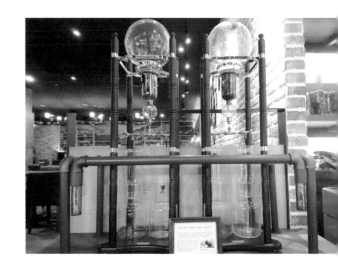

 咖啡事典

咖啡濾紙的開拓者——梅麗塔夫人

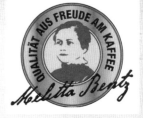

濾泡式咖啡的開拓者
——梅麗塔夫人

資料來源：今日頭條（TouTiao.com）（http://toutiao.com/a4591333463/）

濾泡式沖泡咖啡方式是德國的一位家庭婦女梅麗塔・本茨（Melitta Bentz）在100多年前發明的，其改寫了世界飲用咖啡的歷史。

身為家庭主婦的梅麗塔・本茨喜歡現煮的咖啡，但她是一位完美主義者，討厭有殘留在齒縫間的咖啡渣。有一天，她突發奇想，在銅碗底部打了一個孔，從兒子的書包裡拿出一張包午餐用的吸墨紙放在上面，沖入熱水，頓時，醇香的咖啡便透過吸墨水紙滴入壺中，她就這樣發明了能濾渣又保留醇正咖啡香的濾泡法。

在這項發明出現前，人們都是使用布料濾袋來過濾咖啡渣，但布料濾袋一來清洗麻煩，二來是多次使用後就不衛生了，殘留在布袋縫隙的咖啡渣還容易破壞咖啡原本醇正的口味。

1908年，梅麗塔夫人在皇家專利局註冊了她的這項發明，一個拱形底部穿有一個出水孔的銅質咖啡濾杯，這就是世界上第一個濾泡式咖啡杯。梅麗塔當時用很少的資本在自己的住所成立了「梅麗塔公司」，並用自己的親筆簽名Melitta作為產品註冊商標，聘用自己的丈夫和兒子作為第一批雇員。

除了上述方法外，還有煎煮法。例如**土耳其咖啡**，是種早期的萃取方式，目前仍流行於中東、北非、東非、土耳其、希臘和巴爾幹地區。超細的咖啡粉加水在小口容器中煮開，一般可加糖和荳蔻調味，盛在杯子裡的濃咖啡上有泡沫，下有一層粉末。

牛仔咖啡則是把咖啡粉加水，直接在鍋裡煮開了飲用，顧名思義，是牛仔在野外時，環境條件簡陋下的權宜之計，然而卻有人偏好此道，是咖啡人均消費最高的芬蘭和瑞典傳統的烹煮法。

所有咖啡都是由磨好的咖啡粉和熱水沖製的，咖啡萃取結束後，咖啡粉渣都要被清理掉。所需咖啡粉的粗細程度與選用的萃取方法有關，適當的水溫至關重要，水溫的選擇和使用萃取器具、咖啡豆種類、咖啡豆烘焙程度有關。

水溫過低，咖啡豆中的風味不能充分提取，水溫過高，萃取過度而常偏苦味。如果水只經過咖啡粉一次，那麼沖煮出來的咖啡中主要成分是咖啡因等易溶物質；如果水會循環多次經過咖啡粉，那麼咖啡粉中的不易溶物質也會融入咖啡中，導致味道偏

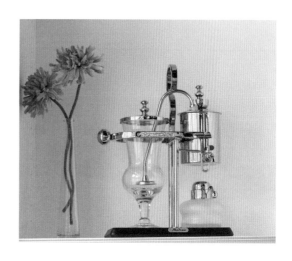

苦，這種方法因此不被看好。

西方國家中常見的咖啡粉與水的比例是15～30克咖啡粉（1～2湯匙）：300毫升水，咖啡愛好者們常取此比例的上限。

持續加熱會破壞咖啡風味，然而在室溫下也會發生，因此不建議長時間保溫咖啡。不過，若是絕氧的環境，咖啡確實可以在室溫下長期保存，所以才有密封包裝咖啡的產生。

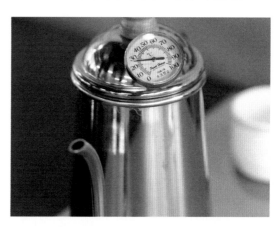

決定咖啡風味及好喝與否的因素

決定咖啡風味的因素，如生豆的品種、生長環境、果實的處理方式，加上烘焙程度、之後的萃取法及與他物搭配等都會影響。

生豆的品種一般以阿拉比卡種較優良，在咖啡帶生產的國家或地區，因地理及微氣候等不同因素，有些有其特別的風味，加上適宜的處理而造就了精品咖啡，再者，沖煮的不同萃取方式及加入不同食材搭配也影響了咖啡好喝與否（圖4.4），以下舉部分例子以供參考。

圖4.4 決定咖啡風味及好喝與否的因素

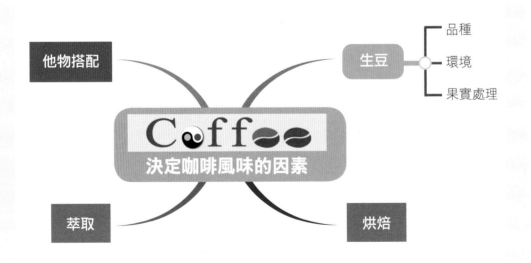

各國知名咖啡介紹

巴拿馬咖啡

巴拿馬翡翠莊園藝妓（Hacienda La Esmeralda Geisha）咖啡源自衣索比亞的野生種，生長在海拔1700公尺，採水洗法。其乾香有花香、柑橘、莓果、蜂蜜；濕香有莓果、花香、油脂香、香草、柑橘；啜吸有酸細緻，且有果汁甜感、乾淨度佳、花香、蜂蜜、柑橘、莓果、些微的茶香、櫻桃感、餘韻細膩，香氣持久。因具有獨特的果香味，才會讓拍賣會的國際審查員給予滿分，拿下十幾次不同咖啡競賽的冠軍，其拍賣價屢創新高，曾創下競標價130美元／磅的高價，目前已打敗貓屎咖啡，成為**全世界競標金額最高的咖啡**。

英屬維京群島聖海倫娜咖啡

聖海倫娜咖啡可遠溯自1733年，由英國東印度公司帶入種籽種植，當拿破崙戰敗被放逐此島，曾大讚聖海倫娜咖啡，即使他臨終前也想再次品嚐，使它的美名從此留芳百世。

由於地理位置偏遠，使得該島保留未受污染的生態環境，且火山地質亦提供肥沃的土壤，加上有機栽培，使得聖海倫娜咖啡擁有獨一無二的特質。

藍山咖啡（Blue mountain）

牙買加的藍山是西加勒比海最高山，生產於藍山的咖啡，具微酸、柔順帶甘，純藍山咖啡口感、香味較淡，但卻香醇精緻。牙買加咖啡出口皆須經牙買加咖啡工業局（CIB；1953年成立）的管制，其規範較嚴格，須栽種於法律訂定地區及特定的精製工廠加工，才可稱之**藍山咖啡**。

1969年，牙買加的藍山咖啡受颱風影響，生產陷入困境，日本的UCC企業提供援助，引入生態種植方法。為感念日本企業的援助，牙買加於1972年與日本簽訂合約，將年產量的九成提供予日本市場，剩下的一成才釋放到市場中販售。

摩卡咖啡（Mocha）

現已關閉的摩卡港（圖4.5），早期為葉門主要咖啡出口港，因此**葉門咖啡**即稱之**摩卡咖啡**，此類咖啡以葉門所生產的最佳，其次為衣索比亞（地處葉門西南方），摩卡咖啡帶有潤滑中之中酸至強酸、甘性特佳、風味獨特，具有巧克力味道，是極具特色的咖啡。

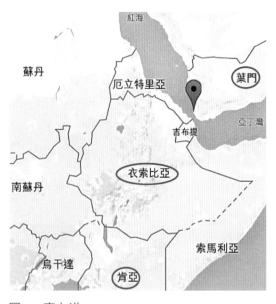

圖4.5 摩卡港

資料來源：Google。摩卡，又譯穆哈，是位於葉門紅海岸邊的一個港口城市。從十五世紀到十七世紀，這裡曾是國際最大的咖啡貿易中心。

瓜地馬拉咖啡

瓜地馬拉**茵赫特莊園**（El Injerto）咖啡種於薇薇高原，為波旁與其他品種的混種，採水洗發酵後段日曬，栽種在1500～2000公尺，低溫慢長，有極佳的微型氣候的天然條件，因此得獎無數，至少曾連續拿過四次卓越杯（Cup of Excellence；CoE）冠軍。

肯亞咖啡（Kenya AA）

肯亞咖啡是高地栽培的代表性咖啡。肯亞（其地理位置請詳見圖4.5）在咖啡袋噴上「AA」，加上數字，表示品質試杯十級中之級數AA是最高級，肯亞豆規定嚴格的分級制，水洗處理廠取出的咖啡豆，依大小、形狀和硬度，區分為七個等級，最高級為AA或AA+，其次依序為AB、PB、C、E、TT、T。

哥倫比亞咖啡（Colombia）

哥倫比亞的咖啡產量占世界第二，其中以**布卡拉曼加特級咖啡**

（Bucaramanga Supremo）最具特色，其風味柔軟香醇，帶微酸至中酸，品質及香味穩定，是調配綜合咖啡的上品。在哥倫比亞街上，常可見手推咖啡販賣者，是相當特別的街頭景象。

巴西咖啡（Santos）

巴西是世界產量第一的咖啡生產國，所產咖啡，香味溫和、微酸、微苦，為**中性咖啡代表**，是調配溫和咖啡不可或缺的品種。近幾年鬧旱災，咖啡豆產量亦銳減（https://www.youtube.com/watch?v=rxfSbHhfYok）。

巴西的聖塔茵莊園（Fazenda Santa Inês）內有天然泉水，維護良好的原始林，栽種波旁種咖啡，占地214公頃，只有105公頃種咖啡，此地溫差大、無霜害、火山土質肥沃，人工摘採、採半日曬處理法（pulped natural process），曾創下CoE競標價49.75美元/磅的高價，此紀錄近年才被打破。

夏威夷可那咖啡（Kona Fancy）

可那咖啡栽種於夏威夷最大島嶼夏威夷島西部的火山區域，這裡是美

國唯一有生產咖啡的地方，豆子的品質穩定，其口感強且帶強酸、香味濃郁、風味特殊。

雖然夏威夷常遭受龍捲風侵襲，但當地的氣候條件對咖啡種植來說確實非常優良，不僅有充足的降雨和陽光，又沒有霜害，大部分的日子裡，每到下午2點左右，天空便會浮現雲朵，提供咖啡樹必要的遮蔭。

1996年，曾有生產者將中美洲的廉價豆偽裝成可那豆販售，經過此事件後，人們才開始正視生產履歷的追溯，以免做假。

碳燒咖啡（Charcoal fire）

碳燒咖啡又名苦咖啡，是瓜地馬拉產的咖啡豆。瓜地馬拉的種植條件相當得天獨厚，無論是海拔高度或土壤、氣候等都非常適合咖啡樹生長，所產的豆子風味複雜細膩，是為著名的火山區咖啡。

碳燒咖啡並不是深焙的咖啡豆，反而是淺焙咖啡豆，烘焙豆子的火源與日本相同，都是用碳火，有時還採用特殊木材作為燃料，增加風味。如

此使用碳火烘烤出來的咖啡豆帶著一股木香，而非碳燒味。

尼生產的咖啡種類中，品質最佳者。

曼特寧咖啡（Mandheling）

曼特寧咖啡是印尼蘇門答臘產地最具代表性的咖啡，口感強烈，但柔順、不帶酸，風味香、濃、苦，是印

1945年左右，日本派駐印尼的士兵在蘇門答臘島喝到一種非常好喝的咖啡，向小販詢問咖啡名稱，小販誤以為是問自己從哪裡來的，於是回答：「我是曼達寧人（Mandailing）。」語言不通造就了這場美麗的誤會，日本士兵以為咖啡的名字就叫作「曼特寧」

圖4.6 各國著名咖啡

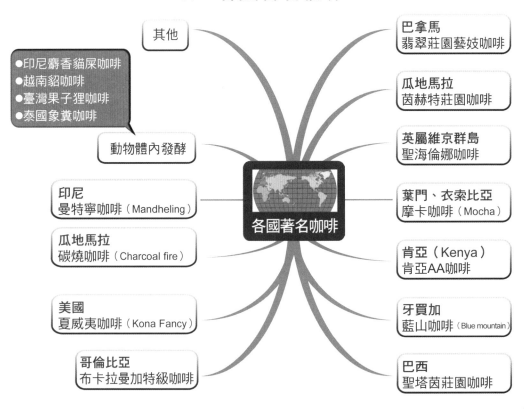

各國著名咖啡

其他
- 印尼麝香貓屎咖啡
- 越南貂咖啡
- 臺灣果子狸咖啡
- 泰國象糞咖啡

動物體內發酵

印尼
曼特寧咖啡（Mandheling）

瓜地馬拉
碳燒咖啡（Charcoal fire）

美國
夏威夷咖啡（Kona Fancy）

哥倫比亞
布卡拉曼加特級咖啡

巴拿馬
翡翠莊園藝妓咖啡

瓜地馬拉
茵赫特莊園咖啡

英屬維京群島
聖海倫娜咖啡

葉門、衣索比亞
摩卡咖啡（Mocha）

肯亞（Kenya）
肯亞AA咖啡

牙買加
藍山咖啡（Blue mountain）

巴西
聖塔茵莊園咖啡

（Mandheling），從此，曼特寧便成為蘇門答臘島的咖啡代名詞，後來，更因為曼特寧名氣太響亮，只要是印尼蘇北省生產的咖啡都叫作曼特寧（圖4.6）。

動物製咖啡

有些動物會採食咖啡漿果，由於咖啡豆無法消化，所以當吃下的漿果在動物體內消化發酵後，不能消化的咖啡豆就會被排出體外，當地人撿拾這些動物排出的糞便，經過充分清洗、烘焙後就成為**動物製咖啡**，常見的種類有麝香貓、越南貂、臺灣果子狸及泰國的象糞咖啡。

■ 麝香貓屎咖啡（Kopi Luwak；Civet coffee）

麝香貓屎咖啡的原料來源是印尼椰子貓（一種麝香貓）（圖4.7）糞便中未消化的咖啡種籽，因此又名**貓屎咖啡**或**麝香貓咖啡**（Kopi Luwak，印尼話Kopi即咖啡、Luwak是麝香貓），美國稱為Civet coffee或cat poo coffee，是世界上最貴的咖啡之一。

椰子貓的主要食物來源是熟透的咖啡果實，被吃下肚的漿果在椰子貓的胃裡消化發酵後，蛋白質被破壞，產生短肽和許多自由胺基酸，能夠降低咖啡豆的苦澀味，因為椰子貓只挑熟透果實吃，所以不會有未熟的咖啡豆。

咖啡評論家克里斯·魯賓曾給予很好的佳評——「酒香是如此的豐富與強烈，麝香貓咖啡又是令人難以置信的濃郁，幾乎像是糖漿一樣，它的厚度和巧克力的口感，並長時間地在舌頭上徘徊，純淨的回味」。

因為麝香貓屎咖啡的價格不菲，所以有不肖生產者以非常不人道的方式取得原料。曾有媒體揭露，有些印尼店家涉嫌虐待用來生產貓屎咖啡的椰子貓，將牠們關在狹窄的籠子內，拚命餵食咖啡果實，以增加產量，極力呼籲大家不要購買麝香貓屎咖啡。

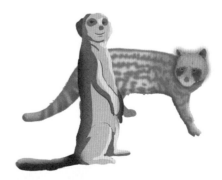

圖4.7 動物製的咖啡，如越南貂咖啡、印尼麝香貓屎咖啡等。

或許有人第一次聽到貓屎咖啡時，跟我一樣，感到不可思議，但其實這不也是植物生存、擴展版圖、繁衍下一代的一種演化策略。

■ 越南貂咖啡（越南貓屎咖啡；鼬鼠咖啡；Legendee Weasel coffee）

越南中西部高原山區有一種貂喜歡摘食紅透的咖啡果實，尤其在咖啡果實成熟的季節裡，公貂會利用大清早時間先選定目標，待夜晚時再帶著母貂、子貂一起摘食果實，每次摘食的時間約2～3個小時，2小時過後，貂們就會開始排泄出無法消化的咖啡豆。當地人會撿拾這些貂的糞便，充分清洗後，篩檢出咖啡豆，再經日曬自然乾燥。這類咖啡豆具有豐富、類似焦糖或巧克力口味的風味。

■ 臺灣果子狸咖啡

臺東某咖啡業者透過工研院協助，已研發出**臺灣版的麝香貓屎咖啡**，關鍵即是利用和麝香貓同科的果子狸（圖4.8）喜食咖啡漿果，又無法消化咖啡豆的特性，透過腸道菌種的培育，於其食用後排出的糞便之完整咖啡豆中焙養出四種益生菌，加入人工採收的咖啡豆，經過體外發酵，製

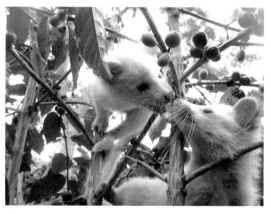

圖4.8 台灣版的麝香貓咖啡是透過果子狸生產
圖片提供：臺灣山豬園有機咖啡農場／阮勇光、院騰祺

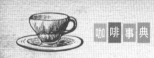

全世界最貴的咖啡是哪一種？

目前最貴的咖啡，包括巴拿馬翡翠莊園藝妓、印尼麝香貓、英屬維京群島聖海倫娜、瓜地馬拉茵赫特莊園、巴西聖塔茵莊園、牙買加藍山及美國夏威夷可那咖啡等。

其中，藝妓咖啡因為擁有獨特的果香味，是其他種類所沒有，因此，目前已打敗貓屎咖啡，成為全世界最貴的咖啡。

造出臺灣版的麝香貓咖啡,不但香氣濃醇,少了糞便的味道,價格也便宜不少。

■ **泰國象糞咖啡**

象糞咖啡又稱**黑色象牙咖啡**。利用大象製作動物製咖啡的方法是加拿大的企業家布雷克(Blake Dinkin)所發明,由於大象吃下咖啡豆後,豆子會在大象體內進行為期3天的消化過程,經過體內的酶發酵後,象糞咖啡喝起來頗具不同的風味。

目前,在泰國的金三角地帶,有人使用大象的糞便來製作動物製咖啡(圖4.9)。但與麝香貓尿咖啡不同的是,椰子貓(麝香貓)是主動去吃咖啡果,其對於咖啡果的挑選能力是天生的,但象糞咖啡的咖啡豆則基本上都是透過人力餵食的。

圖4.9 常見動物製咖啡

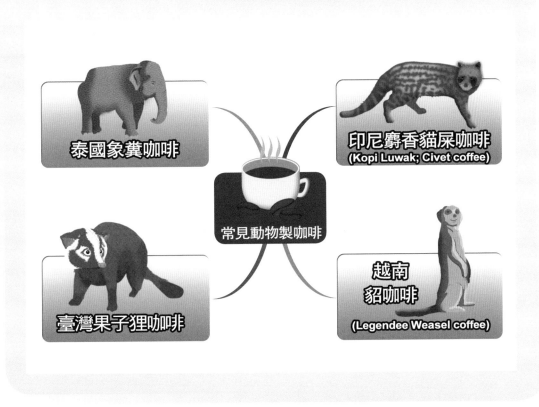

泰國象糞咖啡

印尼麝香貓屎咖啡
(Kopi Luwak; Civet coffee)

常見動物製咖啡

臺灣果子狸咖啡

越南
貂咖啡
(Legendee Weasel coffee)

常見的沖煮咖啡種類

咖啡除了樹種不同外，咖啡豆的製造方法、過程、調製方式，以及所添加的各種調味劑，如巧克力、酒、薄荷、丁香、檸檬汁、奶油、奶精，甚至是茶等，而有不同的名稱與風味，可謂琳琅滿目、目不暇給。

而各地的人喝咖啡的口味也都不相同，通常是喝熱的，但也有許多人喜愛飲用冰咖啡，以下將列舉常見的咖啡飲品種類，圖4.10會以圖示方式呈現部分常見咖啡飲品的成分組成，這樣的表示法應有益於初嚐者對咖啡飲品的了解。

義大利濃縮咖啡（espresso）

Espresso即是快速的**濃縮咖啡**，在蒸氣高壓（9大氣壓左右）作用下，熱水快速穿過咖啡粉時，咖啡的精華會被充分地萃取出來，完成一杯濃郁、芳香、高醇度、苦中帶焦糖味的咖啡。

一般大眾在家中自行沖泡義大利咖啡，多是利用義大利人發明的摩卡壺沖泡，這種咖啡壺是利用蒸氣壓力的原理來萃取咖啡，使受壓的蒸氣瞬間穿過咖啡粉的細胞壁，萃取出咖啡的內在精華，沖泡出來的咖啡擁有相當濃郁的香氣與強烈的苦味，並且咖啡表面會浮現一層薄薄的咖啡油，這層油脂正是這種咖啡誘人的來源。

為了滿足不同人的需求，除了單份espresso外，還有風味更濃烈的雙份的義式濃縮咖啡，稱之espresso doppio，doppio是義大利文，即美語中的double（雙份）之意。

黑咖啡（black coffee）

黑咖啡又稱**清咖啡**，香港俗稱**齋啡**，沖製的咖啡不添加奶品、糖等會影響咖啡風味的飲用方式。黑咖啡除直接飲用外，也可以按照個人喜好，在咖啡中加入巧克力、糖漿、果汁、肉桂、肉荳蔻、橘子花及茶等各種調料，即為**加味（調味）咖啡**（flavored coffee）。

圖4.10 常見咖啡飲品的成分組成

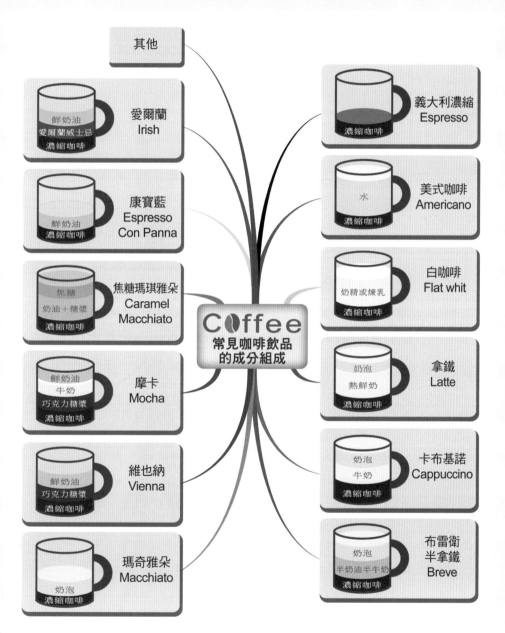

其他

愛爾蘭
Irish
鮮奶油
愛爾蘭威士忌
濃縮咖啡

康寶藍
Espresso
Con Panna
鮮奶油
濃縮咖啡

焦糖瑪琪雅朵
Caramel
Macchiato
焦糖
奶油＋糖漿
濃縮咖啡

摩卡
Mocha
鮮奶油
牛奶
巧克力糖漿
濃縮咖啡

維也納
Vienna
鮮奶油
巧克力糖漿
濃縮咖啡

瑪奇雅朵
Macchiato
奶泡
濃縮咖啡

Coffee
常見咖啡飲品
的成分組成

義大利濃縮
Espresso
濃縮咖啡

美式咖啡
Americano
水
濃縮咖啡

白咖啡
Flat whit
奶精或煉乳
濃縮咖啡

拿鐵
Latte
奶泡
熱鮮奶
濃縮咖啡

卡布基諾
Cappuccino
奶泡
牛奶
濃縮咖啡

布雷衛
半拿鐵
Breve
奶泡
半奶油半牛奶
濃縮咖啡

資料來源：美國往哪飛旅遊網（http://usa.wangnafei.com/archives/1153）

圖4.11 常見的沖煮咖啡種類

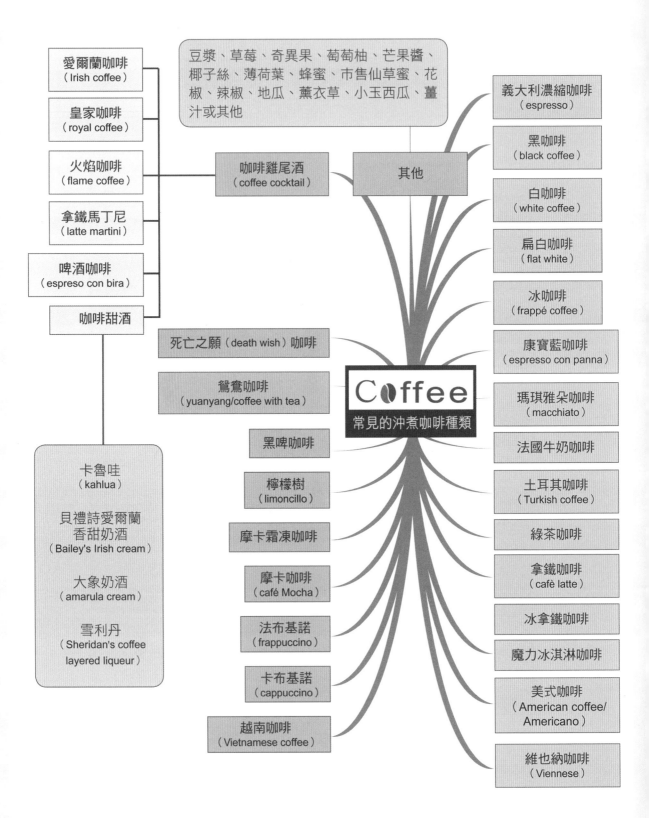

愛爾蘭咖啡（Irish coffee）

皇家咖啡（royal coffee）

火焰咖啡（flame coffee）

拿鐵馬丁尼（latte martini）

啤酒咖啡（espreso con bira）

咖啡甜酒

咖啡雞尾酒（coffee cocktail）

豆漿、草莓、奇異果、葡萄柚、芒果醬、椰子絲、薄荷葉、蜂蜜、市售仙草蜜、花椒、辣椒、地瓜、薰衣草、小玉西瓜、薑汁或其他

其他

卡魯哇（kahlua）

貝禮詩愛爾蘭香甜奶酒（Bailey's Irish cream）

大象奶酒（amarula cream）

雪利丹（Sheridan's coffee layered liqueur）

死亡之願（death wish）咖啡

鴛鴦咖啡（yuanyang/coffee with tea）

黑啤咖啡

檸檬樹（limoncillo）

摩卡霜凍咖啡

摩卡咖啡（café Mocha）

法布基諾（frappuccino）

卡布基諾（cappuccino）

越南咖啡（Vietnamese coffee）

義大利濃縮咖啡（espresso）

黑咖啡（black coffee）

白咖啡（white coffee）

扁白咖啡（flat white）

冰咖啡（frappé coffee）

康寶藍咖啡（espresso con panna）

瑪琪雅朵咖啡（macchiato）

法國牛奶咖啡

土耳其咖啡（Turkish coffee）

綠茶咖啡

拿鐵咖啡（cafè latte）

冰拿鐵咖啡

魔力冰淇淋咖啡

美式咖啡（American coffee/ Americano）

維也納咖啡（Viennese）

Coffee 常見的沖煮咖啡種類

白咖啡（white coffee）

這是起源於馬來西亞霹靂州怡保市的著名咖啡，又稱**怡保白咖啡**，由馬來西亞咖啡加上奶精或煉乳調配而成，本質上趨近於拿鐵咖啡。

目前，市面上的咖啡都屬於黑咖啡，是咖啡豆加焦糖，經過高溫碳烤而成，具有焦苦、酸、焦糖和碳化的味道，只有馬來西亞是唯一出產正統白咖啡的地方。

就健康而言，黑咖啡可能會傷胃、上火、造成黑色素沉澱等，而白咖啡的咖啡豆因為不加焦糖，直接低溫烘焙，不僅屬於低咖啡因，還去除了一般高溫熱炒及碳烤的焦枯、酸澀味，並保留了咖啡豆原始的自然風味與濃郁香氣，口感香濃、滑順、甘醇芬芳，也不會傷腸胃、不上火。

除了馬來西亞的白咖啡外，在美國，白咖啡還有另一種意義，即指輕度烘焙的咖啡豆，具有較強的酸味，必須使用義式沖煮。

扁白咖啡（flat white）

源自於澳洲發明的新名詞，又稱澳洲小白咖啡，因其奶泡（foam）形狀扁平，故稱之。

扁白咖啡也算是義大利式咖啡的一種，是為解決喝拿鐵時，必須邊攪拌、邊喝，否則喝到最後，杯壁及杯底都會殘留奶泡的困擾，其以espresso為基底，搭配牛奶而成，介於卡布基諾（cappuccino）與拿鐵咖啡（coffee latte）之間，三者最大的不同在於奶泡的厚度，奶泡最薄的是扁白咖啡（約5mm），居中的是拿鐵（10mm），最厚的是卡布基諾，另外，卡布基諾還會在咖啡表層灑上巧克力粉。

冰咖啡（frapp coffee）

在黑咖啡裡加入奶泡、糖和冰塊，既可以消除咖啡的苦澀味道，且口感微甜涼爽，是非常適合夏季消暑的飲料。

瑪琪雅朵咖啡（macchiato）

義大利文Macchiato（瑪琪雅朵）的意思是「帶標記的、有斑點的」，瑪琪雅朵咖啡即是在義大利濃縮咖啡

中加上兩大湯匙綿密細軟的奶泡，結合了espresso與卡布基諾的優點，讓飲用者既能享受滑順細膩的奶泡，又能喝到風味香濃的espresso咖啡。

康寶藍咖啡
（espresso con panna）

康寶藍咖啡是在義大利濃縮咖啡中加入適量的鮮奶油，讓白白泡泡的鮮奶油漂浮在咖啡表層，飲用時，可不必攪拌，直接喝，甜甜的鮮奶油可以化解濃縮咖啡的苦澀。

法國牛奶咖啡

沖泡正統的法國牛奶咖啡，需要牛奶壺和咖啡壺從兩旁將牛奶與咖啡同時注入咖啡杯中，咖啡和牛奶的比例為1：1。這種咖啡沖配法已經延續了好幾百年，如今，仍是法國人早餐桌上不可或缺的飲品。

土耳其咖啡
（Turkish coffee）

土耳其（式）咖啡是較原始的咖啡沖泡法，將磨成粉的咖啡放入咖啡壺，加水煮至沸騰即可，咖啡可以沸騰冷卻後再次煮沸，並反覆多次。可將上層咖啡倒出飲用，或連咖啡渣一同喝下，不論採何方式，土耳其式咖啡都是一種口味非常濃烈的飲料。

綠茶咖啡

這是一款東洋風味濃厚的咖啡，同時具有綠茶的幽雅、清香，以及咖啡的濃郁、厚重，日本人將西方的咖啡與東方的綠茶加以融合創作出來的特別風味咖啡，喜愛喝茶的人不妨試試看這款咖啡，體會不同文化的交流與激盪。

拿鐵咖啡（coffee latte）

直到1980年代，「拿鐵咖啡」一詞才開始在義大利境外被使用。

caffè latte是加了牛奶的咖啡，通常直接音譯為**拿鐵咖啡**，甚至是**拿鐵或那提**，亦稱**鮮奶咖啡**（Latte是coffee latte的簡稱，法語單詞lait與義大利語單詞latte同義，都是指牛奶），泛指以熱鮮奶沖泡的咖啡。

一般拿鐵咖啡的成分是三分之一的濃縮咖啡加三分之二的鮮奶，通常不加入奶泡，與卡布基諾相較，擁有更濃的奶味，也可按照個人需求，以兩份濃縮咖啡來調製，稱為double。

咖啡歐蕾是法國常見的花式咖啡，法文Cafe au lait意即加入大量牛奶的咖啡。咖啡歐蕾宛如義大利的拿鐵咖啡，但法國人喜歡用大杯子裝咖啡歐蕾。

冰拿鐵咖啡

將果糖與牛奶混合，增加牛奶的比重後，注入黑咖啡中，由於兩者比重不同，所以牛奶會往下沉，不會與比重較輕的咖啡混合，成為黑白分明的兩層，擁有如雞尾酒一般的美妙視覺感。

魔力冰淇淋咖啡

在杯中放入冰涼的香草冰淇淋，倒入熱騰騰的義大利濃縮咖啡後，放上鮮奶油，再澆淋適量的巧克力醬，是一道具有魔力滋味的冰品咖啡。

維也納咖啡（Viennese）

這是奧地利最著名的咖啡，由名為愛因舒‧伯納的馬車夫所發明，也稱為「單頭馬車」，作法為在美式咖啡中加上鮮奶油與巧克力糖漿即成。

美式咖啡（American coffee / Americano）

義大利濃縮咖啡（espresso）以熱水稀釋後即為**美式咖啡**，風味較一般濃縮咖啡柔和，但風味、香氣不減，與以過濾法沖煮出來的美式咖啡相比，風味截然不同，與甜餅乾及馬芬等甜食非常合拍，適合不喜歡太濃烈的義式濃縮咖啡者飲用。

越南咖啡
（Vietnamese coffee）

將咖啡粉盛入特殊的金屬過濾器，倒入滾水，讓咖啡一滴一滴流入過濾器下方的杯子裡，等咖啡滴完，再按照個人口味，添加糖或煉奶，攪拌好即可飲用。

在越南，**越南咖啡**有冷飲和熱飲兩種飲法。熱咖啡主要是在冬天飲用，泡製時要將杯子放在另一個有熱水的小碗裡保溫；冰咖啡則多在炎熱的夏季飲用，在泡製後的咖啡中加入冰塊即成。

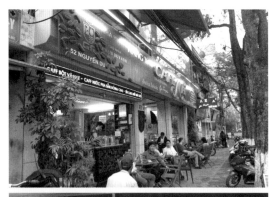

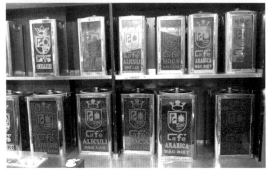

由於越南栽種咖啡的技術不佳，以致咖啡豆品質不穩定，不加糖或煉乳調製，直接喝的話，滋味苦澀、咬喉、不易入口，加入煉乳，可以中和豆子風味不佳的缺點，容易入喉。

卡布基諾（cappuccino）

卡布基諾咖啡原是義大利人的早餐飲料，是義大利咖啡的變化款，在偏濃的咖啡上，倒入以蒸汽發泡的牛奶，由於卡布基諾咖啡上的奶沫帽酷似天主教卡布基教會教士披風上的帽子，因此得名。

將espresso、牛奶和奶泡按1：1：1比例調和，使卡布基諾咖啡少了espresso的苦味，反而多了奶泡的香醇，更容易被接受了。

摩卡咖啡
（café mocha）

義大利文Mocha的意思是巧克力，**摩卡咖啡**就是**巧克力咖啡**的意思，由香醇的咖

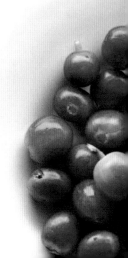

啡、濃郁的牛奶與甜膩的巧克力融合在一起。

有一種摩卡的變種，稱之**白摩卡咖啡**（white café mocha），是用白巧克力代替牛奶和黑巧克力。除了白摩卡咖啡，另外還有一變種是用兩種巧克力糖漿混合，稱之**斑馬**（zebras），有時會被叫作**燕尾服摩卡**（tuxedo mocha）。

摩卡霜凍咖啡

使用果汁機將冰塊與冰淇淋攪打均勻，再加入摩卡冰咖啡，入口溜滑、口感綿密，沁爽香醇又清涼。

法布基諾（frappuccino）

由espresso、牛奶、巧克力粉等調和之後，經過機器搖動，將全部材料融為一體，風味、口感實在，甜而不膩。

檸檬樹咖啡

此款咖啡豆為果實較大粒的黃色帕卡

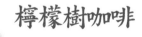

馬拉種，由尼加拉瓜檸檬樹莊園（El Limoncillo estate）出品，所以命名為檸檬樹。

黃色帕卡馬拉種是象豆與帕卡斯所配種出來，具有荳蔻、肉桂等象豆沒有的香料風味。2008年，在尼加拉瓜所舉辦的卓越杯（cup of excellence）杯測大賽中，由來自美、日、歐各國二十餘位專業杯測評審共同評鑑，共同評選出二十五個莊園，列為尼加拉瓜該年度的最優質咖啡豆，其中，檸檬樹莊園以91.43分的成績奪下第二名后冠。

黑啤咖啡

將曼特寧豆以濾泡式沖煮，經過冰鎮後，放入調酒用的鋼瓶內，並灌入二氧化碳，沒有任何糖或酒精，只加入氣泡的黑冰咖啡，具有黑麥啤酒的風味。

鴛鴦咖啡（yuanyang/ coffee with tea）

或稱**鴛鴦奶茶**、**咖啡茶**，即奶茶加咖啡，是一種發源於香港蘭芳園的

混合飲品，由七成港式奶茶和三成咖啡混合而成，色澤棕紅，同時具有咖啡的香味和奶茶的濃滑，滋味苦中帶甘，被視為香港文化的象徵，常被用來比喻香港華洋文化交融的現象。

冷熱飲皆可，一般不加糖，但可視個人口味自由添加。有中醫認為咖啡性質燥熱，而奶茶本質寒削，兩者混合之後則可互補。另有一種兒童鴛鴦，不含咖啡因，適合兒童飲用。

死亡之願咖啡（death wish）

2013年9月，來自美國紐約的咖啡店老闆布朗，研發出一種名為**死亡之願**的咖啡，這款咖啡選用阿拉比卡咖啡豆，採用特殊的烘焙法，將咖啡因含量提升至普通咖啡的二～六倍（圖4.12），號稱是全球最提神的咖啡。其包裝上印有骷髏頭，並附有健康警

圖4.12 部分沖煮咖啡的咖啡因含量比較

數值單位為fl. oz：fluid ounce（液體盎司）；藥量單位為1 fl. oz（美制）=29.57毫升。

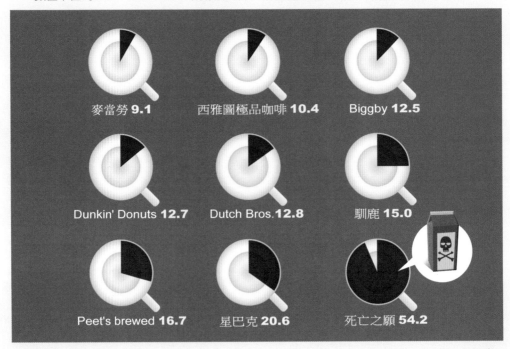

資料來源：Death Wish Coffee網頁（http://wannabebig.com/forums/threads/217957-Death-Wish-Coffee）

告，聲稱每人每天最多只能喝兩杯。

咖啡雞尾酒
（coffee cocktail）

常有人喜歡在咖啡中加入少量酒，如愛爾蘭咖啡使用威士忌、皇家咖啡加入白蘭地、**拿鐵馬丁尼**（latte martini）加伏特加及espresso con bira 加啤酒等。

愛爾蘭咖啡（Irish coffee）在咖啡中加入威士忌，頂部放上奶油；拿破崙發明的**皇家咖啡**（royal coffee）則於咖啡中加入白蘭地，讓白蘭地的芳醇與方糖的焦香與咖啡香融合，口感苦澀中略帶甘甜。

火焰咖啡亦稱為**皇家火焰咖啡**，是相當經典的花式咖啡，是皇家咖啡的變化款，其作法是先將一顆檸檬的皮削成螺旋狀，在杯裡倒入熱咖啡，加入適當砂糖調勻後，用叉子尖端挑起螺旋檸檬皮放在咖啡杯上方，另外準備一個小盤子，倒入一小杯白蘭地後，以火點燃，再用湯匙舀起火焰燃然的白蘭地，順著檸檬皮滑下，滴入咖啡中，讓檸檬皮芬芳的油脂與酒香能夠流入咖啡裡，咖啡上跳躍著藍色火焰，在昏暗燈光下尤顯浪漫。

除了現場調製的咖啡雞尾酒外，也有直接在咖啡中加入甜酒者，**如卡魯哇**（kahlua）**咖啡香甜酒**，即是以咖啡原豆為基底調味的香甜酒，同時具有咖啡香與淡淡的香草香氣；其他還有**貝禮詩愛爾蘭香甜奶酒**（Bailey's Irish cream）、**雪利丹**（Sheridan's coffee layered liqueur）等甜酒，既可搭配咖啡飲用，也可以直接飲用。

雪利丹甜酒是愛爾蘭酒，造型及內含物都頗為奇特，一邊是咖啡，另一邊是高濃度的奶酒，飲用時才混合（圖4.13）。

非洲亞熱帶草原有一種樹可以產出高含糖量的野果，大象特別喜歡，

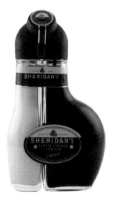

圖4.13 雪利丹甜酒（Sheridan's coffee layered liqueur）

資料來源：http://www.amazon.cn/%E9%A3%9F%E5%93%81/dp/B00GGL9SFU

咖啡事典

愛爾蘭威士忌與咖啡邂逅的美麗謊言

都柏林機場的一位酒保邂逅了一位美麗的空姐,他覺得她就像愛爾蘭威士忌一樣濃香醇美,每次這位空姐來吧檯,總是點各種咖啡,從未點過雞尾酒,可惜了這位酒保的專長無從發揮,但他仍默默地期盼著有一天,她能喝一杯他親手調製的雞尾酒。

後來,他終於想到何不把愛爾蘭威士忌與咖啡結合,他將新創的飲料取名為**愛爾蘭咖啡**,並加入菜單(menu)裡,希望空姐能發現並點這道飲料,可惜的是,她一直都沒有發現,直到有一天,她終於發現了並點了它,霎時,酒保激動地流下了眼淚,他連忙用手指拭去淚滴,並在杯口畫了一圈淚水,或許如此,第一口愛爾蘭咖啡總帶著被壓抑許久、已經發酵的的思念滋味。

從此,這位空姐就愛上了愛爾蘭咖啡,只要停留在都柏林機場,便會到吧檯點一杯愛爾蘭咖啡,久而久之,倆人變得熟識,空姐會跟酒保說世界各國的趣事,酒保則教她煮愛爾蘭咖啡。

有一天,她決定不再當空姐,最後一次在柏林機場停留時,她跟他說了「Farewell」(告別),他們的故事就此結束了,Farewell成為不會再見的再見。

他最後一次為她煮愛爾蘭咖啡時,問她:「Want some tear drops?」(想要些淚滴嗎?),他還是希望她能體會到他思念發酵的味道。

回到舊金山後,某天突然非常想喝愛爾蘭咖啡的她,找遍了所有的咖啡館,卻都沒找到。後來,她才知道愛爾蘭咖啡是酒保特地為她調製的,不過,她卻始終不明白為何酒保會問她:「Want some tear drops?」

沒多久,她也開了一家咖啡店,也賣起了酒保教她的愛爾蘭咖啡。漸漸地,愛爾蘭咖啡便在舊金山流行起來,這就是為何愛爾蘭咖啡最早出現在愛爾蘭的都柏林,卻盛行於舊金山的原因。

空姐不再來,酒保也開始讓客人點愛爾蘭咖啡,所以在都柏林機場喝到愛爾蘭咖啡的人,會認為愛爾蘭咖啡是雞尾酒,而在舊金山咖啡館喝到它的人,當然會覺得它是咖啡,其實愛爾蘭咖啡既是雞尾酒又是咖啡,因為它的出現就是兩者美麗的邂逅。

資料來源╱蔡智恆・愛爾蘭咖啡

因此被稱為大象樹（marula），將大象樹的果實儲存在橡木桶中保存2年，釀成酒後和牛奶混合，即成了極具南非特色的**大象奶酒**（amarula cream）（圖4.14）。

其他組合咖啡

咖啡的變化很多，除了上述外，也有人在咖啡中加入豆漿、草莓、奇異果、葡萄柚、芒果醬、椰子絲、薄荷葉、蜂蜜，甚至是市售的仙草蜜、花椒、辣椒或其他口味。

2004年，第一屆台灣咖啡大師比賽，林東源先生即利用蕃薯創作「啡你莫薯」的創意咖啡並勇奪冠軍。其

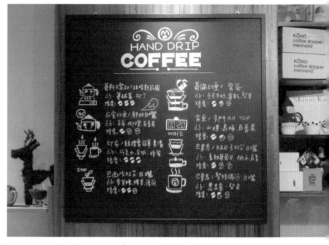

圖片提供：台北市重慶南路 Metro cafe

實許多食材都可以搭配咖啡，如薰衣草、小玉西瓜、薑汁等等，可謂變化無窮，只要好喝，應該可以嘗試不同的搭配組合，多去創新求變。

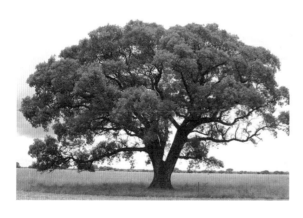
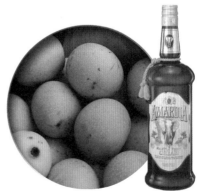

圖4.14 大象樹（marula）、果實及大象奶酒（amarula cream）

資料來源：有機會網站／南非瑰寶冷壓油——Marula油（http://www.yogeev.com/article/27616.html）及環球逸旅網／南非購物：你不能錯過的那幾樣（http://www.e-travelworld.cn/detail_mag02.asp?id=46）

臺灣人愛喝什麼咖啡？

根據波仕特線上市調網（http://www.pollster.com.tw）針對15～65歲的會員進行臺灣人「咖啡口味偏好」的網路民調研究，詢問受訪者「最喜歡喝哪一種口味的咖啡？」，最後共回收有效樣本1,304份，結果發現拿鐵咖啡占33.05％，拿下第一，其他10％以上的有卡布基諾的19.02％、焦糖瑪琪雅朵14.88％、黑咖啡10.66％。相較之下，具有調味特色的摩卡咖啡、鴛鴦咖啡、愛爾蘭咖啡反而較不受青睞（圖4.15）。

圖4.15 **臺灣人愛喝的咖啡種類**

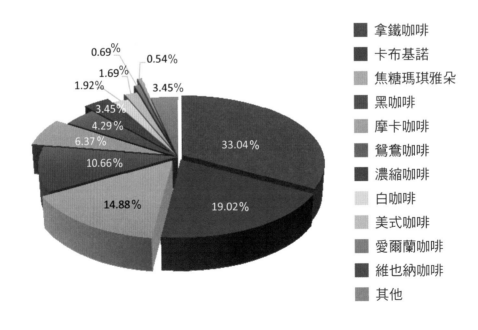

- ■ 拿鐵咖啡
- ■ 卡布基諾
- ■ 焦糖瑪琪雅朵
- ■ 黑咖啡
- ■ 摩卡咖啡
- ■ 鴛鴦咖啡
- ■ 濃縮咖啡
- ■ 白咖啡
- ■ 美式咖啡
- ■ 愛爾蘭咖啡
- ■ 維也納咖啡
- ■ 其他

手沖咖啡機器人

由於要靠咖啡師親手沖煮，以致咖啡師往往忙於調理咖啡，與顧客之間反而減少了互動的機會，為了改善此一窘境，臺灣有一名咖啡師歷時3年，研發出可以兼顧成本與風味的手沖咖啡機，全臺首家主打「全機器人手沖咖啡」的「嗜黑咖啡」（Swing black coffee），於2015年9月在松山區開幕，從「瓜地馬拉花神」到「肯亞AA top」，在坊間精品咖啡館一杯要價新臺幣100～200元的莊園級單品現沖咖啡，只要不到100元的價格就能品嚐到。

嗜黑咖啡之所以能提供CP值如此高的精品咖啡，全靠店裡頭的五部手沖咖啡機器人（OTFES）（圖4.16）。這些在美國、日本、香港等地皆能看到的咖啡機器人的幕後推手就是臺灣的林姓咖啡師，他曾是一名獨立手沖咖啡店的老闆，因手沖咖啡必須相當專注才能

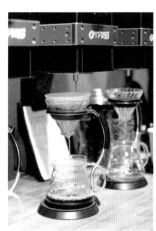
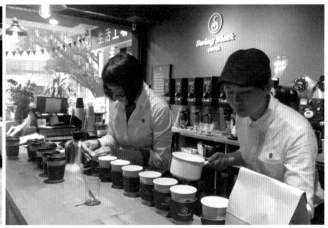

圖4.16 手沖咖啡機器人（OTFES）。
全臺第一間主打「全機器人手沖咖啡」的嗜黑咖啡（Swing Black Coffee）已於2015年9月開幕。圖片提供：嗜黑咖啡官網http://swingblack.coffee/、臉書https://www.facebook.com/swingblackcoffee）資料來源：OTFES官網（http://otfes.com/wp/

沖好，讓咖啡師往往忽略了與客人互動，一整天下來，體力的消耗也可能影響沖煮咖啡的品質，因此擁有資工系背景的他，耗時3年，研發出此款手沖咖啡機器人，讓機器幫人做事，讓人做更重要的事。

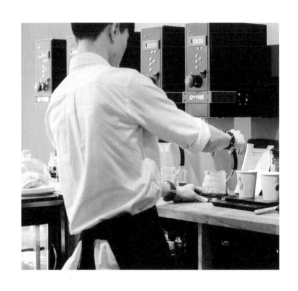

與一般美式咖啡機不同的是，OTFES不只是制式地沖咖啡，還能記錄咖啡師的沖煮手法，不論水溫、水流、速度、時間等都能精準無誤地重覆呈現，讓每一杯咖啡的品質、風味都保持一致。

OTFES能夠呈現杯杯穩定品質的黑咖啡，首度在臺引進OTFES，讓更多人有機會以更平實的價格品嚐到精品咖啡。

過去，曾經營手沖咖啡館的嗜黑咖啡總監，因為認同林姓咖啡師想要突顯個人價值的理念，同時也肯定

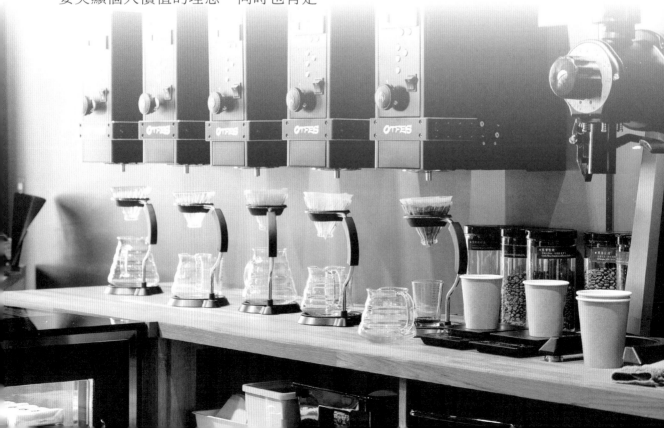

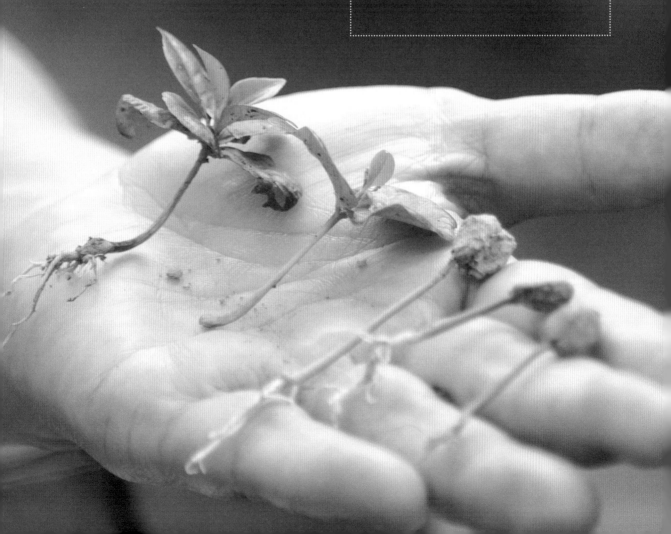

CHAPTER 5

咖啡的營養數值

咖啡生豆是充滿化學物質的倉庫

營養學家強尼·包登（Jonny Bowden）將咖啡列為地球上最健康的一百五十種食材之一，並且是美國人飲食中抗氧化物來源的第一名。

所有的食材及飲品中，咖啡是最具藝術性、技巧性及變化性者，但也頗具爭議性。咖啡複雜的成分、繁複的製作過程中，以及加工時所產生的化學變化均為咖啡研究者、愛好者精心研究的重要基本知識。

咖啡生豆就是一座充滿化學物質的倉庫，如某類阿拉比卡種咖啡，目前鑑定出的成分即已超出上千種，其中數百種成分具有芳香性，是人類飲品中香味最豐富者。

餐飲界常用來調味的香草芳香物充其量不過才一百五十來種，即使是葡萄酒及茶的醇香成分也遠不及咖啡的豐富。咖啡中含有不少優質酸，如綠原酸、檸檬酸、蘋果酸、醋酸、磷酸和奎寧酸等，以及其他有機酸，會隨著烘焙過程中碳水化合物的分解而產生，目前測得的有機酸就多達三十幾種，其中十五種屬於揮發性。一般

而言，優質酸在中度烘焙時濃度最高，隨著重度烘焙而遞減。

咖啡豆還含有碳水化合物、蛋白質及胺基酸、脂質、揮發性物質、礦物質、水分及生物活性化合物等成分，圖5.1是咖啡生豆及烘焙後的成分比（％），然而不同品種及不同地區、不同研究單位的分析可能稍有差異（詳見第138頁圖5.2）。

碳水化合物

咖啡豆中所含的碳水化合物可分為**多醣**及**低分子醣類**，後者包含單、雙及三醣類，又可分為**還原糖**及**非還原糖**，此外，也含有一些**醣類衍生物**，如**果膠**等。

碳水化合物對於咖啡的貢獻在於香氣與顏色的變化。在香氣方面，碳水化合物經過烘焙後，不僅本身會散發香氣，同時也會吸附其他揮發性的香氣，使咖啡呈現出不同的特殊風味。

咖啡生豆的碳水化合物含量約為38.5％，其中約8.7％屬於低分子醣

圖5.1 咖啡生豆及烘焙後的成分比（%）

不同品種及不同地區、不同研究單位的分析可能稍有差異。

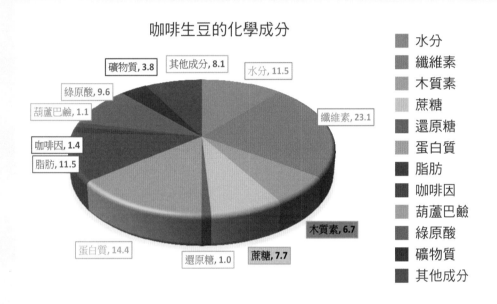

咖啡生豆的化學成分

礦物質, 3.8　其他成分, 8.1　水分, 11.5
綠原酸, 9.6
葫蘆巴鹼, 1.1
纖維素, 23.1
咖啡因, 1.4
脂肪, 11.5
木質素, 6.7
蛋白質, 14.4　還原糖, 1.0　蔗糖, 7.7

水分
纖維素
木質素
蔗糖
還原糖
蛋白質
脂肪
咖啡因
葫蘆巴鹼
綠原酸
礦物質
其他成分

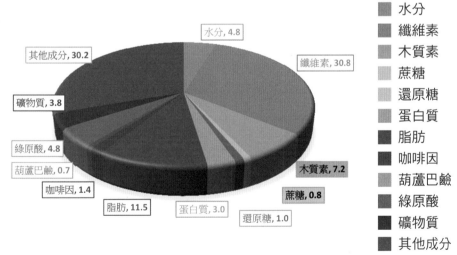

咖啡豆烘培後的化學成分

其他成分, 30.2　水分, 4.8
礦物質, 3.8　纖維素, 30.8
綠原酸, 4.8
葫蘆巴鹼, 0.7
咖啡因, 1.4
木質素, 7.2
脂肪, 11.5　蔗糖, 0.8
蛋白質, 3.0　還原糖, 1.0

水分
纖維素
木質素
蔗糖
還原糖
蛋白質
脂肪
咖啡因
葫蘆巴鹼
綠原酸
礦物質
其他成分

資料來源：傻爸の條碼珈琲部落格

類，會在烘焙過程產生焦糖化反應，而轉化成焦糖色素等成分；而多醣類及果膠等主要是以纖維素（23.1％）或木質素（6.7％）成分存在（詳見第137頁圖5.1）。

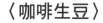

低分子醣類

咖啡生豆中最主要的游離態醣類是**蔗糖**，不同的品種、來源及成熟度，其含量會有不同。從咖啡生豆的抽出液裡也可以測得到其他種類的簡單醣類，例如還原糖，此外也含有**葡萄糖**與果糖。

咖啡豆經過烘焙之後，低分子醣類會產生變化，其變化按照烘焙程度不同而有差異，蔗糖損失最迅速，輕度烘焙的損失率是97％、中度是99％、重度則是100％，至於葡萄糖、果糖及阿拉伯糖等也都有相當程度的損失。

多醣類

這是很重要的咖啡生豆組成成分，占了乾物量的40～50％左右。若按照種類區分，**多醣類包括了聚合半乳糖、聚合甘露糖、聚合阿拉伯糖及**

〈咖啡生豆〉　　　　　〈烘焙過〉

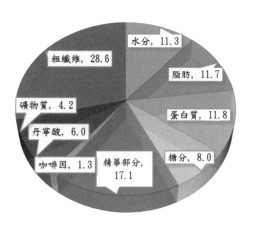
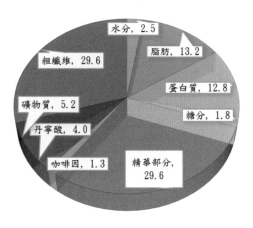

圖5.2 咖啡生豆（左）、烘焙後（右）之成分比（％）

資料來源：中國咖啡網（http://www.kafeipp.com/school/sense/672.html）

纖維素，都是組成咖啡豆質體（詳見第137頁圖5.1）的物質。

即使經烘焙後，多醣類仍會保存一定的量，過去研究發現，烘焙程度的影響並不很大，保留率約在70～75％，以**纖維素**保留率最高，**聚合阿拉伯糖**最低。

■ 果膠及木質素

果膠由多種多醣類結合組成，主要的成分是**半乳糖酸之聚合物**、**俊糖酸**及**鼠李糖**等，含量在3％以上。至於木質素則是植物體利用硫酸及苛性鹼處理後，所剩餘的不可溶性殘渣，也就是**咖啡纖維**。

蛋白質及胺基酸

咖啡生豆的**蛋白質**含量約14.4％，扣除掉咖啡因及葫蘆巴鹼等含氮化合物後，蛋白質的含量則為11.9％左右。

粗蛋白之外，咖啡生豆中也含有多種的酶，例如**脂肪分解酶**（lipase）、**蛋白質分解酶**、**醣類分解酶**、**半乳糖水解酶**及**過氧化酶**等。咖啡生豆約含有0.15～0.25％的**游離胺基酸**，對咖啡風味的影響較大，但對口味的影響則

較低，生豆一旦經過烘焙，其蛋白質的含量會降至約3.0％。

脂質

存在於生豆胚乳中的**咖啡油**（coffee oil）及咖啡豆外層的**蠟質**共同組成咖啡生豆的脂質。

咖啡油含有**三酸甘油酯**及相當份量的其他脂質，但其含量及組成成分會因品種不同而有差異，一般來說，生豆的平均含量約11.5％，即使烘焙，仍有97％左右以脂類等型態保存。

揮發性物質

揮發性物質是掌管咖啡風味的主要來源，影響咖啡品質甚鉅。揮發性物質的種類很多，其存在的狀況會影響咖啡的香氣與品質，烘焙生豆時，由其中的非揮發性物質被切斷或經反應後所衍生。舉凡熱分解或成分間的交互作用，例如**醣類**、**胺基酸**、**有機酸及酚類化合物**等的作用，均會形成咖啡特有的香氣與風味。

此外，影響咖啡揮發性物質成分的因素，還包括豆子品種、氣候、土壤條件、生豆的儲存、烘焙的溫度與

時間，以及烘焙設備等。

　　咖啡生豆必須經過烘焙，才能夠產生我們平常聞到的咖啡香，未經烘焙前是沒有咖啡的特殊香氣。目前已確定生豆中的揮發性香氣經過烘焙後，至少可產生六百五十種以上的香氣，如榛果味、奶油味、焦糖味、青草味、燻煙味、燒焦味、香辛味及苦味等，是所有食品及飲料中揮發性香氣成分種類最多者，另外，烘焙程度也會影響咖啡的風味。

礦物質

　　咖啡豆中的礦物質含量較少，約占4％的咖啡生豆乾物重量，其中以**鉀**的含量最多，約占所有礦物質量的40％，其次是**鈣**、**鎂**、**磷**、**鈉及硫**等，除此之外，還有許多含量在ppm層次的微量元素，如**鋅**、**錳**、**銅**、**鉬**等，共有三十三種以上。

　　對咖啡生豆礦物質含量及種類影響最重大的因素是土壤以及栽培過程中的施肥狀態。

水分

　　隨著不同加工階段及產品，咖啡豆的水分含量有很大的差異，還含膜的濕咖啡豆，其水分含量約50％，經過乾燥的咖啡生豆約為11.5％，烘焙後的咖啡豆水分含量僅剩約4.8％（詳見第137頁圖5.1）。

　　由於咖啡生豆中含有相當份量的水化膠體性大分子物質，如蛋白質及多醣類等，能以多種不同的物理及化學方式結合水分，並存在豆子中。

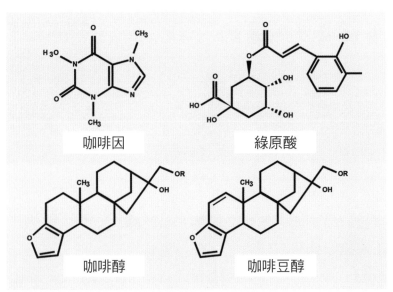

咖啡因　　　　　　　　綠原酸

咖啡醇　　　　　　　　咖啡豆醇

圖5.3 咖啡中重要活性化合物的分子結構

5-2

咖啡豆中的生物活性化合物

咖啡豆裡含有上千種的複雜成分，除咖啡因外，還有包含綠原酸（chlorogenic acid）、咖啡酸（caffeic acid）和內酯類（lactones）在內的酚類化合物（phenols），與包含咖啡醇（cafestol）和咖啡豆醇（kahweol）（圖5.3）的二萜（diterpenes），以及菸鹼酸（niacin；維生素B_3；PP）及其前趨物葫蘆巴鹼（trigonelline）、豐富的維生素B_3、鎂（magnesium）、鉀（potassium）等。目前，較為人熟知及重要的活性化合物是咖啡因、綠原酸和二萜等。

這些成分都會受到處理方式、烘焙、沖泡方法及添加物的影響，包括化合物的含量、作用等會產生變化，所產生的生理效應也不盡相同。尤其要注意，含反式脂肪的奶精、糖等添加物，可能會對健康造成負面影響。

咖啡因 (caffeine)

咖啡豆是最主要的咖啡因來源，而咖啡中的咖啡因含量多寡有賴於咖啡豆的品種與製程，可以說，即使是從同一棵樹採摘下來的咖啡豆，咖啡因含量仍有不同。

不同品種的咖啡生豆，咖啡因含量差異甚鉅，譬如阿拉比卡種的豆子，咖啡因含量平均約1.4％（詳見第137頁圖5.1）。近年來，已有人在爪哇及象牙海岸等地區栽培出低咖啡因品種的咖啡豆，咖啡因含量僅有0.2％。2008年，一名著名的咖啡培植專家在喀麥隆發現天然生長的無咖啡因品種（*Coffea Charrieriana*）。

從精品咖啡的評選來看，咖啡因較低者，通常一般杯測的分數較高，譬如巴拿馬翡翠莊園藝妓已經獲得十數次的國際冠軍；但也有例外，如馬達加斯加咖啡的咖啡因含量雖低，但因口味較顯粗俗，所以不受青睞。

一般來說，一杯咖啡的咖啡因含量，隨著製作的方法不同，如煮沸、過濾、蒸汽濃縮等，從40～300毫克（mg）不等，為了健康起見，一般建議每日的攝取量不宜超過400 mg，咖啡因攝取過量可能會導致中毒。

141

■ 咖啡因（caffeine）是天然的殺蟲劑，應用得宜即成藥物

咖啡因（化學式為$C_8H_{10}N_4O_2$）又名咖啡鹼，是種含氮生物鹼，亦即三甲基黃嘌呤，是天然的殺蟲劑。

在自然界中，有超過數十種植物的果實、葉片與種籽中皆含有咖啡因，能麻痺以這些植物為食的昆蟲，達到殺滅蟲子、保護自己的目的。許多植物的活性成分其實是為保護自己而發展出來的殺蟲抗菌的毒素，然毒本來就可以作藥，眾多藥物量太多會中毒，然只要運用得當，就可以得到想要的藥理作用。

對所有的植物來說，**咖啡因是天然的殺蟲劑**，一旦缺少，植物的抗病力就會變差。而咖啡因之於咖啡既是主要精神所在，卻也是最受爭議的成分。

咖啡因雖無異臭味，但有明顯的苦味，不過咖啡因中的苦味對咖啡的整體氣味來說影響甚微，如低咖啡因咖啡並未因為咖啡因較低就比較不苦，所以並無法藉由苦味來判斷咖啡因的含量。

對人類來說，**咖啡因還是一種中**樞神經興奮劑，能夠暫時驅走睡意、幫助恢復精力，因此，**咖啡因也是世上使用最普遍的精神藥品**。

■ 緊急氣喘可先給患者兩杯濃咖啡並送醫

不同品種的咖啡豆，咖啡因半衰期差異極大，主要與年齡、肝功能、懷孕、同時攝入的其他藥物，以及肝臟中與咖啡因代謝相關的酶數量等有關。**健康成人的咖啡因半衰期約為3～7個小時，當患有嚴重肝臟疾病時，咖啡因代謝變慢，會在人體內累積**。除了生理上的問題外，吸菸等生活習慣也會縮短咖啡因半衰期。

我們攝取的咖啡因95％是由肝臟代謝，主要依賴細胞色素P450（cytochrome P450）氧化酶，特別是1A2異構體（isoform CYP1A2）

咖啡事典

何謂「半衰期」？

半衰期是指某物質的濃度經過某種反應後，減少到剩下原來一半所消耗的時間，是研究藥物反應動力學的一個常用參數。

的作用，少部分則由細胞色素2E1所代謝，代謝後的咖啡因會形成三種二甲基黃嘌呤（methylxanthine），如副黃嘌呤（paraxanthine）、可可鹼（theobromine）及茶鹼（theophylline）等。

茶鹼具支氣管擴張作用，所以發生緊急氣喘（asthma）時，可以嘗試給患者喝兩杯濃咖啡並送醫。咖啡因具有類似支氣管藥物的功效，常喝咖啡者可能較少氣喘發作，而從目前實證醫學（EBM）來看，咖啡因對於呼吸道功能的改善確實有其助益，且作用長達4個小時之久。基於此一特性，進行肺功能檢查前，注意不要喝咖啡。

咖啡因對身體有多系統的影響

咖啡因是腺苷酸受體的拮抗劑（antagonist of adenosine receptors）。人體有腺苷酸（adenosine）及有A_1、A_{2A}、A_{2B}、A_3共四種腺苷酸受體，分布於中樞神經系統、血管內皮、心臟、肝臟、消化道、脂肪組織和肌肉等處，當腺苷酸與腦中受器結合，會使腦活動減緩致昏昏欲睡。

咖啡因的化學結構與人體的腺苷酸結構相似，能作用於腺苷酸同一種受器，促使腦細胞活動增加。再者，腺苷酸受體分布於全身多處，因此，咖啡因對身體具有多系統的影響，但其亦可能再由遺傳、年齡、性別、藥物和其他環境因素所改變。

咖啡因與茶鹼（theophylline）可治療早產兒窒息（apnea）

咖啡因是美國FDA通過對早產兒窒息的藥物，相較於茶鹼，優點更多，例如每日單次給藥、療劑監測範圍較廣，副作用發生的機率低而安全性較高，但藥費相對也較高。

Schmidt醫師在《新英格蘭雜誌》發表一篇關於早產兒的研究。他的研究小組從出生時體重從500～1250公克的2,006名早產兒中隨機挑選963名嬰兒接受咖啡因療法，其他嬰兒則接受安慰劑治療，結果發現，以咖啡因治療這些早產兒的窒息時，可同時降低支氣管肺發育不良（bronchopulmonary dysplasia）的問題，但咖啡因治療組中的寶寶暫時在體重上增加的較少。

部分較大的早產兒，接受咖啡因療法時，較不需要氧氣，也比對照組的寶寶提早一週脫離呼吸器、氣管插管和補充氧氣等照護措施。

後來，Schmidt醫師繼續追蹤18～21個月，發現咖啡因治療組的早產兒存活率不但提升，且較無神經發育方面的障礙。

咖啡因與茶鹼一樣，對早產兒呼吸暫停及心跳過緩都有類似的短期效應，不過茶鹼毒性較咖啡因高，因此咖啡因擁有較理想的治療優勢，但小於28週的極早產兒（extremely preterm infants）需要較高的咖啡因劑量，因此還是需要再做進一步的臨床試驗與評估較理想。

以咖啡因檢驗水污染

瑞士Wadenswil聯邦研究所的Buerge在《Environmental Science and Technology》雜誌上，發表利用當地湖泊及河流中殘餘的咖啡因含量，追蹤水污染及廢水處理的結果。由於咖啡因非常穩定，在自然環境中並不會像處方藥物、化妝品、牙膏等物質容易分解，即使經過廢水處理，所殘留的濃度仍足以供化學分析，因此很適合作為追蹤水污染的指標。

根據他們的研究發現，從污水中的咖啡因殘餘量，就可以判斷有多少未經處理的家庭廢水流入湖泊或河川中。在蘇黎士附近的Greifensee湖中，他們發現咖啡因殘餘量較正常值高出五倍之多，顯示有大量未經處理的廢水被直接排放到湖泊中。

過去，科學家們都是透過排泄物中的細菌追蹤家庭污水排放流向的指標，然而，這類細菌的來源包括人類及其他野生動物或農場，所以追蹤結果並不可靠。目前，這種方法已逐漸被廣泛地使用於廢水處理及排放的追蹤與研究中，如美國地質調查中心的Dana Kolpin就透過追蹤廢水中咖啡因及其他家庭廢棄物的含量，來研究水污染的問題。

咖啡因是蝸牛的剋星

美國太平洋流域農業研究中心（US Pacific Basin Agricultural Research Center）的Robert Hollingsworth等人**發現咖啡因（caffeine）可有效驅除蛞蝓和蝸牛**，是相當不錯的一種驅逐劑。

他們的研究結果顯示蛞蝓會避開噴灑過0.01～2.0％咖啡因的甘藍菜葉，而暴露在0.5～2.0％咖啡因中的蝸牛則會在96個小時內死亡。

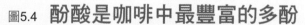

雖然，咖啡為何能殺死軟體動物的機制目前仍不明朗，但據判斷，極可能是藉由釋放神經元內部的鈣離子，增長動作電位（action potential）持續的時間，導致軟體動物全身肌肉不協調及扭曲而死亡。面對國內的福壽螺農害，農民或許可嘗試看看，使用咖啡因進行防治。

綠原酸（chlorogenic acid）

如前所述，咖啡中富含多酚類，包括類黃酮（flavonoids）、酚酸（phenolic acids）、木酚素（lignans）和二苯乙烯（stilbenes）等（圖5.4），酚酸及其衍生物綠原酸的含量尤其豐富。多酚類具有抗氧化的作用（antioxidant）。

綠原酸是由酚酸代謝的咖啡酸及阿魏酸，加入奎寧酸所形成，是**咖啡酸澀苦的來源**。生豆中的綠原酸含量約9.6％，但在烘焙過程中會被破

圖5.4 酚酸是咖啡中最豐富的多酚

酚酸代謝形成咖啡酸及阿魏酸，加入奎寧酸即成綠原酸。

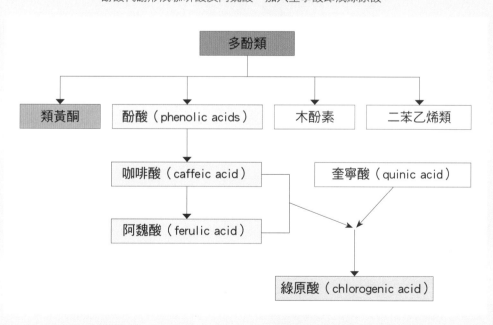

圖5.5　綠原酸的代謝

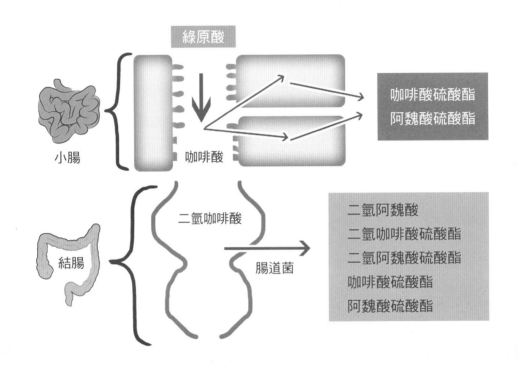

壞，約半數的綠原酸會消失，烘焙後含量會降至4.8％左右（詳見第137頁圖5.1），形成內酯，結合在非酸性奎寧內酯，其作用尚不清楚，就目前所知，主要在小腸和結腸代謝，腸道菌扮演著相當重要的角色（圖5.5）。隨著烘焙及飲用量的不同，每次約可攝入20～675 mg綠原酸。

咖啡是美國人飲食中抗氧化物來源的第一名

帶有成對電子的原子或分子較穩定，而自由基只有一個不成對的電子，所以相當不穩定，會從其他物質搶奪電子，以讓自己成為穩定的物質，這個現象即稱為「氧化」。

數量受到控制的自由基對人體是有益的，可以幫助傳遞維持生命活力的能量、幫助殺菌與排除毒素，然而，數量一旦失去控制，就會為人體帶來傷害，導致正常細胞和組織損

壞，從而引發多種疾病，如心臟病、癡呆症、巴金森病和癌症等。

陽光輻射、空氣污染、抽菸、農藥等都會使人體產生過多的自由基，所幸自然食物中有許多抗氧化物質，譬如咖啡，可以對抗自由基的傷害。

美國是全球咖啡消費量最大的國家，Warner發現美國人的飲食中，從咖啡獲得的抗氧化物比其他食物或飲料還多。**美國人飲食中抗氧化物的前十名食物依序是咖啡、紅茶、香蕉、乾燥的豆子、玉米、紅酒、啤酒（淡啤酒）、蘋果、番茄、馬鈴薯**，另外，有些食材，如紅莓及紅葡萄等的抗氧化劑含量比咖啡多，但美國民眾食用量不多，所以未能上榜，但食用量少。

Brezová曾以電子順磁共振（electron paramagnetic resonance；EPR）證明咖啡的抗氧化作用，Svilaas亦曾比較咖啡、酒及蔬菜的抗氧化來源，結果也是咖啡拔得頭籌。

二萜（diterpenes）

■ 咖啡脂肪的主要來源

二萜中的咖啡醇、咖啡豆醇是咖啡脂肪的主要來源，隨著沖泡方式的不同，濃度差異甚大，其含量如表5.1所示。膽固醇約0.4～8.9 mg/dL（5杯／天），三酸甘油酯約<0.65～9.1 mg/dL。

有研究發現，**濾泡式咖啡（filtered coffee）較不容易造成血脂肪**

表5.1　**咖啡醇和咖啡豆醇濃度和日飲5杯咖啡的血清膽固醇**

	咖啡醇 mg/cup	咖啡豆醇 mg/cup	膽固醇 5 cups/日	三酸甘油酯 5 cups/日
斯堪的納維亞（n = 14）	0.6～9.7	0.8～11.7	7.0	7.2
土耳其／希臘（n = 11）	0.4～0.8	0.08～8.6	8.9	9.1
法式壓濾（n=5）	1.8～4.4	2.1～6.4	8.1	8.5
義式咖啡（n = 10）	0.2～2.2	0.16～3.12	3.5	3.3
新加坡（過濾浸泡n=14）	0.02～0.23	0.01～0.06	0.4	<0.65

※ 一杯（cup）= 120 mL。膽固醇及三酸甘油酯單位為 mg/dL。「n」表示個案數。

上升，非濾泡式的咖啡，其咖啡醇可能是造成高血脂的原因之一；而即溶或三合一咖啡中的糖、奶精及其他添加物則是主要的脂肪來源。

葫蘆巴鹼（trigonelline）

葫蘆巴鹼為無色的結晶體，具吸水性，水溶性極佳，具有低程度的生理作用，主要作用為中樞神經系統、膽汁之分泌及腸道之蠕動。

葫蘆巴鹼對咖啡品質的影響不大，雖然是咖啡苦味的來源之一，但苦味僅為咖啡因的四分之一，存在量很少，因此對於咖啡風味影響不大。

葫蘆巴鹼在烘焙過程中會快速分解，按照烘焙溫度及時間的不同，損失率約為50〜80％之間。烘焙之後，葫蘆巴鹼會分解、產生多樣的化合物，包括非揮發性的菸鹼酸及另外二十九種揮發性物質，後者目前已被鑑定出九種為含咖啡香氣物質。

據說，葫蘆巴鹼可用於糖尿病的治療，但根據「除去咖啡因（decaffeinated）的咖啡研究」發現並無此一功效；也有研究發現葫蘆巴鹼具有避免細菌黏附牙齒，保護牙齒免遭細菌侵蝕的作用，但切莫因此而大量飲用咖啡，因為長期飲用咖啡亦容易造成牙齒色素沉著（即所謂的咖啡牙），影響美觀。

菸鹼酸（niacin）

■ 菸鹼酸是降血脂藥但副作用多

菸鹼酸（niacin、nicotinic acid、維生素B$_3$、維生素PP；分子式為C$_6$H$_5$NO$_2$）首次出現於Hugo Weidel在1873年對尼古丁的研究中。

菸鹼酸具耐熱特質，是人體必需的十三種維生素之一，屬於水溶性維生素，在人體內會轉化為菸鹼醯胺。菸鹼醯胺是輔酶Ⅰ和輔酶Ⅱ的組成部分，參與體內脂質代謝，組織呼吸的氧化過程和糖類無氧分解的過程，可以幫助體內囤積的脂肪代謝掉，雖然在咖啡生豆中的含量很少，但只要經過烘焙，就會增加。不過，有研究發現，在高溫下，菸鹼酸會繼續分解為具揮發性的化學物質，因此實際的增加量並不多。

菸鹼酸是一種降血脂藥，可降低總膽固醇、三酸甘油脂、低密度脂蛋白、極低密度脂蛋白，是提升高密

度脂蛋白膽固醇最有效的藥物，副作用是顏面潮紅、皮膚搔癢、肝功能異常、噁心、嘔吐、腹瀉、增加胰島素抗阻性、對血醣值影響不良，以及高尿酸血症誘發痛風發作等，所以目前使用較不普遍。

■ 咖啡可提升脂聯素及降瘦體素

脂聯素（adiponectin）是由脂肪細胞（adipocytes）分泌的一種內源性生物活性多肽或蛋白質，是種胰島素增敏劑（insulin sensitizer），根據動物研究，發現能改善小鼠的胰島素抗性（insulin resistance）與動脈硬化症；對人體的研究也發現，**脂聯素能預防代謝症候群和冠心病，並能夠抑制腫**瘤壞死因子（TNF）的生成與釋放，具有抗發炎作用，臨床試驗裡表現出抗代謝症候群、抗動脈粥樣和炎症的潛力。Yamashita發現**喝咖啡可提升脂聯素**，喝越多、濃度越高，杯數間達統計學上顯著差異（$p=0.005$）（p是機率的簡寫，當小於0.05表示組間有統計學上顯著差異，數值越小差異越大，反之大於0.05則表示組間沒有統計學上顯著差異）（圖5.6）。

瘦體素（leptin）是由169個胺基酸所組成的蛋白質，是由脂肪細胞所分泌的一種神經激素（neuroendocrine）荷爾蒙，具有廣泛的生物學效應，如調節脂肪儲存，加快生物的新陳代謝，其中較重要的是作用於下視丘，

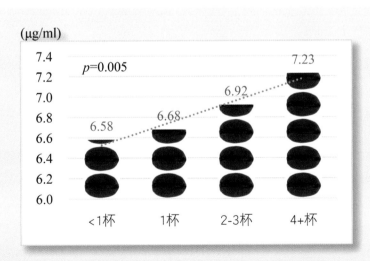

圖5.6 每日喝咖啡杯數與脂聯素的相關。$p<0.05$表示達統計學上顯著差異。

可以有效抑制食慾。

當脂肪細胞吸收過多卡路里時，我們的身體就會自動釋放瘦體素於血清中，降低食慾、增進代謝效率與能量消耗，藉此維持身體脂肪含量的平衡。健康人之所以能維持正常體重，有賴於能量攝取與消耗達到平衡，而能量的攝取與消耗必須依靠下視丘調控。

一般而言，肥胖者血清中的瘦體素會比正常人高，但濃度卻與體脂肪成正比，換句話說，就是大部分肥胖者對於內生性的瘦體素感受性下降，阻抗較高，導致瘦體素大量生成，一般來說，對正常人注射瘦體素，可讓體重下降，但只有少部分的肥胖者會有體重下降的反應，這可能是由於肥胖者有瘦體素阻抗現象（leptin resistance）之故，若以士兵對應敵人來說明，即是本來一個士兵可以打敗一個敵人，阻抗則表示需要兩個以上的士兵才能夠打敗一個敵人。

血清中瘦體素的上升除與肥胖有關外，與過度飲食、胰島素抗性、高血脂症及高血壓也有關係。Michael等人發現，如果**瘦體素的濃度增加一個標準差（SD）**，**則日後得到心血管疾病的相對危險性便會增加1.18倍**。Yamashita發現喝咖啡可降低瘦體素，且隨著杯數增加下降亦越多，不過杯數間並未達統計學上顯著差異（$p=0.27$）（圖5.7）。

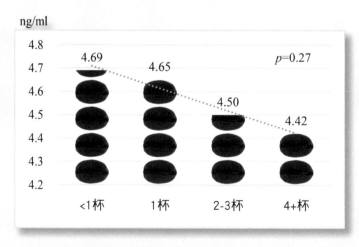

圖5.7 每日喝咖啡杯數與瘦體素的相關。$p>0.05$表示未達統計學上顯著差異。

CHAPTER 6

咖啡對健康的影響

咖啡已不再只是一種咖啡而已，過去喝咖啡較象徵時髦及身份地位，現今生活水準提高，喝咖啡已快成了全民運動，可取代喝酒，而成為更健康及安全的交際行為。

咖啡可有視覺感受，如拉花、嗅覺如香味享受、如酸甜苦鹹味四大基本味覺的平衡及餘韻的回甘，可添加牛奶、茶、巧克力、水果、蜂蜜及甜酒等加以調味。咖啡不僅是一種飲料，也是一種情調氛圍，在昏暗的場所，火焰咖啡能營造出浪漫的氣氛，可獨樂樂，亦可眾樂樂。

咖啡還可以提神醒腦、思路清晰，有助於動脈擴張、增加血液流量、有利尿作用，並可以緩解頭痛症狀、幫助減肥等，甚至還有部分抗癌效果。不過，咖啡也不是完全只有優點，咖啡喝多了或喝到品質不好的咖啡，也可能導致胃食道逆流、中老年婦女的骨骼疏鬆症，甚至可能引發某些癌症等，有些人還會出現心悸及影響睡眠的情形，也會與某些藥物有交互作用，不宜併服。

由於咖啡因具刺激及依賴作用，所以過去認為喝咖啡不健康，但隨著植化素的研究，發現咖啡確實擁有不少好處，**營養學家強尼・包登將咖啡列為地球上最健康的一百五十種食材之一**，然而目前雖然已有不少相關的研究，但皆未有較嚴謹的長期臨床對照，所以還無法真正確認咖啡與疾病間的因果關係。

本章將針對部分身體疾病，如心血管疾病、糖尿病、肝膽道疾病、神經系統疾病、其他身體病變、癌症、心理、心靈、社會活動及其副作用等做一討論。

6-1

咖啡為百藥之王

10世紀初，阿拉伯名醫雷澤斯（Rhazes）所著的波斯綜合醫學書《醫學集成》中記載：「自古以來，原生於非洲的bunn種籽（即現今的咖啡）搗碎後煮出來的汁液（稱為bunncom的麥桿色液體）對胃部有顯著

療效」！

中亞的波斯名醫阿維森納（Avicenna）也在書中寫道：「**覺得嘔心想吐時，可以喝咖啡**」。可見在很久以前，咖啡即被當作藥物使用。

日本的藥學博士岡希太郎亦喻咖啡為**百藥之王**。

咖啡因可提升身體能量來源

咖啡中的咖啡因代謝物具有以下的作用，例如：

- 抑制磷二酯酶（phosphodiesterase；PDE），使環狀腺苷酸（cyclic adenosine monophosphate；cAMP）上升，而有強心作用。

- 為中央及周邊神經系統腺苷酸受器的拮抗劑（adenosine receptor antagonist），可減少腺苷酸的神經及心臟抑制作用。

- 促進兒茶酚胺（catecholamine）釋放。

環狀腺苷酸是一種細胞內很重要的信息傳遞分子，稱為細胞內信使（intracellular messengers）或第二信使（second messengers），由腺苷酸環化酶（adenylate cyclase）催化腺苷三磷酸（ATP）生成，而ATP為身體能量的來源。環狀腺苷酸可由PDE水解成不具活性的5'AMP，其中PDE可由咖啡因抑制，因此咖啡可提升環狀腺苷酸濃度，使提升ATP（詳見第154頁圖6.1）。

咖啡香能提振心靈健康

芳香療法可療癒身心，因此在坊間頗受歡迎，但芳香對人的作用尚有許多部分還不明朗，且較少人在研究。目前有些是用腦波的 α 波進行實驗，其依序讓受試者聞剛磨好的咖啡豆、檸檬油和蒸餾水，同時測量腦中

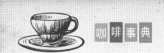

咖啡香中的特別成分——2.5-DMP

咖啡的芳香中，有一種與動物本能有關的2.5-DMP（2.5-二甲沕啶），是一種強烈的雌性費洛蒙，野生雌鼠的尿液裡面也有同樣的物質，目的是讓其他雌鼠聞到後不會發情，使其能獨占雄鼠，這不免令人想到，若把烘焙咖啡渣撒在雌鼠出沒處，或許就能抑制老鼠繁殖。對人類來說，2.5-DMP有什麼作用還是未知數。

的 α 波，結果發現聞咖啡香時，出現的 α 波特別強勁，一杯咖啡也許能療癒情緒，讓人放鬆下來，再者，也有研究發現咖啡香不只純粹讓人放鬆心情，也能保持腦部清晰，此可能是揮發性的美拉德化合物的咖啡香成分所致。

咖啡香能提振心情，但尚缺乏醫學證據，此芳香療效未來或許可能成為受矚目的心靈（spiritual）健康處方。

咖啡抗氧化物有益健康

咖啡中的部分物質具有抗氧化作用，對健康可能有益，如包含咖啡酸及綠原酸的多酚類（polyphenols），可抑制去氧核醣核酸（DNA）的甲基化，強化腫瘤抑制基因及DNA修復酶變多，加強DNA的修復能力。但有些用來增添咖啡風味的添加物，如含反式脂肪（trans fat）的奶精，反而可能對健康造成負面影響。

圖6.1 咖啡因、環狀腺苷酸（cAMP）與肝醣的代謝

咖啡因可抑制磷二酯酶（PDE），提高環狀腺苷酸濃度。

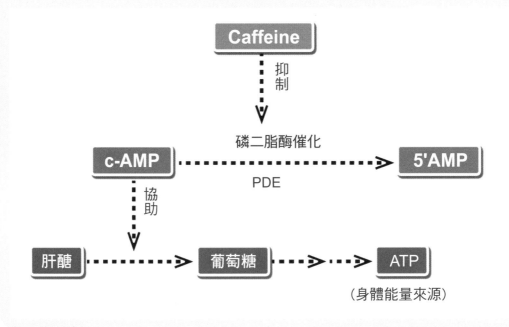

奶精（non-dairy creamer）的主要成分是經過氫化的植物油、玉米糖漿、酪蛋白、香料及食用色素等，其中氫化植物油含有許多反式脂肪酸，可能會增加罹患心血管疾病，目前有些廠商為了健康取向，將油脂改用非氫化油脂，則較沒有反式脂肪含量的問題。

除了咖啡因外，咖啡還含有多種複雜的成分，且咖啡因拮抗的腺苷酸受體分布於全身各處，因此其作用是多器官、多系統，但可能再由遺傳、性別、年齡、其他藥物和環境因素所改變，此為**健康輪**（wellness wheel）的概念，以下就咖啡對身體的影響做一說明。

目前咖啡對疾病影響的研究主要在於生理方面，少數是關於心理，而心靈及社會方面的研究則較少。有關生理、心理、心靈及社會（biopsychospiritosocial；BPSS）的健康輪概念，請參考（附錄2）〈健康與疾病四面向模型圖〉。

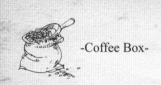
-Coffee Box-

醫生的咖啡消費情形

Giesinger等人曾對瑞士某教學醫院的不同科別醫療人員的咖啡消費情形進行研究，共有766 位（男性425位、女性341位，包括內科201位、一般外科76位、麻醉科67位、放射科54位、骨科48位、婦科43位、神經內科36位、神經外科23位、其他專科96位參與），其中84%（644位）醫療人員曾買過咖啡，在2014年，共消費了70,772 杯咖啡，其中以骨科醫師的消費量最多，次為放射科及一般外科，而麻醉科最少。

此項研究發現醫生常藉咖啡提神，消費情形為男性明顯多於女性，資深（>5年）多於資淺，部門主管多於年輕醫生。

咖啡對血脂肪有利亦有弊

咖啡對於血脂的保護作用，譬如可以降低低密度脂蛋白膽固醇／高密度脂蛋白膽固醇（low density lipoprotein cholesterol；LDL-C／high density lipoprotein cholesterol；HDL-C）比值及降低氧化態的ox LDL-C；至於咖啡對於血脂的傷害作用則如提高總膽固醇、LDL-C及三酸甘油酯，但目前尚且沒有確實有利或傷害的明確結論。

載脂蛋白B（apolipoprotein B；

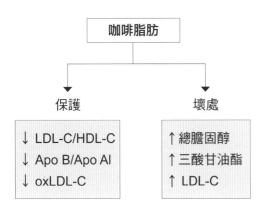

圖6.2 咖啡在血脂的保護或傷害
咖啡在血脂尚沒有確實有利於保護或傷害的明確結論。

LDL-C：低密度脂蛋白膽固醇。
HDL-C：高密度脂蛋白膽固醇。
oxLDL-C：氧化態低密度脂蛋白膽固醇。

apo-B）是低密度脂蛋白膽固醇中的主要結構蛋白，Apo Al則是高密度脂蛋白膽固醇內的主要成分，Apo B/Apo Al下降即表示具有保護作用（圖6.2）。目前有些觀察性研究發現飲用土耳其式或即溶咖啡（instant coffee）並不會導致高血脂，有些研究亦發現喝咖啡並搭配低強度運動，可以增強人體在運動後的脂肪氧化。

Miyake曾研究4587位年齡介於48～56歲之間的日本男性，發現喝沖煮式咖啡不會影響血脂肪，但喝即溶咖啡則會導致低密度脂蛋白膽固醇升高，三酸甘油酯會下降，究其原因，低密度脂蛋白膽固醇升高可能與無過濾、加入大量的糖及奶精等有關。

咖啡有助減重，但過量無益

2006年，Lopez-Garci等人針對18,417名男性及39,740的女性醫護人員進行為期12年的世代追蹤研究（cohort study），利用問卷收集參與者的咖啡因攝取量，結果發現男、女性的咖啡因攝取量平均逐年上升。排除年齡的因素後，發現男女中有增加咖啡因攝取者的平均體重低於無增加攝取

者，排除研究初時的身體質量指數（BMI）、熱量、營養攝取、吸菸、酒精及運動量等干擾因子後，發現男性的體重與咖啡因攝取無相關，女性的體重則有些許的減輕（平均減輕0.35公斤）。

另外，此一研究也發現**飲用低咖啡因者，體重與咖啡因攝取量有減輕的趨勢，顯示除了咖啡因外，咖啡中有其他的成分有助於減輕體重。**

過去有諸多動物試驗結果顯示綠咖啡豆萃取物可以降低BMI或體重。2012年，Vinson等人以隨機分派、雙盲、交叉設計研究，分別讓參與者食用綠咖啡豆（生豆）萃取物（green coffee extract；GCE），此產品包含了綠原酸及咖啡因，受測對象為介於22～46歲的8位男性與8位女性，隨機分為三組，分別服用6週的高劑量（1050mg）、低劑量（700mg）綠咖啡豆萃取物及安慰劑。第一次研究結束，測量每位參與者的體重、體脂肪、BMI、心跳數及血壓淨空時間（未服用任何咖啡），如此才可完全排除前一研究的效用。經過2星期的淨空時間（wash-out period）後，再依照相同步驟，繼續交叉進行6週，並分別

在第0（即正式測試前）、6、8、14、16、22週進行訪談。測試期間，除了固定測量體重外，也確保每位參與者是否按照研究規定執行飲食、運動。

研究結束後，所有參與者在體重、BMI、體脂肪、心跳數各方面的平均數值都顯著降低，而高劑量與低劑量組的體重、BMI也都明顯下降，而安慰劑組無顯著差異。其中，高劑量組與低劑量組的下降幅度並無顯著差異，顯見較大劑量並不會帶來較好的效果。

另外，Onakpoya等人利用統合分析的方法研究綠咖啡豆萃取物對人體的影響，發現綠咖啡豆萃取物可降2.47公斤（95%CI 0.72-4.23）的體重，但其分析的研究具有明顯偏差（bias），並且僅發現三篇文獻。

目前發現咖啡的減重效果可能來自於咖啡生豆中的綠原酸，其具有抑制葡萄糖吸收的功能，可間接促進環狀腺苷酸（cAMP）上升，經由許多作用活化蛋白質激酶A（PKA）及三酸甘油酯脂解酶（lipase）的作用，減少脂肪細胞堆積，達到減重功效。但咖啡豆經過烘烤後，大部分的綠原酸會被分解，所以要靠咖啡減重，可能只能吃生的咖啡豆，或喝較淺焙的咖啡。

咖啡與身體、疾病的關聯

咖啡與頭痛（headache）

咖啡因能提高止頭痛藥的功效，並能使身體更快地吸收某些藥品，縮短這些藥品開始作用的時間，因此很多非處方治療頭痛的藥品中，咖啡因常和其他基本的止痛劑做成複方。

咖啡因也與麥角胺一起使用，治療偏頭痛和集束性頭痛（cluster headache），也能克服由抗組胺劑帶來的睡意，但咖啡因戒除最常見的症狀也是頭痛。

目前有實證醫學證據者如布洛芬（ibuprofen）200毫克及咖啡因100毫克的併用最具效果，其鎮痛需要治療人數（number needed to treatment；NNT）值最低，NNT越低代表效果越好。所以，或許止痛藥加上一杯溫熱的濃咖啡或咖啡因藥片，就可以讓較低劑量的止痛藥提供良好的急性鎮痛效果。

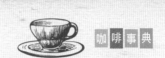

咖啡事典

咖啡的作用

● **止痛作用**：咖啡醇（cafestol）可產生內源性阿片胜肽（endogenous opioid peptides），具有類似嗎啡導致周邊組織的鎮痛作用，只需要微量，就有極強的生理功能及活性，同時由於分子極小，因此很容易被人體完全吸收，在實驗室中對白老鼠的鎮定效果研究發現可長達4小時。

● **提神醒腦**：Mets及Philip等研究發現夜間行駛高速公路的司機，來杯咖啡或是小憩片刻，可以增進行車安全。目前有實證醫學證據說明咖啡因可用於改善輪班工人（shift workers）的工作效率，但尚沒有其對於傷害預防效果的研究。

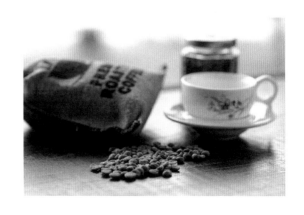

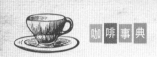

咖啡加酒更提神？小心機能飲料的致命吸引力

喝酒可造成γ-谷氨酸轉移酶（GGT）升高，而喝咖啡會下降γ-谷氨酸轉移酶，因此有認為喝酒者應再加喝咖啡的論述，不過在1991年時，瑞典有民眾在飲用含有咖啡因的機能飲料後不久，即因不明原因暴斃，其中有兩人是將飲料混合了高酒精濃度的伏特加，另一人則是在激烈運動後純喝該機能飲料，推測可能與高劑量咖啡因有關，因此中華民國消費者文教基金會提醒，提神飲料含有咖啡因，若再喝高酒精濃度的酒宜小心，而咖啡雞尾酒含酒精量不多，不喝太多應較無礙。

機能飲料含有非酒精類成分，並具有一些特殊配方，又稱功能飲料，如康貝特、愛肝、保力達B、白馬馬力夯及保力達蠻牛等，部分含有咖啡因，所以喝咖啡時要注意其含量，以免過量。

咖啡與生髮

男性與女性之所以發生雄性禿（androgenetic alopecia），是由於生長頭髮的毛囊暴露在過多的男性荷爾蒙二氫睪固酮（dihydrotestosterone；DHT）下，當血液中含大量的二氫睪固酮，毛囊會收縮，壽命也比較短。

目前，治療禿髮（alopecia）的藥物，如塗抹用藥米諾地爾（minoxidil）、安體舒通乳液（spironolactone）、口服藥物非那斯特萊（finasteride；propecia；柔沛）或注射類固醇等。

近來，有研究發現咖啡因可抑制睪固酮對角質形成細胞（keratinocyte）增殖的負面影響，此外，咖啡因可快速地滲透穿過毛囊，所以可配製成洗髮用品，在德國已經研發出咖啡因乳液，希望藉由把咖啡因塗抹在頭皮上或透過咖啡因洗髮精，刺激頭髮的成長。

咖啡與眼睛疾病

有研究發現咖啡因可緩解乾眼症（dry eyes），但會升高眼壓（intraocular pressure）。

Arita發現咖啡因可能會刺激淚腺分泌，同時也可能會增加唾液、消化液以及其他分泌物，不過目前仍無法解釋為什麼服用咖啡因會增加眼淚量，需要再做進一步的研究。

近來，有報導指出長期熬夜、喝咖啡，易致眼壓升高。早在1955年及1964年即有關於咖啡與眼壓的研究，2012年Pasquale發表的大型前瞻性研究亦觀察到重度咖啡飲用者與青光眼（exfoliation glaucoma）有正相關。此外，Jiwani的統計學分析研究也發現喝一杯含182毫克咖啡因的咖啡確實會增加眼壓，但可能不影響臨床表現，表示喝咖啡宜適量，建議熬夜時，不要喝超過2杯咖啡。

咖啡與耳鳴（tinnitus）

美國波士頓布萊根婦女醫院（Brigham and Women's Hospital）的耳鼻喉科醫生Glicksman從1991年開始追蹤65,085名30～44歲的女性，時間長達18年，結果發現**咖啡喝較多的女性，發生耳鳴的機率較低**。

研究個案中，共有5,289人出現耳鳴症狀，研究顯示，比較每天喝1杯半以下（約含<150 mg咖啡因）和每天喝4.5～6杯咖啡（約含450～599 mg咖啡因）及6杯以上咖啡的女性，出現耳鳴的風險分別可降低15%（0.85, 95% CI 0.76-0.95）及21%（0.79, 0.68-0.91），但是為何會如此，尚不得而知（圖6.3）。

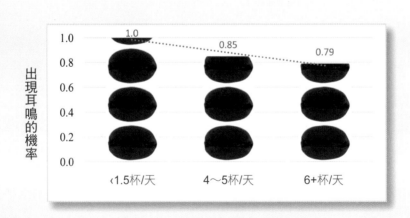

圖6.3 咖啡預防耳鳴的相對風險比
1.0=100%、0.8=80%……，係為相對值，表示<1.5杯／天為1.0（100%），其餘與它比較，4～5杯／天只有0.85（85%），表示可下降15%。

咖啡與腦中風（cerebrovascular accident；CVA；stroke）

　　每日飲用咖啡可降低男性腦微量出血的風險。Liebeskind發現飲用較多量咖啡可降低中風發病率，但Mostofsky以社區為基礎的世代研究發現，重度飲用咖啡與蛛網膜下腔出血（SAH）有關。有些統合分析研究發現咖啡會降低10～20%中風的風險，其降低的風險呈現J型的劑量關係（圖6.4）。但另一項統合分析研究卻發現，不常喝咖啡者，咖啡反而可能短暫提高中風的風險（第162頁表6.1）。

　　此外，最近的動物研究發現綠原酸對大鼠大腦動脈有保護作用，進一步研究，發現綠原酸和其代謝產物二氫咖啡酸（dihydrocaffeic acid；DHCA）對局部缺血誘發的神經元損傷和腦水腫具有保護作用。

咖啡與牙齒疾病

　　Bharath等人研究評估純綠咖啡豆提取物對牙周細菌抗菌活性，結果發現其萃取物對致病菌牙齦卟啉單（Porphyromonas gingivalis）、中間普氏菌（Prevotella intermedia）、具核梭桿菌（Fusobacterium nucleatum）和放線桿菌（Aggregatibacter

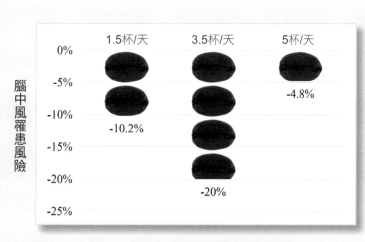

圖6.4 每天喝咖啡降低腦中風的風險

每天喝咖啡降低腦中風的風險呈現J或U型的劑量關係。

actinomycetemcomitans）等具有抗菌活性，因此建議咖啡可作為在牙周病的輔助治療。

咖啡與高血壓（hypertension）

咖啡因可以在短時間內造成升壓作用，對於較不常接觸咖啡的人及高血壓患者，咖啡因更容易造成血壓上升，但由於咖啡中的其他成分，例如綠原酸會降低血壓，所以對血壓的影響可能有限。

其次，咖啡因對血壓、心率、兒茶酚胺和腎素具有耐受性，因此有些研究發現長期喝咖啡並不會造成血壓升高。Rhee等人對於停經後婦女的研究，也發現不管是喝含有咖啡因的咖啡或無咖啡因的咖非，都不會造成血壓升高問題。

咖啡事典

綠原酸能幫助血壓降低

綠原酸具有抗氧化作用，並能夠改善血管內皮功能和減少血壓升高，相關統合分析（meta-analysis）研究發現，綠原酸可以顯著降低收縮壓和舒張壓。

人體對咖啡的耐受性很快就發生

談及咖啡對健康的影響，首先要考量人體對咖啡的耐受度（tolerance）。1981年前的研究發現，在服用咖啡因4天至5天，血壓、心跳速率、兒茶酚胺和腎素（renin）即有耐受性。但並非每個人皆是如此，根據對於雙胞胎的比較研究，推測此個體間的差異可能與遺傳有關。

表6.1　**不常喝咖啡者，咖啡反可能短暫提高中風危險性**

飲品種類	相對危險性（95% CI）	顯著性（p）
咖啡	2.0（1.4～2.9）	<0.001
茶	0.9（0.4～2.0）	0.85
可樂	1.0（0.4～2.4）	0.95

p 值越小表差異越顯著。

咖啡與心血管疾病 (cardiovascular disease；CVD)

過去一系列關於實驗或與血壓變化、血脂肪及胰島素抗性的咖啡臨床研究，引發許多關於咖啡和心血管疾病（CVD）的探討，如冠狀動脈心臟疾病（coronary heart disease；CHD）或中風。

因咖啡及咖啡因對於血壓的急性影響，如咖啡可能短暫提高中風危險性，導致大眾普遍認為咖啡是有害的，但目前有統合分析研究發現**咖啡具有可降低10～20%的中風危險性，及減少罹患糖尿病的風險等優點**。

根據Ding等人針對咖啡與心血管疾病（CVD）風險的統合分析，該項研究涵蓋了36個前瞻性研究，共1,279,804 個個案，其中有心血管疾病36,352人（其定義之心血管疾病風險為冠狀動脈疾病、中風、心衰竭及心血管疾病死亡），結果發現咖啡的飲用與心血管疾病風險為一非線性關係，以每天喝5杯咖啡（重度飲用量）、每天喝3.5杯咖啡（中度飲用量）、每天喝1.5杯咖啡（輕度飲用量）與每天不喝咖啡的族群比較，其得到心血管疾病風險的相對風險值（relative risk；RR）分別為0.95（95% CI, 0.87-1.03）、0.85（95% CI, 0.80-0.90）及0.89（95% CI,0.84-0.94），這樣的結果乃形成J型（U型）曲線（中庸之道），表示**適度的咖啡飲用量，可以顯著降低心血管疾病風險，每天喝3.5杯咖啡有益心血管疾病，再多則無益**。

Urgert等以隨機對照臨床的小型研究，分析了年齡介於18～53歲之間的26位（包括10位男性及16位女性）健康人，每天給予70克咖啡／1公升水（相當於6大杯的濃咖啡），結果發現26位中有24位的半胱氨酸（homocysteine）在4週後皆提高，而高半胱氨酸濃度會增加罹患心血管疾病的風險。所以，**對心血管疾病的預防而言，咖啡的飲用宜適量**。

＊註：本書中提到的相對風險值0.85，表示與另一組比較為0.85:1，亦可說減少15%。95%信賴區間（95% CI）表示可涵蓋95%參與者的風險值範圍，若區間值包含1.0，表示未達統計學上顯著差異，機率（p）會≥0.05，反之，未包括1.0，表示達統計學上顯著差異，其機率（p）會<0.05。

咖啡與心臟疾病

■冠狀動脈心臟病（coronary heart disease；CHD）

有些病例對照研究（case-control studies）發現咖啡與冠狀動脈心臟病有關，但有些世代研究（cohort studies）發現結果差異頗大，最後經統合分析研究，才發現咖啡並不會影響心臟健康（圖6.5），甚至有研究發現咖啡對於女性具有心臟保護效果，其相對風險值（relative risk；RR）為0.82，數值小於1.0，表示風險較低，95%信賴區間（confidence interval；CI）為0.73-0.92（$p < 0.001$），此區間數值未包含1，表達統計學上顯著差異。換言之，適量飲用咖啡可保護女性心臟。

Choi發現適量飲用咖啡者，臨床冠狀動脈粥樣硬化的發病率較低，以後無明顯臨床的心血管疾病，此可能與喝咖啡者之血管壁內較少有鈣質累積有關。

■心臟衰竭（heart failure）

Mostofsky統合分析了140,220參與者，其中有6,522人有心臟衰竭的問題。該研究發現與不喝咖啡的人相較，心臟衰竭相對危險度為每天喝1～2杯咖啡者可降低4%風險（0.96, 95% CI 0.90-0.99）、每天喝2～3杯者可降低7%（0.93, 95% CI 0.86-0.99）風險、每天喝3～4杯者降低10%（0.90, 95% 0.82-0.99）風險、每天喝4～5杯者則可降低11%（0.89, 95% CI 0.81-0.99）風險，其餘飲用量的風險卻反而上升（圖6.6）。

可見喝咖啡量對心臟衰竭的影響呈現非線性關係，是J形（J-shaped）劑量效應（dose-effect），**每天喝3～5**

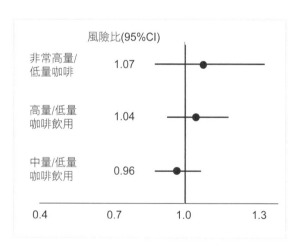

風險比(95%CI)

非常高量/低量咖啡	1.07
高量/低量咖啡飲用	1.04
中量/低量咖啡飲用	0.96

0.4　0.7　1.0　1.3

圖6.5 不同類別的咖啡飲用量和冠狀動脈心臟病的相對風險值

*相對風險比數值小於1.0，表示風險較低。
*95% CI：若95%信賴區間數值跨越1.0，表示未達統計學上顯著差異，其機率（p）值會≥ 0.05。

杯咖啡的人，心臟衰竭的風險最低，比起沒有喝咖啡的人減少了10%的風險，超過5杯，預防心臟衰竭的效益就逐漸降低，也可能表示心臟衰竭患者宜避免攝取太多水分。

■ 心律不整（arrhythmia）

研究發現一天喝超過8杯咖啡會增加心律不整的機會，且本身就有心臟疾病者更容易造成心律不整，其可能與兒茶酚胺（catecholamines）有關，但一般人較少會如此大量飲用咖啡。

此外，這些研究只考量咖啡因，而忽略了咖啡中的抗氧化成分的潛在影響，況且，也有研究發現，**長期飲用咖啡並不會導致心房性（atrial）或心室性（ventricular）的心律不整，也不會導致心房顫動（atrial fibrillation；AF）**。

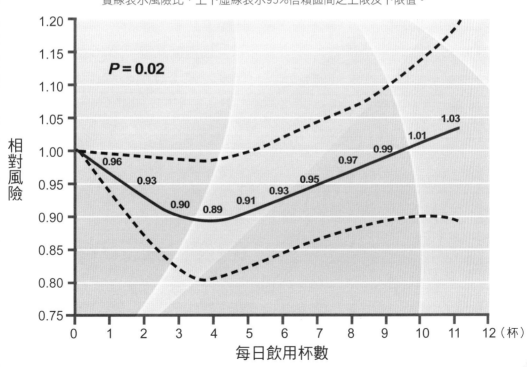

圖6.6 日飲咖啡量相對於未喝者罹患心臟衰竭的風險比

實線表示風險比，上下虛線表示95%信賴區間之上限及下限值。

咖啡與代謝性疾病

■ 第 2 型糖尿病（type 2 diabetes mellitus；T2DM）

有研究發現喝咖啡可以降低第2型糖尿病風險，並改善胰島素敏感性（insulin sensitivity）及飯後血糖，且與劑量有關。每天多喝1杯咖啡，就可以降低7%的糖尿病相對風險。

喝咖啡可降低糖尿病風險？

2013年，Jiang等人利用統合分析（meta-analysis）進行咖啡對於糖尿病劑量效應（dose-response）關係探討，研究範圍涵蓋了26篇研究，共1,096,647個個案，其中50,595位有糖尿病。該統合分析研究的結果，顯示每日喝2杯咖啡，可以降低12%罹患糖尿病的風險；每日喝2杯無咖啡因咖啡則可以降低11%的風險；每日喝200mg以上咖啡因，可以降低14%罹患糖尿病的風險。這項研究證實了**喝咖啡可以降低糖尿病風險**。

類似的結果也出現於國內的研究中，如林氏等人的研究。對於國人來說，咖啡或許可能是糖尿病的保護因子。

再者，也有研究發現，在歐美咖啡喝越多的人同時伴有抽菸、少運動、食用較多不健康食品的習慣，但只要調整這些不良生活型態（如抽菸、少運動、食用不健康的食品），喝咖啡與降低罹患糖尿病的風險之間的關係會更明顯，換句話說，有些研究可能低估了咖啡對於降低糖尿病罹患風險的效果。

咖啡可減低糖尿病發生的機轉目前仍不清楚，咖啡因可能不是主因，可能是咖啡中的抗氧化物，如**綠原酸**及**植酸**（phytic acid）等的作用。有人用咖啡中最主要的成分——**綠原酸**及**葫蘆巴鹼**進行實驗，發現其可在短期間內改善葡萄糖代謝及胰島素作用，有些研究也發現咖啡中的其他植化物可阻止葡萄糖自腸內吸收。

Loopstra-Masters的研究即發現咖啡具有胰島素增敏作用，且Yamashita發現喝咖啡能夠提升胰島素敏感度的脂聯素，隨著飲用量越多，其濃度亦越高。還有礦物質成分的影響，如咖啡中的鎂含量相當多，也可能增強胰島素的敏感性及分泌。

有研究認為咖啡可減輕身體的發炎反應，並增加高密度脂蛋白膽固醇

（HDL-C），這也是能降低糖尿病發生的可能原因之一。近來，有研究發現**咖啡多酚**透過環狀腺苷酸（cAMP）來增加腸泌素類似物（GLP-1）的分泌，對於健康人來說，並可降低氧化壓力（oxidative stress），因此能夠降低血糖。

Zhang在Strong Heart Study研究中，研究美國特別容易罹患糖尿病族群的1,141位美國當地人，時間長達7.6年，追蹤咖啡消費量較高（12杯/天）者，發現可減少67%患糖尿病的風險（hazard ratio: 0.33, 95% CI, 0.13-0.81）（圖6.7），但Zhang在除去咖啡因的咖啡研究，發現並無此功效，表示咖啡因對於降低糖尿病的發生占有重要角色。然由，此一研究只能證明每天喝12杯以上咖啡的人才有效果，這樣的飲用量並非常人的飲用量，因此平常人很難只靠喝咖啡來預防糖尿病。

圖6.7 日飲咖啡量分組相對於未喝者罹患糖尿病的風險比

相對風險比數值小於1.0，表示風險較低。 95% CI：若95%信賴區間數值跨越1.0，表未達統計學上顯著差異，其機率（p）值會 ≥ 0.05。

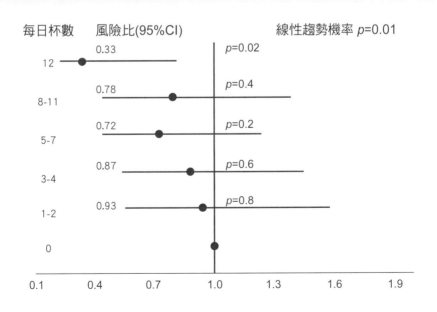

第2型糖尿病機轉至少八種

第2型糖尿病是全身大小血管異常的疾病，其致病機轉可透由Defronzo之不祥的八重奏（ominous octet）說明，如胰島素分泌功能受損（impaired insulin secretion）、脂解作用增強（increased lipolysis）、肝臟葡萄糖製造（hepatic glucose production；HGP）太多、骨骼肌（skeletal muscle）葡萄糖攝取減少（decreased glucose uptake）、腎臟葡萄糖再吸收增加（increased glucose reabsorption）、腸泌素作用減弱（decreased incretin effect）、神經傳導物質功能障礙（neurotransmitter dysfunction）及升糖素分泌增加（increased glucagon secretion）等，除了糖苷酶抑制劑（alpha-glucosidase inhibitors；AGIs）外，其分別有不同藥物相對應，詳細請參考圖6.8，此圖之藥物部分較複雜，可提供專業醫師參考。

可見第2型糖尿病是相當複雜的疾病，且是不可逆的過程，光靠藥物就已經不容易控制了，更遑論**想靠喝咖啡治療糖尿病是不可能的**。

■ 代謝症候群（metabolic syndrome；MetS）

Shang的統合分析及Grosso的研究均發現，咖啡可改善代謝症候群及其指標。

而國內的相關研究，如邱等人利用社區整合式篩檢資料進行代謝症候群家族聚集性研究，於社區篩檢過程中，除了抽血進行生化檢測外，同時也透過問卷進行飲食及生活習慣調查，結果顯示代謝症候群確實有家族聚集現象。調整其他變項後，發現有嚼檳榔、喝咖啡等習慣者與代謝症候群的發生具有顯著的相關性，進一步以高教育程度及低教育程度分層分析，發現喝咖啡習慣於低教育程度者呈現危險性相關，但在高教育程度者，喝咖啡習慣反而具有保護關係，是否在不同教育程度之間，其喝咖啡行為有所差異，例如在低教育程度喝咖啡時加入糖或奶精的比率較高，或高教育程度者喝黑咖啡比較多，皆需要再做進一步研究。該研究也顯示出針對咖啡研究並無法針對單一喝咖啡之有無進行收集，而需要進一步問及有無添加物的使用，例如甜酒、奶精、糖、牛奶及甜點攝取等等，進行

圖6.8 第2型糖尿病（T2DM）致病機轉：不祥的八重奏

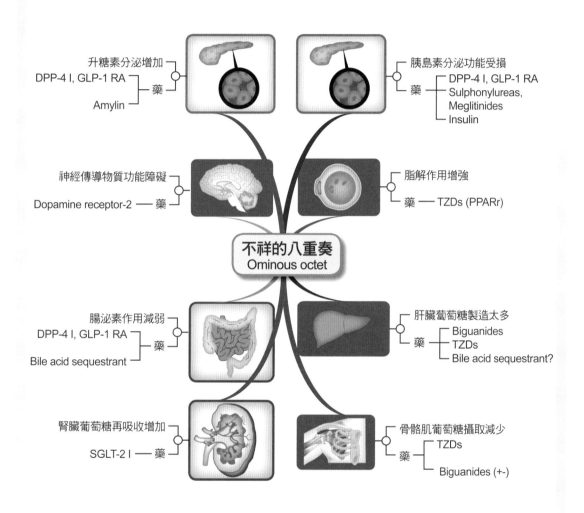

DPP4-I：二肽基胜肽酶4-抑制劑（dipeptidyl peptidase-4 inhibitors）。

GLP-1 RA：類升糖素胜肽-1受體促效劑（glucagon-like peptide-1 receptor agonist）。

IR：胰島素抗性（insulin resistance）。

PPAR：過氧化體增殖劑活化受體（peroxisome proliferator-activated receptor）。

TZDs：硫氮烷二酮類（thiazolidinediones）。

SGLT-2 I：鈉-葡萄糖協同轉運蛋白-2（sodium-glucose cotransporter-2）抑制劑。

更仔細的資訊收集，方能對咖啡有深入性的探討。

飲用咖啡的醫療經濟

要預防與治療疾病首先要改變生活型態（lifestyle modification），其中飲食占了相當重要的角色，岡希太郎提出的「一杯咖啡的醫療經濟學」，即要強調預防醫學及食療的重要性，頗值得我們參考，以下即以代謝症候群（metabolic syndrome）為例加以說明。

代謝症候群定義如表6.2所示，是未來發生第2型糖尿病及心血管疾病的預測因子，醫師發現的代謝相關個案往往只是冰山一角，隱藏在不可見冰山之下的更大量個案亦須篩選出來。其次，圖6.9中所列的科別，皆可找出至少一種該科常見與代謝症候群有關的疾病，因此從預防醫學的觀點來說，若能夠早期發現代謝症候群，對於醫療照顧系統更有意義。

代謝症候群在世界各國盛行率約介於10～55%之間，而且持續增加中，增加的原因為生物心理社會的因素所致，且主為肥胖、食用精緻碳水化合物、活動量不足及糖尿病之高盛行率。由於代謝症候群不只會造成糖尿病，且在有明顯的糖尿病前早就已有心血管疾病的變化了，代謝症候群與十大死因（詳見第172頁表6.3）中的心臟疾病、腦血管疾病及糖尿病有密切關係，肝病、腎臟疾病及乳癌、大腸癌與代謝症候群也有部分相關。代謝症候群相關疾病的費用為高耗用醫療癌症的2.25倍（詳見第172頁表6.4），說明了早期預防代謝症候群的重要性。

表6.2 代謝症候群臨床定義

1. 腹部肥胖（abdominal obesity）定義為腰圍（waist circumference；WC）
   男性≥90公分，女性≥80公分

2. 空腹血糖≥100 mg/dL或已吃藥治療之糖尿病患者

3. 血清三酸甘油酯≥150 mg/dL

4. 血清HDL-C在男性<40 mg/dL、女性<50 mg/dL

5. 血壓≥130/ ≥ 85 mmHg或已吃藥治療之高血壓患者

＊若有5項中之3項或以上，即符合代謝症候群之臨床標準，有吃藥治療的糖尿病及高血壓患者，縱使已正常，亦歸為異常。

圖6.9 代謝症候群是所有臨床醫師的共同課題

圖中所列之科別，皆可找出至少一種該科常見與代謝症候群有關的疾病，因此代謝症候群是臨床醫師的共同課題（本圖並未全部列出所有相關科別）。

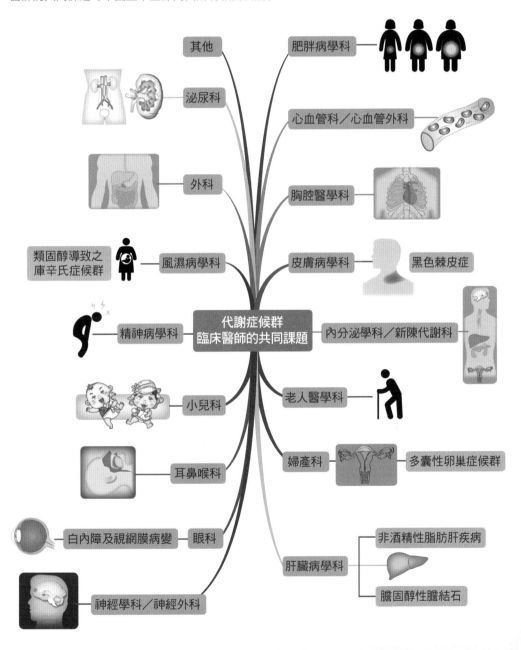

表6.3　**臺灣十大死因（2013年）**

1. 惡性腫瘤	6. 事故傷害
2. 心臟疾病	7. 慢性下呼吸道疾病
3. 腦血管疾病	8. 高血壓性疾病
4. 肺炎	9. 慢性肝病及肝硬化
5. 糖尿病	10.腎炎、腎症候群及腎性病變

＊代謝症候群與十大死因之心臟疾病、腦血管疾病及糖尿病有密切關係，肝病、腎臟疾病及乳癌、大腸癌與代謝症候群亦有部分相關。

表6.4　**國人代謝症候群（MetS）相關疾病醫療費用**

糖尿病	就診人數（萬）	門診費用（億點數）	住院費用（億點數）	合計（億點數）
糖尿病	98.6	95	18.2	113.2
高血壓	211.2	129.3	4	133.3
心臟病	119.5	57.6	86.1	143.7
腦中風	45.5	51.8	55	106.8
MetS相關疾病小計	474.8	333.7	163.3	497.0
癌症費用小計	31.7	93.0	127.6	220.6
MetS相關疾病／癌症（倍）		3.59倍	1.28倍	2.25倍*

*MetS相關疾病醫療費用為高耗用醫療癌症的2.25倍（497.0/220.6）。

資料來源：前行政院衛生署國民健康局（Bureau of the health promotion）局長林秀娟之衛生署全民健康保險醫療統計年報（2003年研討會發表資料）

咖啡與肝膽疾病（liver and gall bladder diseases）

■ 淺焙的美式咖啡護肝效果較佳

研究發現，喝咖啡與天門冬氨酸轉氨酶（aspartate aminotransferases；AST；GOT）、γ-谷氨酸轉移酶（gamma-glutamyl transferase；GGT）和丙氨酸轉氨酶（alanine aminotransferase；ALT；GPT）的下降相關，雖然咖啡對肝臟的保護作用機轉尚不清楚，但已確知其中咖啡因會拮抗腺苷酸受體A2，反而是有害的，

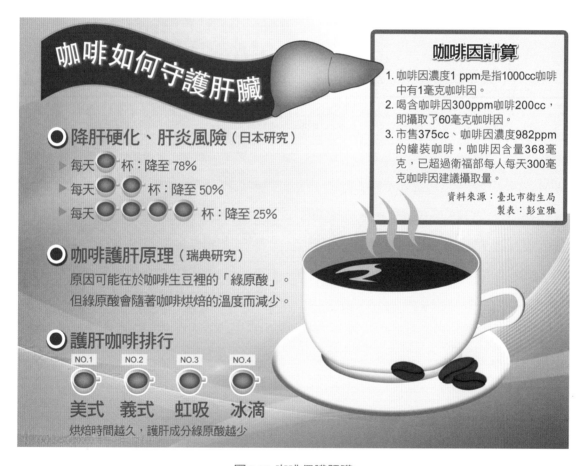

圖6.10 咖啡保護肝臟

資料來源：2014/4/5《聯合晚報》（記者彭宣雅）（http://www.fragrantmeng.com/370963385326684/16）

所以討論其對肝臟的保護作用時，要考量咖啡因以外的其他因素。

因為有研究發現，無論是病毒、酒精、藥物或其他因素，**習慣性地飲用咖啡，可以保護肝細胞的損害，減少肝功能異常、肝硬化或肝癌的風險**，在細胞學的研究，發現**咖啡酸可抑制C型肝炎病毒的增殖**，但有些研究也發現，喝咖啡對於A、B或C型肝炎等病毒性肝炎無效。

咖啡之所以能減輕肝病惡化，據推論可能是喝咖啡較不會罹患糖尿病，而糖尿病與肝病，如脂肪肝息息相關。也有推論是咖啡能夠減輕人體內的發炎反應，可以和緩肝臟發炎，因此也就能夠減少肝臟纖維化及肝硬化的發生。第三種推論則是咖啡具有抗氧化作用，有助於減輕對肝臟的損害。

此外，關於老鼠的動物研究，咖啡因被證實是可以抑制肝癌。除了咖啡因外，咖啡內的多種化合物，包括二萜及多酚，或許也都有些作用，但仍有待進一步的研究。

日本曾針對9萬名的東京都市人口進行研究，發現B、C型肝炎患者喝咖啡和降低肝硬化和肝炎風險有著劑量關係，每天喝1杯咖啡，可降低肝硬化、肝炎的機率至78%，喝2杯咖啡，風險降低至一半，若一天喝4杯咖啡，風險可降到25%。

瑞典的相關研究推測，原因可能是咖啡生豆裡的綠原酸，但綠原酸會隨著烘焙的溫度而減少，因此若想**保肝，喝重烘焙和無咖啡因的咖啡可能無效**。咖啡的綠原酸含量多寡，與沖泡的方式有關，較淺焙的美式咖啡綠原酸含量最多，其次是義式咖啡、虹吸咖啡，最後是冰滴法的冰滴咖啡（詳見第173頁圖6.10）。

■ 喝咖啡有助於降低膽結石

咖啡在膽結石的流行病學研究尚未定論，Zhang等人做一個系統回顧，分析了1個病例對照研究和5個前瞻性世代研究，共有227,749名參與者和11,477個膽結石病例。其中，前瞻性研究發現咖啡可顯著降低女性罹患膽結石的風險，但在男性則無此效果，但該病例對照研究並未發現咖啡和膽結石間有任何關係。然而，在劑量反應（dose-response）分析上，發現與喝最少咖啡者相比，每天喝2、4和6杯咖啡者，膽石病的相對風險分別為

0.89（95％CI 0.79-0.99）、0.81（95％CI 0.72-0.92）和0.75（95％CI 0.64-0.88），表示喝咖啡可降低膽結石的風險。（其中，相對風險數值小於1.0，表示風險較低，95％信賴區間未跨越1.0，表達統計學上顯著差異，其機率〔p〕值會< 0.05。）

咖啡與腸胃問題

◼ 好咖啡有益於胃腸功能

咖啡因能促使胃酸分泌，持續的高劑量攝入會導致消化性潰瘍、糜爛性食道炎和胃食道逆流（GERD）。然而，無論是正常的咖啡或無咖啡因咖啡，都會刺激胃黏膜，增加胃酸分泌，所以咖啡因可能不是增加胃酸分泌的唯一成分，也有可能是因為喝到品質不好的咖啡，才導致胃酸分泌。

但有研究發現，咖啡與胃酸的分泌無關。Kim等用統合分析亦發現兩者無相關，甚至有些發現反而是負相關，即喝咖啡反而有益胃腸功能。因此做此方面的研究時，應小心考量那些第一次喝咖啡的人，因胃腸不適而從此不再喝者可能很永遠不會參與研究。

為了減少偏差，在隨機對照之試驗設計中，有一種名為立意治療分析（intention-to-treat analysis；ITT）的統計原則，即不論有無完成該項試驗，最後都要按照原被隨機分派到的那一組一起分析，例如有人因服用某藥物而死亡或嚴重副作用，致未完成試驗，或無效而換成另一試驗藥，皆要列為原來被分派的該組，不可被排除掉。

依個人的經驗為喝咖啡應是慢慢品嚐，而非如解渴般大口牛飲，即較不會導致胃腸不適。再者，亦須注意咖啡品質，喝了品質不良的瑕疵豆，可能類似吃了不潔食物，也會造成腸胃炎，因此可多方嘗試，尋找適合自己口味、品質較好的咖啡，或信譽良好的商家。

◼ 刺激平滑肌，減輕便秘

咖啡因會刺激平滑肌，因此可能會影響胃腸的功能。Murakami在一項針對1,705位18～20歲日本女性的觀察研究，有436位有便秘症狀，發現飲用咖啡可減輕便秘。與喝最少量者相較，最多量者可下降33%的風險（0.67，95% CI 0.47-0.94），但中國茶和日本茶

肝臟的解毒血管
——肝門靜脈循環

人體所有的器官都有連接一條進入的動脈，負責輸送養分及氧氣，一條輸出的靜脈，負責排出廢物及二氧化碳，但肝臟比較特別，同時有兩條大血管通往肝臟，即肝動脈和肝門靜脈。

肝動脈來自腹部主動脈的腹腔幹，直接將來自心臟的動脈含氧血輸入肝臟，主要供給氧氣及少部分養分。肝門靜脈則引入消化道的靜脈血，接收腸道吸收進來的大部分營養物質和毒素、廢物，這些物質並不直接進入身體其他器官，待肝臟將毒素、廢物處理後再進入其他器官，所以肝臟是重要的人體保護機制。

醫師開立的退燒塞劑處方，從肛門塞入，用腸道吸收藥效比較快。咖啡灌腸即是經由這條肝門靜脈進行肝循環，將咖啡中的咖啡因及茶鹼，從腸道直接吸收到肝臟，促進肝臟解毒及排毒作用。

門脈系統和一般血管系統有很大的差別，一般的血管是動脈連結到微血管，微血管再連結到靜脈，門脈系統的血流方向是靜脈連結到微血管，微血管再次連結到靜脈，即微血管兩端連結的都是靜脈。門脈系統就像是工廠的貨物集中站，待處理的血液（貨物）不直接回到全身的大循環，先集中到了門脈系統，因為由腸道來的血液中，有充分的養分，但同時亦有雜質、毒物等，不能讓這些有毒血直接送到全身，須先集中到肝門脈系統，由肝臟進行解毒後，被處理乾淨的血液才會由肝靜脈輸出，送到全身的大循環。

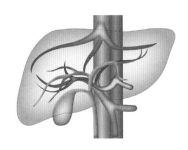

肝的血液供應

圖6.11

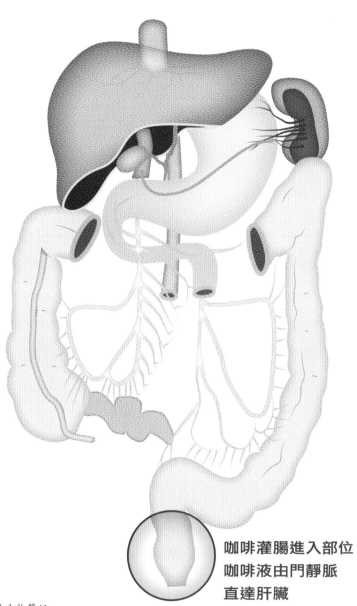

咖啡灌腸進入部位
咖啡液由門靜脈
直達肝臟

資料來源：阿儀的生物筆記

反而會增進便秘的發生，表示茶可減輕咖啡因對平滑肌的刺激作用。

■ 清潔腸道，幫助肝臟排毒

咖啡灌腸法是一種替代醫學（alternative medicine；另類醫學），早在2000年前，歐洲古書中即有咖啡灌腸的記載。第一次世界大戰時，因為欠缺麻醉藥，而咖啡灌腸具有止痛的效果，因此曾被德軍醫師利用，在開刀時減輕病患的痛苦。後來德國某醫學教授，以老鼠進行咖啡灌腸試驗，發現其不僅能清腸、止痛，還有促進肝臟排毒的效果。

1981年，華登堡醫師以科學證明咖啡中的成分可幫助酶分解血液中的毒素，使得有數十年傳統的咖啡灌腸法的效用更是受到肯定。日本著名的腸胃科醫師新谷弘實甚至以其數十年咖啡灌腸的親身經驗及病患的臨床結果著書，大力提倡咖啡灌腸，在全世界造成熱烈的迴響。

現代著名的自然療法之父葛森（Gerson）醫師，在以補充有機生長的新鮮蔬果為基礎而發展出的排毒理論中，最推崇的即是**咖啡灌腸**。葛森醫師在治療癌症病患時，提供癌症病患大量的蔬果汁，這些蔬果汁具有快速的排毒作用，但因為病人的血液裡充滿了大量毒素，肝臟無法及時排除，因此葛森醫師便利用咖啡灌腸（一日進行5～6次）來幫助患者解毒，以舒緩患者因大量毒素排到血液中，所造成的昏沉感甚至頭痛。葛森醫師提倡的代謝療法重點就是結腸清潔，第一先清腸排毒，第二為補充完整營養，因為有體力後，才能對抗疾病。

咖啡灌腸一般分為日式與德式，兩者的不同如表6.5所示。

表6.5　**日式與德式咖啡灌腸的比較**

	日式	德式
速度	快	快慢皆可
時間	3～5分鐘	15～30分鐘
訴求	排宿便	排宿便、活化肝臟機能
場所	浴室	房間／浴室

咖啡成分中所含的咖啡因及茶鹼（theophylline）能刺激腸子蠕動、擴張腸壁的血管並緩和腸發炎，加上咖啡因還能透過腸道直接吸收，促進肝臟穀胱甘肽的活性，而達到加速排毒的效果。（咖啡灌腸操作法詳見第180頁圖6.12），目前仍缺乏實證醫學之根據仍不鼓勵推廣。

從理論上看，灌腸有其優點，但目前尚缺乏實證醫學的證明，Teekachunhatean曾以藥物動力學的研究，發現咖啡灌腸所得咖啡因的相對生物利用率，反而少於口服咖啡約3.5倍，所以對咖啡因而言，口服效用反較多。

但喝下肚的咖啡須先經過胃和小腸，咖啡中的丹寧酸會刺激胃壁，有些人喝了會心悸，因為咖啡因經由胃和小腸等上消化道吸收，直接跟著血液進入腦部及心臟，才有提神效果和心悸的產生。如果用灌腸的方式，讓咖啡直接從下消化道的直腸灌入，同時刺激大腸蠕動，而咖啡因和茶鹼也會經由腸直接吸收至肝臟，促使迅速打開膽管，刺激肝臟分泌解毒酶，讓肝臟的解毒物質順利排出。

咖啡灌腸原理是利用肝門靜脈循環，從下消化道的直腸直接將咖啡中的成分吸收進入肝臟，肝經過解毒之後再釋放出來，因此也不會產生心悸（表6.6）。然灌腸算是從直腸給藥的途徑，就像兒童發高燒時，從肛門塞退燒塞劑效果較迅速，因此使用時必要小心謹慎，過去曾有直腸被熱咖啡液灼傷、直腸穿孔、直腸結腸炎的案例報告。

表6.6　**喝咖啡與咖啡灌腸的比較**

項目	喝咖啡	咖啡灌腸
丹寧酸	刺激胃壁	促進大腸蠕動
機轉	經過消化系統，會透過體循環，刺激中樞神經，可以提神醒腦	經過直腸肝門靜脈，咖啡因及茶鹼迅速打開膽管，讓肝臟的解毒物質順利排出
好處	提神、利尿、氣氛好、具社交功能	降低膽固醇及中性脂肪、淨化大腸、強化肝機能、提升免疫力

資料來源：NATURECURE天然營養素研究（http://naturecuretw.blogspot.tw/2013/08/blog-post_23.html）

圖6.12 咖啡灌腸（Coffee enema）與腹部按摩示意圖

原理：利用咖啡中的咖啡醇棕櫚酸酯（cafestol palmitate）增強穀胱甘肽S-
　　　轉移酶（glutathione S-transferase）的活性以刺激膽汁排泄。

目的：與一般灌腸類似，目的是要清腸。

用藥：使用的灌腸液是咖啡，而非佛利特（fleet）等瀉藥。

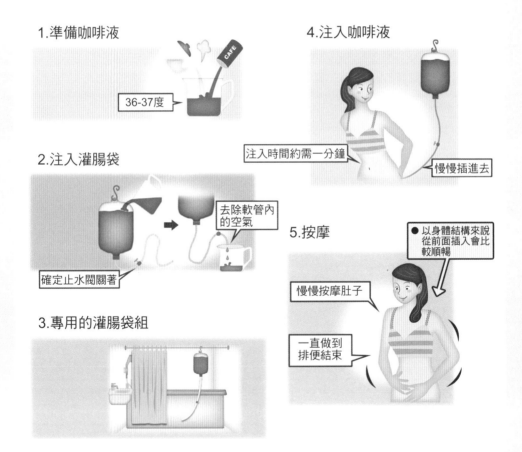

1.準備咖啡液
36-37度

2.注入灌腸袋
去除軟管內的空氣
確定止水閥關著

3.專用的灌腸袋組

4.注入咖啡液
注入時間約需一分鐘
慢慢插進去

5.按摩
● 以身體結構來說從前面插入會比較順暢
慢慢按摩肚子
一直做到排便結束

本圖為新谷弘實的著作所介紹之咖啡灌腸（日式），僅作為相關說明使用，若無
醫療人員或專家指導，切勿自行嘗試，以免危險。

資料來源：《自己就能做的腸道淨化法》，武位教子、新谷弘實 監修（晨星出版）。

-Coffee Box-

使用咖啡灌腸作為膠囊內視鏡檢查的小腸檢查前準備

　　小腸的疾病相對較少，但亦不易檢查，其中膠囊內視鏡檢查（video capsule endoscopy；VCE）可用於檢查小腸病灶。在檢查時，腸液的透明度會受到膽汁的影響，而影響VCE的診斷，若有較暗顏色的膽汁存在，是導致圖像不佳的原因之一，特別是在小腸的遠端部分。

　　VCE檢查前須先經流質飲食、空腹8小時以上及充分的小腸檢查前準備，後者可使用電解質溶液灌洗（electrolyte lavage solution）或二甲基矽油（simethicone；舒胃錠），以增強VCE的圖像品質，亦曾有使用聚乙二醇（polyethylene glycol；PEG）的研究，但後來發現由於有膽汁的存在，其圖像品質不佳。

　　因咖啡灌腸可利用在咖啡中的酶刺激膽汁排泄，因此可防止在遠端小腸暗色膽汁的積聚，所以Kim等人曾分析34位個案的研究，將其分成各17位的兩組，試驗組使用2升的咖啡灌腸加聚乙二醇組，對照組只接受2升的聚乙二醇，結果發現兩組在小腸近端腸管沒有明顯差異，但在小腸中端和遠端，咖啡灌腸組明顯較好（圖6.13），咖啡灌腸亦沒有造成任何併發症或副作用，所以咖啡灌腸可能可作為小腸檢查前準備一個可行的選項。

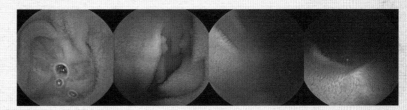

Proximal jejunum（近端空腸）　　　　　（遠端迴腸）Distal ileum ➡

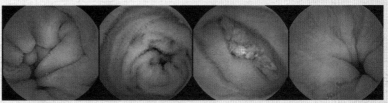

圖6.13 使用聚乙二醇（上）和咖啡灌腸併聚乙二醇（下）做小腸檢查前準備的膠囊內視鏡圖像比較

Teekachunhatean另外的研究亦發現，不管咖啡灌腸或口服咖啡，對於血清穀胱甘肽和抗氧化能力（trolox equivalent antioxidant capacity；TEAC）的增強作用，或血清丙二醛濃度（MDA）的降低，並沒有有益的影響，其他成分則有待進一步研究。所以咖啡灌腸仍有待商榷，不宜貿然行之。

咖啡與骨質疏鬆症（osteoporosis）

咖啡攝取與骨骼代謝、骨密度或骨折的關係，多年來一直是個備受爭議的問題。咖啡因會增加尿量，也同時增加鈣在尿的排泄，因此不可過量飲用，以免影響鈣質儲存，尤其是發生骨折時。

鈣質攝取低於每日建議量800 mg的婦女，每天喝約2～3杯以上的咖啡會加速骨質密度流失，再者，較瘦的女性每天喝5杯以上的咖啡與低骨質密度有關。

Yang等人分析中國停經後婦女，發現咖啡與骨質疏鬆有關，但地中海骨質疏鬆症研究（Mediterranean osteoporosis study；MEDOS）及其他兩項研究，都未發現咖啡與骨折或骨狀態之間的關聯。

有些人以為咖啡加牛奶喝就比較不會有骨鬆的問題，譬如喝拿鐵，不要喝黑咖啡，但牛奶中的鈣質會吸收草酸而代謝，因此可能還是無法吸收鈣質，**建議喝完咖啡後隔1個小時，再喝牛奶。**

國健署建議，成年人每天應攝取鈣質1000 mg，但國人平均每人每天只攝取540 mg，因此建議可多攝取高鈣食物，如小魚乾、黑芝麻、高鈣牛乳等，平均每天曬10～15分鐘太陽，增加維生素D，以促進鈣質吸收。

人體裡的鈣分骨鈣和血鈣，99%以上的鈣質在骨骼和牙齒，1～2%分布在血液中，參與人體多種生理機能活動。富含草酸、植酸、磷的食物，如咖啡、茶、巧克力、草莓，會使血鈣從腎臟代謝，骨頭因此必須釋放大量骨鈣，調節血鈣平衡，如此反而使草酸鈣濃度增加，容易導致結石，因此咖啡攝取宜適量。

咖啡與痛風（gout）

咖啡因是一種類似嘌呤類的生物鹼，但它的代謝產物並不是尿酸，所以痛風患者仍然可適量飲用含咖啡因的飲料。

Choi等人發現，女性一天喝1～3杯咖啡的人可降低3%的痛風風險，但是一天喝4或5杯咖啡的人即可降低22%的痛風風險，一天喝6杯以上咖啡的人更可降低近60%的痛風風險（圖6.14）。

目前並不清楚為什麼咖啡可以減少痛風發生，據推測，可能是因為咖啡是一種強大的抗氧化劑，是酚類及綠原酸的主要來源，而這些成分都可

能會影響痛風。在女性芳面的分析，也有類似結果。

咖啡與皮膚

活性氧物種（reactive oxygen species）是導致皮膚光老化（photoaging），引起色素斑和皺紋形成的不良份子，而咖啡是多酚（polyphenol）的最大來源，可提供大量的抗氧化作用。

日本有一項關於咖啡及多酚對皮膚的影響的研究，是關於健康的日本女性的飲食、環境因素和皮膚狀況的橫斷面調查，結果發現**咖啡和多酚可減少中年女性臉部的色素斑**，推測

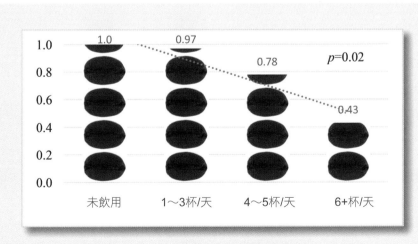

圖6.14 咖啡預防痛風的相對風險比

0.97表示可下降3%

可能是咖啡有助於保護人體皮膚光老化，且綠原酸可能會減少色素斑的色素沉著。

目前，在國外，市面上可見加入咖啡因做成的香皂及沐浴乳。

咖啡與神經系統疾病（neurological diseases）

一般大眾咸認為一口氣喝200毫克咖啡因（約2.5杯咖啡），或一天飲用量不超過400毫克的咖啡因（5杯），對身體就沒有傷害，且對於腦部神經系統的警覺性和健康、集中注意力具有幫助，並能夠降低憂鬱症風險，以及強化藥物對頭痛的作用等。

長期服用咖啡或咖啡因可防止認知能力下降，並可降低中風、巴金森氏症和阿茲海默症的風險，但可能會提高某些人的焦慮及擾亂睡眠。

在癲癇方面，咖啡的作用目前尚有爭議，在動物模型研究，發現短期服用咖啡因會降低癲癇的閾值，使較易發作，但相反地，在人的研究發現**長期服用咖啡／咖啡因，可減少癲癇發作及減低癲癇重積狀態（status epilepticus）時的腦損傷。**

咖啡豆醇（kahweol）可以保護神經細胞不被傷害，例如可保護導致巴金森氏症有關的神經毒素6-羥基多巴胺（6-hydroxydopamine；6-OHDA）神經元細胞免於死亡。研究發現咖啡豆醇能經由磷脂醯肌醇3-激酶（phosphatidylinositol 3-kinase；PI3K）和p38／Nrf2的途徑，誘導血紅素原加氧酶-1（heme oxygenase-1），經由6-羥基衍生的氧化壓力（6-hydroxydopamine-derived oxidative stress），以保護多巴胺神經元。

■ 咖啡藉由多重機轉降低巴金森氏症的相對風險

巴金森氏症（Parkinson's disease）是發病率僅次於阿滋海默症的神經退化性疾病，病因仍然不明，但與因大腦黑質腦細胞退化，無法製造足夠的多巴胺（dopamine）有關。

為什麼黑質細胞會退化呢？目前還不清楚，據推測，可能與基因、環境或生活因素有關，例如濫用抗生素、重金屬污染等。最近好幾個研究都顯示喝咖啡，竟然可預防巴金森氏症。

60～80%的巴金森氏症患者都有

便秘問題，而且是早在病徵出現的10～20年前就開始。2014年，臺大醫院神經部的團隊分析健保資料庫中55萬個巴金森氏症病例，也再度證實有便秘困擾的人日後得到巴金森氏症的機率比一般人高出許多，而且便秘越嚴重，機率越高。

便秘可能與腸道菌有關，巴金森病患的腸道菌確實與健康人有相當大的差異。Derkinderen等人研究香菸、咖啡、腸道菌與巴金森氏症的關係，認為當腸道菌因為種種原因逐漸傾向於發炎型腸道菌相時，腸道的免疫細胞及神經膠細胞（EGC）會分泌較多量的發炎性細胞激素，促使腸道神經細胞（EN）內形成會傷害神經細胞（路易氏體的變性蛋白質凝集體；LB），這種病理現象會慢慢經過迷走神經進展到大腦的藍斑核（LC）及黑質（SN）部位（詳見第186頁圖6.15），數年後就誘發出巴金森氏症。

咖啡可預防巴金森氏症是因為它們會使發炎型腸道菌相逐漸改變成抗炎型腸道菌相。目前，國內有研究室開發出精神益生菌（psycho-biotics）PS128，是一株超級抗發炎益生菌，預期有助於將腸道菌保持在健康的抗炎型腸道菌相，對健康老鼠、憂鬱老鼠或無菌老鼠餵食PS128，都能顯著提升腦部多巴胺的濃度。

目前，有使用全基因組為基礎（genome wide-based）的技術研究，提出咖啡降低巴金森氏症的風險可能與谷氨酸受體基因（glutamate receptor gene）GRIN2A有關的論點，但對於接受荷爾蒙補充療法（HRT）的停經後婦女則無保護效果。

Hu等在芬蘭的研究，發現每天喝1～4杯咖啡的人，未來發生巴金森氏症的機會減低47%，每天喝5杯則可減少60%。Ross等的研究結果亦顯示**每日咖啡喝越多，未來發生巴金森氏症的機會越低**。

■ 降低老年失智風險，日飲 3 ～ 5 杯咖啡效果最好

喝咖啡有助增強短期記憶力，但有關長期記憶有關的阿茲海默氏症（Alzheimer's disease）流行病學研究，目前不多且具有爭議。綜合研究發現目前流行病學的證據尚不一致，但有學者認為整體而言，較傾向咖啡具有保護作用。

有些研究支持咖啡可以減少認知

圖6.15 咖啡可藉由多重機轉降低巴金森氏症的相對風險

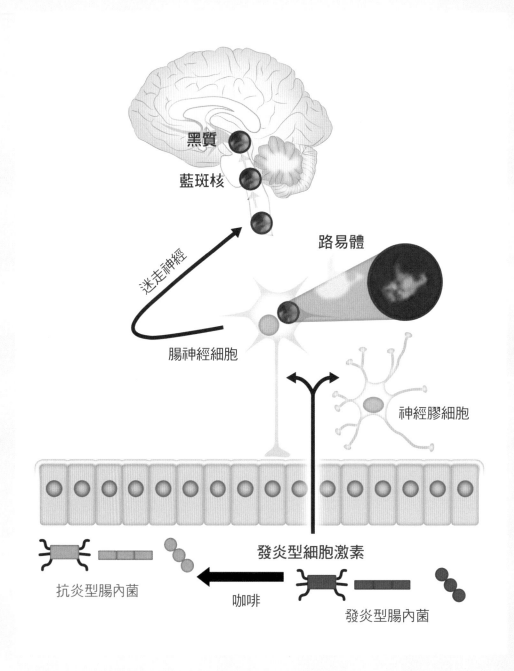

黑質

藍斑核

路易體

迷走神經

腸神經細胞

神經膠細胞

發炎型細胞激素

抗炎型腸內菌

咖啡

發炎型腸內菌

功能下降、失智（dementia）或阿茲海默氏症。**中年時期每天喝3～5杯咖啡，可降低老年時期失智的風險。**

　　Eskelinen平均追蹤一群中年人21年後，這些人年齡已到達65～79歲，其中有1409人（原來的71％）完成了重新調查，發現共有61例診斷為癡呆症、48人為阿茲海默氏症。在此群中年人中，有飲用咖啡者，患有癡呆症和阿茲海默氏症的風險降低，其中降低風險最低的可達65％。整體而言，每天喝3～5杯咖啡的人，癡呆症和阿茲海默氏症分別可下降30%及42%（圖6.16）。

　　一項研究對象多達3,494人的檀香山—亞洲老齡化研究（Honolulu-Asia Aging Study），發現無論是咖啡或咖啡因，與任何形式的認知惡化均無相關；但另一病例對照研究發現，較高的血中濃度者較不會進展為認知障礙，其預防阿茲海默氏症在中樞神經系統中的認知功能減退可能與咖啡因、綠原酸或兩者的共同作用有關。日本曾針對23,091位年齡大於或等於65歲的人士進行分析，結果發現咖啡可減少失智的風險。

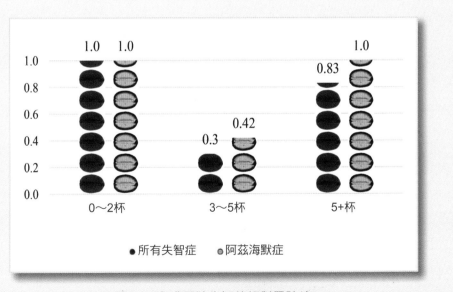

圖6.16 咖啡預防失智的相對風險比
0.42表示可下降42%

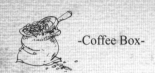

-Coffee Box-

咖啡因有助於增強短期記憶？

美國有一項研究發現，喝咖啡有助於增強短期記憶力，建議一日攝取量是200 mg咖啡因，約莫是1杯濃咖啡的咖啡因含量。

不過科學家也指出，過量咖啡因對人體會有其他負面的影響，單一研究結果不足以宣判咖啡因對人體究竟是仙丹或毒藥。

美國約翰霍普金斯大學研究團隊召募160位健康且無攝取咖啡因習慣的年輕人，進行連續2日的圖像實驗，在觀看一系列圖片的5分鐘後，部分受試者服用200 mg咖啡因藥錠，部分則食用安慰劑。研究結果發現，服用咖啡因的受試者在隔日對另一組稍有差異的圖片辨識正確率較高。研究發現，辨識兩項相似物間差異的能力與大腦深層記憶有關，研究結果顯示咖啡因可強化至少24小時內的記憶力。

此項研究亦發現，100 mg的咖啡因不足以造成太大影響，而攝取300 mg的咖啡因，結果與攝取200 mg的咖啡因相差無幾，反而會導致部分受試者產生頭痛、噁心等副作用，所以200 mg應是最佳份量。但此單一研究結果，尚不足以論斷咖啡因對人體的必然優劣，未來需要更多、更進一步的研究。

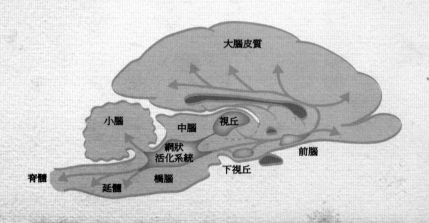

6-3

咖啡與癌症（cancer）

致癌物危險程度分級

世界衛生組織（WHO）所屬的國際癌症研究機構（International Agency for Research on Cancer；IARC）將致癌物（carcinogens）按照危險程度分為四大類，數字越小越危險。

● 第1類致癌物

對人體有明確致癌性的物質或混合物，如大氣污染、日曬床（太陽床，一種模擬日光浴的器材）、黃麴毒素、砒霜、石棉、六價鉻、甲醛、酒精飲料、菸草及檳榔等。

● 第2A類致癌物

對人體致癌的可能性較高的物質或混合物，在動物實驗中發現有充分的致癌性證據，對人體雖有理論上的致癌性，但實驗性的證據有限，如丙烯醯胺（acrylamide）、無機鉛化合物及氯黴素等。

● 第2B類致癌物

對人體致癌的可能性較低的物質或混合物，在動物實驗中發現的致癌性證據尚不充分，對人體的致癌性證據有限，例如咖啡中的咖啡酸、泡菜、手機輻射、氯仿、滴滴涕（DDT）、敵敵畏（二氯松）、萘衛生球、鎳金屬、硝基苯、柴油燃料及汽油等。

● 第3類致癌物

對人體致癌性尚未歸類的物質或混合物，對人體致癌性的證據不充分，對動物致癌性證據不充分或有限，或者有充分的實驗性證據和充分的理論機理表明其對動物有致癌性，但對人體沒有同樣的致癌性，例如茶、苯胺、蘇丹紅、咖啡因、二甲苯、糖精、氧化鐵、有機鉛化合物、靜電磁場、三聚氰胺及汞與其無機化合物等。

● 第4類致癌物

對人體可能沒有致癌性的物質，缺乏充足證據支持具有致癌性的物質，如己內醯胺。

■ 咖啡抗癌作用機轉

關於咖啡的抗癌作用，例如咖啡因同時具有刺激和抑制腫瘤的作用，咖啡二萜之**咖啡醇**和**咖啡豆醇**具有抗癌特性，其參與致癌物第II階段酶誘導的解毒作用，及抑制致癌物第I期酶的活化。

咖啡多酚類，如**木脂素植物雌激素**和**類黃酮**具有抗癌特性，咖啡酸具有抑制去氧核醣核酸DNA甲基化的能力，能夠避免腫瘤抑制基因及DNA修復酶的變少，亦有研究發現咖啡可降低DNA鏈的斷裂，並參與腫瘤發生過程的各種途徑，如細胞週期調控、發炎和細胞的凋亡。

另外，咖啡中的**綠原酸**具有抗氧化、降血糖等作用，綠原酸的降解產物可提高胰島素敏感性，而慢性高胰島素血症和胰島素阻抗被確認是某些癌症的高風險。

近年有研究發現，酚酸類可促進體內合成穀胱甘肽（glutathione），以對抗致癌物亞硝胺，但世界衛生組織國際癌症研究機構（International Agency for Research on Cancer；IARC）將咖啡酸（caffeic acid）列為

2B類致癌物，亦即其可能對人體致癌，但只限於膀胱癌，咖啡中的丙烯醯胺則列為2A類。

或許大家看到咖啡中的成分分別被列為2A及2B類致癌物，感覺很害怕，但若與酒精飲料、菸草及檳榔相較，這三者的致癌危險性最高，為第1類致癌物；泡菜及咖啡酸為第2B類，事實上，很多日常食品中亦含有2A類的丙烯醯胺，特別是高溫油炸物；咖啡因及茶則為第3類，由此可見，生活中的致癌物實無可避免，飲用咖啡只要不過量，就不必太過擔心。

■ 咖啡與大部分的癌症減少有關

Yu等人分析了59篇文獻，有40個研究是前瞻性世代研究，其中13個在歐洲（挪威、丹麥、瑞典、法國、芬蘭和荷蘭）、15個在北美（加拿大和美國）、12個在亞洲（日本和新加坡），共涵蓋了2,179,426人，其中34,177人發現有癌症，平均追蹤了14.3年，結果發現與沒喝咖啡相比，每天喝咖啡者的癌症風險下降13%（RR 0.87, 95%CI 0.82-0.92），細分為低到中等的咖啡飲用者下降11%（0.89, 0.84-0.93）、高飲用者可下降

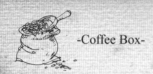 -Coffee Box-

丙烯醯胺（acrylamide）

丙烯醯胺的化學式為CH_2=$CHCONH_2$，是一種不飽和醯胺，在空氣中或紫外線作用下會發生聚合反應，在常溫下為白色、無味的片狀結晶，易溶於水，在工業上已生產了50多年，是一種工業用單體（monomers），在許多領域中被廣泛使用，例如作為水溶性增稠劑、污水處理、造紙、布料的免燙處理和其他單體的製造等等。

在烹調的過程中會形成丙烯醯胺，如高溫及久炸的食品，及天門冬醯胺（asparagine）和還原糖（reducing sugars）間的美拉德反應，也存在於香菸的煙霧中。因咖啡豆烘焙需極度高溫，所以亦會產生丙烯醯胺。

研究顯示咖啡是丙烯醯胺的重要膳食來源，Mojska等人發現，一杯咖啡所含的丙烯醯胺平均約0.45微克（μg）。動物研究發現丙烯醯胺具致癌性，但實驗是用是高劑量純化過的丙烯醯胺，而非由食物中正常所攝取的。

1986年，美國的一項研究，發現了371名員工的死亡可能和暴露於丙烯醯胺中有關，因此在1994年由IARC（International Accreditation and Recognition Council）評訂為2A類致癌物，然而，至今的流行病學研究和回顧性分析，卻皆未再能顯示飲食的丙烯醯胺會增加人類的任何類型癌症的證據，諸如腎、大腸、膀胱、口腔、乳腺和卵巢等癌症。例如Mucci以43,404名瑞典女性為樣本的研究，發現罹患乳癌的機率並不會隨著丙烯醯胺攝取量的增加而增加，其停經前90,628名女性的研究亦然。

近來，臺大公共衛生學院於2015年首次在人體尿液中，證實了油炸食物中的丙烯醯胺代謝物會傷害基因，根據世界衛生組織（WHO）及美國環保署估算，60公斤的成人每天攝取60毫克的丙烯醯胺量，罹癌風險可能高出500倍，所以咖啡宜適量，亦要避免多吃經高溫炒炸的碳水化合物及過度烹煮食物，更要避免在家中及密閉空間吸菸，以防止孩童或其他吸入二手菸者受害，如此即可避免丙烯醯胺過量。

＊資料來源：傷基因！愛吃炸薯條、洋芋片 罹癌風險飆500倍（記者陳鈞凱，http://www.nownews.com/n/2015/03/06/1623629）

19%（0.82, 0.74-0.89）。整體而言，**每增加1杯咖啡，可降低癌症風險3%**（0.97, 0.96-0.98）。

圖6.17（詳見第193頁）及表6.7（詳見第194頁）整理了咖啡與以下器官癌症的關係，如卵巢（vary）、胰臟（pancreas）、膀胱（urinary bladder）、攝護腺（prostate）、結腸或直腸（colon or rectum）、肺臟（lung）、胃（stomach）及乳房（breast）等，大部分沒什麼影響（neutral effect），但其中肺癌是增加的，Tang的研究發現含咖啡因的咖啡會增加27%的肺癌風險（1.27, 95% CI 1.04-1.54），不含咖啡因的咖啡則可降低34%風險（0.66, 0.54-0.81）。

至於膀胱癌，有些人發現是增高的，但有些人則沒影響；攝護腺癌在Park的分析是增加，但也有研究是減少的；肝癌在兩項統合分析及之後的臨床研究發現有改善作用，其他如口腔—咽癌（oral cavity-pharynx cancer）、子宮內膜（endometrium）及整體癌症（total cancer）皆有改善作用。

另外有研究發現，高加索婦女有劑量相關的降低非黑色素瘤（nonmelanoma）皮膚癌，Yew的統合分析發現咖啡可降低黑色素瘤（melanoma），Wu等人的研究亦發現喝咖啡可減少表皮惡性黑色素瘤。

■ 適量咖啡可降低疾病死亡率，但與癌症死亡率較無相關

Malerba在2013年的統合分析，涵蓋了23個前瞻性研究，在對吸菸實項的校正後，發現每天喝咖啡最高量的族群，相對每天喝少於1杯咖啡的族群，可減少死亡率12%（95% CI, 0.84-0.93），每天若多喝1杯咖啡，死亡率即可下降3%（95%CI 0.96-0.98），其有劑量效應的關係，其同時發現咖啡對下降心血管疾病死亡率有輕微的顯著相關，且每天若多喝1杯咖啡，心血管疾病死亡率可下降2%（95% CI, 0.95-1.00），但於癌症死亡率部分，喝咖啡並無此效果。Ruiz的研究也發現**適量的咖啡確實可以降低心血管疾病死亡率**。

在美國，男性比女性、吸菸者比不吸菸者、白人較黑人咖啡消費量較高，因此除一般族群的死亡率，有學者亦特別分析性別或地域是否亦可能造成差異，其中，Je的統合分析，以

圖6.17 咖啡與癌症

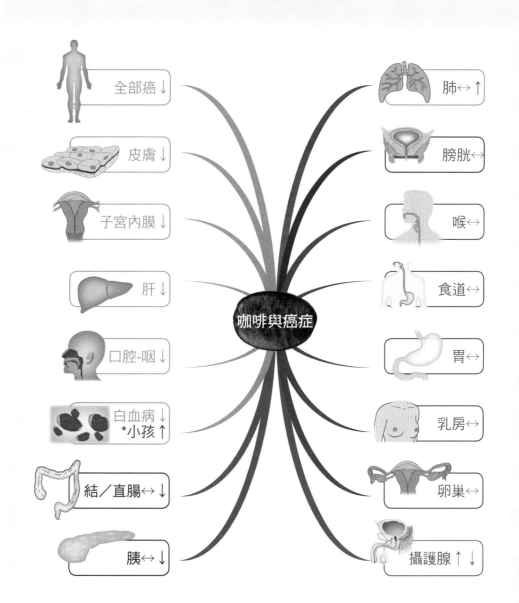

咖啡與癌症

全部癌↓
皮膚↓
子宮內膜↓
肝↓
口腔-咽↓
白血病↓
*小孩↑
結／直腸↔↓
胰↔↓

肺↔↑
膀胱↔
喉↔
食道↔
胃↔
乳房↔
卵巢↔
攝護腺↑↓

↑表示上升、↓表示下降、↔表示無影響。
*成年人白血病減少，但孕婦喝咖啡致小孩白血病風險增加。
2016年IARC已將咖啡之膀胱致癌性刪除了。

表6.7 咖啡與不同類型癌症的風險

癌症類型	相對風險（95% CI）	說明
卵巢	↔ [1.18（0.97-1.44）] ↔ [1.13（0.89-1.43）]	
胰臟	↔ [1.08（0.94-1.25）] ↓ [0.82（0.69-0.95）]	在男性有相關，女性無相關
膀胱	↔ [1.0（0.80-1.30）] ↑ [1.18（1.01-1.38）] ↑ [1.49（1.27-1.75）] ↔ [1.15（0.88-1.52）]	病例對照研究 世代研究
攝護腺	↑ [1.16（1.01-1.33）] ↓ [0.97（0.94-0.99）]	調整後的病例對照研究顯示有害，世代研究顯示無害 可減少嚴重攝護腺癌的發生率 [0.89（0.78-1.00）]
結腸	↓ [0.76（0.66-0.89）] ↔ [1.07（0.89-1.30）] ↔ [0.91（0.81-1.02）]	病例對照研究顯示有益，世代研究顯示無害
肺臟	↑ [1.27（1.04-1.54）]	會受吸菸因子干擾
胃	↔ [0.97（0.86-1.09）]	
乳房	↔ [0.95（0.90-1.00）]	歐美稍降低，亞洲人沒影響
肝細胞	↓ [0.59（0.49-0.72）] ↓ [0.57（0.49-0.67）]	
口腔-咽	↓ [0.64（0.51-0.80）]	
喉	↔ [1.56（0.60-4.02）]	
食道	↔ [0.87（0.65-1.17）]	鱗狀細胞腺癌
子宮內膜	↓ [0.80（0.68-0.94）] ↓ [0.71（0.62-0.81）]	
整體癌症	↓ [0.87（0.82-0.92）]	

CI：信賴區間、↑：風險增加、↔：風險未變、↓：風險減少

本表修改自文獻 Cano-Marquina, 2013

20個前瞻性研究，得到類似的結論，每天喝咖啡最高量的族群相對每天喝少於1杯咖啡的族群，可減少死亡率14%（95% CI 0.80-0.92），其也發現男性和女性喝咖啡的效益相當（**男性相對風險值RR0.81,95% CI 0.73-0.90，女性RR 0.84, 95% CI 0.79-0.89**），較特別的是其多加上地域性的分析，結果發現歐洲的研究喝咖啡效果較佳（RR 0.78, 95 % CI 0.70-0.88），其次是日本（RR 0.82, 95 % CI 0.73-0.92），最後是美國（RR 0.92, 95 % CI 0.84-1.00）。

Crippa的分析涵蓋21個前瞻性研究，探討咖啡與各類疾病死亡率的劑量效應關係，發現咖啡的飲用與全死因死亡率及心血管疾病死亡率有非線性相關（p<0.001），且針對全死因死亡率，最大降低風險的劑量為每日4杯（RR 0.84, 95 % CI 0.82-0.87），針對心血管疾病死亡率，最大降低風險的劑量為每日3杯（RR 0.79, 95 %CI 0.74-0.84）。

Ding等人的研究則發現咖啡可降低總死亡率，Loftfield等總結為**咖啡透過影響發炎、肺功能、胰島素敏感性和憂鬱症等有利因素而降低死亡風險**。

至於癌症死亡率，除了Lehrer在2014年針對96個女性乳癌的追蹤研究，發現每日喝3杯以上咖啡者相對於每日喝1杯咖啡者，死亡率較高，及有研究發現其可升高大腸癌的存活率外，大部分皆認為與咖啡的飲用沒有顯著相關。

Freedman分折了229,119位男性及173,141位女性（共402,260位，年齡介於50～71歲之間），共追蹤12～13年，發現每天喝1杯咖啡，可降低男性及女性約5%死亡率，喝2～3杯可降低男性10%、女性13%的死亡率，4～5杯所降為最多，男性為12%、女性為16%，但喝至6杯以上者，則死亡率又稍稍上升，呈現J型曲線關係，表示**若想要降低死亡率，以每天喝4～5杯咖啡的效果最好**（詳見第196頁圖6.18）。

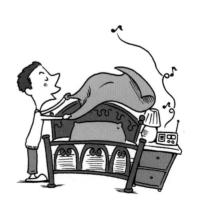

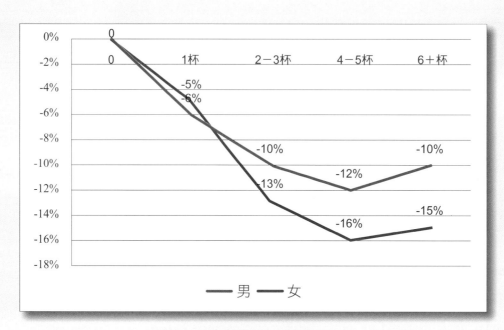

圖6.18 每天所喝咖啡杯數與死亡率

口腔癌、咽喉癌、鼻咽癌

Hildebrand發現攝取咖啡可降低口腔癌、咽喉癌。美國癌症協會於2013年公布大規模的流行病學研究結果，該研究於1982至2008年間，以約97萬人為對象，追蹤期間因口腔癌、咽喉癌死亡者共有868人。研究發現相較於未喝咖啡者，飲用咖啡者，喝得越多，因口腔癌、咽喉癌死亡的比率越低。一天飲用4杯以上咖啡的人，死亡率比不喝者低了42%（圖6.19），即使有抽菸、喝酒者，飲用咖啡者的死亡風險同樣亦有降低。該研究亦分析飲用無咖啡因咖啡的人，飲用4杯以上者的癌死亡率也最低，表示**咖啡中所含咖啡因以外的成分，具有降低口腔癌、咽喉癌的作用**。

鼻咽癌是東南亞國家比較常見的癌症，研究已經了解Epstein-Barr virus（EBV）感染與鼻咽癌息息相關，但長期暴露於EBV環境中或抽菸也都會導致鼻咽癌發生。

2012年，許等人利用臺灣在1991～1994年間於臺北市及新北市收集的378位鼻咽癌個案，並以年齡、性

別、居住社區進行對照組配對，共計372名對照個案，除了EB病毒外，進一步針對飲食習慣進行分析。調整人口學變項、鼻咽癌家族病史、抽菸及熱量攝取量、環境甲醛暴露狀況等，**發現每週平均喝0.5次以上咖啡，可顯著降低鼻咽癌風險**，且具有顯著劑量效應（dose-response）。此外，針對EBV病毒血清抗體為陽性者進行分析，於該族群中的保護更顯著。

乳癌

Tang等人的分析，發現在歐美，咖啡可稍降低乳癌發生率，但未達統計學上顯著差異，對亞洲人亦沒影響。

但有研究發現咖啡中的咖啡因及咖啡酸具有抑制細胞分裂、加速癌細胞死亡的作用，Sisti等人的研究發現可能與女性停經前荷爾蒙的代謝有關。在配合泰莫西芬（tamoxifen）的情況下，其作用會變得更加明顯，研究發現**每天飲用至少2杯咖啡可以降低乳癌復發的風險**，如果獲得證實，可能有必要在泰莫西芬治療時多增加咖啡的飲用。

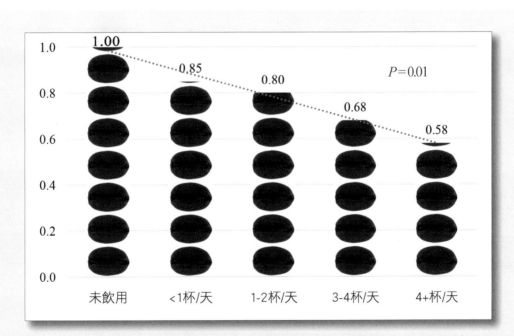

圖6.19 咖啡消費量與口腔癌、咽喉癌死亡風險。
0.58表示可下降42%，$p<0.05$表示達統計學上顯著差異。

但Lehrer在2014年發表的研究，針對96位女性乳癌患者的追蹤，使用問卷評估咖啡飲用量，發現每日喝3杯以上咖啡者相對於每日喝1杯咖啡者，死亡率反較高（42.9%：79.2%），且具顯著意義。

肝細胞癌

咖啡的護肝功效，主要在於抗氧化、抗發炎和抗纖維化作用，其可減少非酒精性脂肪肝的嚴重程度、降低演變成肝硬化及肝癌的風險、改善肝的纖維化、減少脂肪性肝炎的產生，也減少脂肪、膠原蛋白囤積在肝臟，因為膠原蛋白是讓肝纖維化、肝硬化的原凶，咖啡同時也對肝臟致癌物有化學性的保護作用。

歐洲有一項針對486,799人（其中201人罹患肝癌）所進行的研究，發現每天喝咖啡量最高的一組，比喝咖啡量最低的一組，罹患肝癌的機率少了72%。義大利的研究也證實，**喝咖啡可以有效降低罹患肝癌的風險平均40%，如果一天喝3杯咖啡，更可以降低50%的罹癌風險。**

對1996年到2012年9月的相關論文進行統合分析，選出16篇研究，涵蓋3,153個案例，結果發現**習慣喝咖啡的人，罹患肝細胞癌的風險明顯低於不喝咖啡的人**，推測其原因可能是喝咖啡可以預防糖尿病，而糖尿病患者也是肝癌的高風險群。另一方面，喝咖啡也能緩解硬化症狀及降低肝功能指數。歐美國家的動物實驗也發現咖啡中所含的咖啡醇和咖啡豆醇，可以調整引發肝癌之致癌劑的解毒酶，也就是說，**咖啡能夠調整肝臟的解毒功能，讓酶活化而使得肝臟的解毒功能變得更好。**

美國國家營養調查研究了27,793位20歲以上有喝咖啡習慣的人發現，當每日喝咖啡的總量大於3杯（1杯＝240毫升）時，和肝臟中的四種酶——丙氨酸轉氨酶（ALT）、天門冬氨酸轉氨酶（AST）、鹼性磷酸酶（ALP）及γ-麩胺醯轉移酶（GGT）的份量成反比，即咖啡喝到一定的量，肝功能指數下降得越多，肝臟就越健康。

在亞洲，日本的研究發現，有喝咖啡者罹患肝癌風險較低，與未飲用者相比，每天喝1～4杯咖啡的人，罹患肝癌的風險只剩一半，每天5杯以上

則下降76%（圖6.20）。日本另一項研究也顯示，咖啡中所含的綠原酸，對於防治化學性肝炎，如藥物或酒精所致的化學性肝炎有效，可以避免演變成為肝硬化。

Inoue還發現男性喝咖啡，對於B或C型等病毒性肝炎引發的肝癌風險也有下降的效用（$p=0.017$）（詳見第200頁圖6.21），但女性則無影響（$p=0.833$），只考慮C型肝炎病毒結果亦類似（$p=0.032$），女性亦無影響（$p=0.964$）。該項研究亦分析了綠茶

對於B或C型等病毒性肝炎引發的肝癌風險，結果皆無咖啡的效果。

子宮內膜癌

過去有些統合分析及前瞻性群組研究發現咖啡因的攝入量與子宮內膜癌風險之間沒有關聯。從1986年Jacobsen後確有不少研究發現其相關未達統計學上顯著差異，但BraviBravi統合分析了兩個世代研究（201位個案）及7個個案控制研究（2409位個

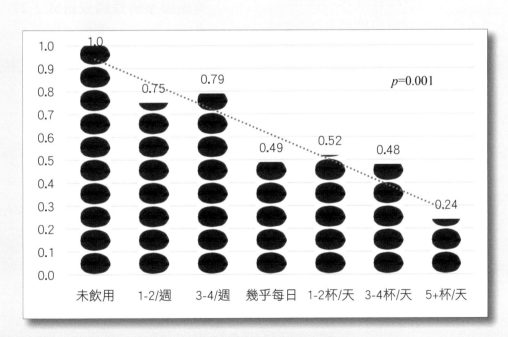

圖6.20 咖啡消費量與肝細胞癌風險。

0.24表示每天5杯以上可下降76%，$p<0.05$表示達統計學上顯著差異。

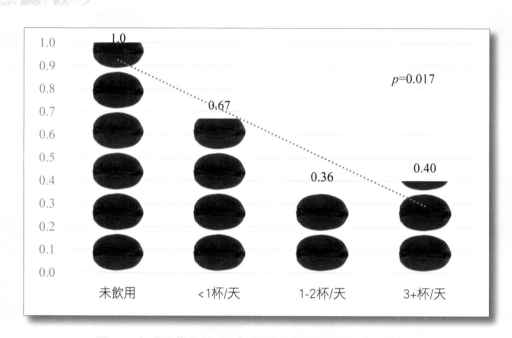

圖6.21 咖啡消費量與B肝或C肝的肝細胞癌風險（男性）。

0.40表示每天3杯以上可下降60%，p<0.05表示達統計學上顯著差異。

案），結果發現只要有喝咖啡就可降低子宮內膜癌20%風險（0.80, 95% CI, 0.68-0.94），其中低量至中量可降低13%（0.87, 95% CI, 0.78-0.97），喝較多量者可降36%（0.64, 95% CI, 0.48-0.86），整體而言，每增加1杯可降低7%（0.93, 95% CI, 0.89-0.97）。

Je及最近的Zhou的研究分析亦發現咖啡可下降子宮內膜癌，其相關未達統計學上顯著差異，但Zhou使用一個劑量反應（dose-response）的統合分析，從13篇發表的文章，共有153,4039個案，最後的分析結果亦發現咖啡可下降20%的子宮內膜癌風險（0.80, 95％CI 0.74-0.86）（圖6.22），每增加1杯可降5%，再細分為有咖啡因的咖啡可降7%，去咖啡因者4%。

目前，有幾個機轉解釋此現象，如咖啡因和甲基黃嘌呤可能增加性激素結合球蛋白的量，從而減少性類固醇的濃度，導致向下調節（down regulation）內膜的過度增殖。有些化合物，包括酚類、綠原酸及其產生的兒茶素、咖啡酸、阿魏酸和香

豆酸、雙萜及烘焙期間產生的黑精（melanoidins）都具有抗癌作用。

大腸癌

Sugiyama研究了咖啡消費量與女性大腸癌死亡風險，結果發現每天喝1杯咖啡（150毫升），可降低74%的死亡風險（詳見第202頁圖6.23）。

Guercio等對手術及化療後的第3期大腸癌病患的研究，發現每日喝4杯咖啡（含約460毫克咖啡因）可降低42%的復發機率（0.58, 95% CI 0.34-0.99），及降低34%的死亡率（0.66, 95% CI 0.47-0.93），其推測是由於咖啡因的作用，雖然目前還不清楚真正原因，但推測可能是因會增加胰島素的敏感性所致。

目前所知對第2型糖尿病與大腸癌有共同的危險因素，包括肥胖、久

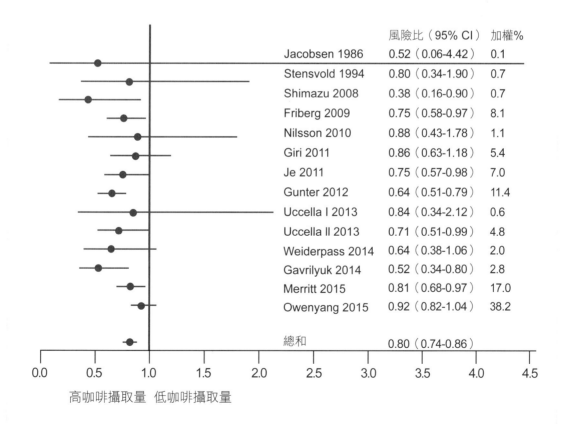

	風險比（95% CI）	加權%
Jacobsen 1986	0.52（0.06-4.42）	0.1
Stensvold 1994	0.80（0.34-1.90）	0.7
Shimazu 2008	0.38（0.16-0.90）	0.7
Friberg 2009	0.75（0.58-0.97）	8.1
Nilsson 2010	0.88（0.43-1.78）	1.1
Giri 2011	0.86（0.63-1.18）	5.4
Je 2011	0.75（0.57-0.98）	7.0
Gunter 2012	0.64（0.51-0.79）	11.4
Uccella I 2013	0.84（0.34-2.12）	0.6
Uccella II 2013	0.71（0.51-0.99）	4.8
Weiderpass 2014	0.64（0.38-1.06）	2.0
Gavrilyuk 2014	0.52（0.34-0.80）	2.8
Merritt 2015	0.81（0.68-0.97）	17.0
Owenyang 2015	0.92（0.82-1.04）	38.2
總和	0.80（0.74-0.86）	

高咖啡攝取量　低咖啡攝取量

圖6.22 咖啡攝入量與子宮內膜癌相對風險圖

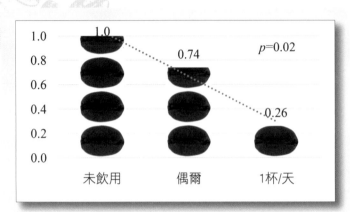

圖6.23 咖啡消費量與女性大腸癌死亡相對風險比
$p<0.05$表示達統計學上顯著差異。

坐的生活方式（sedentary lifestyle）、食用高卡路里食物、糖及高胰島素，所以降低胰島素是必要的，以減少兩種疾病的共同風險，如發炎反應，然而，本研究使用的咖啡因劑量，超出一般人的最高建議量（400毫克），不建議非大腸癌患者使用。

再者，在於抑制腸道內膽汁酸、綠原酸發揮抗氧化效果、促進腸道蠕動等，目前有關大腸癌研究尚少，有待未來累積更多的研究。

攝護腺（前列腺）癌

Discacciati等人於2014年發表了針對咖啡與攝護腺癌的統合分析，涵蓋了8個前瞻性研究，其研究發現每天喝3杯以上咖啡可減少局部攝護腺癌

（RR 0.97, 95 % CI 0.94-0.99）及高度攝護腺癌的發生率（RR 0.89, 95 % CI 0.78-1.00），更可減少致死性攝護腺癌的發生率（RR 0.89, 95 % CI 0.82-0.97），研究結果說明了咖啡的飲用與致死性攝護腺癌的減少有劑量效應關係。Liu等於2015年的統合分析亦有類似結果。Li的研究發現，**咖啡消費量高，攝護腺癌風險下降**，一天喝1～2杯咖啡，可下降40%，一天喝3杯以上，可下降58%（圖6.24）。

2005年，陳等於臺北榮總醫院，以病例對照研究設計進行攝護腺致病因子探討，於1996～1998年時，共收集237位攝護腺癌病患，同時於該醫院一般門診排除癌症、心血管疾病、攝護腺腫大、內分泌性疾病後，於該醫院完成481位對照組收集，利用結構式問卷進行飲食及其環境暴露相關因子進行收集，調整其他因素後，與無喝咖啡習慣者進行比較，結果發現有喝咖啡與攝護腺癌之危險對比值為1.88倍（95%信賴區間1.07-3.30），表示喝咖啡較不利，但此研究有喝咖啡的只

有67位，個案數太少，再者，透過哪種機制也尚不清楚。Kolberg等人[173]的研究則發現可能與咖啡能夠抑制NF-κB活性有關。

白血病（leukemia）

Yu等人分析了59個研究，發現咖啡可降低36%白血病風險（0.64, 95% CI 0.51-0.77），但Thomopoulos以系統回顧及統合分析咖啡、茶和可樂對兒童白血病的影響，在2個病例對照研究，共計3649個案和5705人的正常人對照組，結果發現孕婦飲用咖啡與兒童急性淋巴細胞白血病（acute lymphoblastic leukemia）（風險比為1.43, 95% CI 1.22-1.68）和急性髓系白血病（acute myeloid leukemia）（風險比為2.52, 95% CI 1.59-3.57）有關，可樂亦有類似的副作用，但相反地，茶葉在此方面具保護作用，其風險比為0.85（95% CI 0.75-0.97）。也就是說，成年人喝咖啡，有助於白血病減少，但孕婦喝咖啡則容易增加小孩的白血病風險。

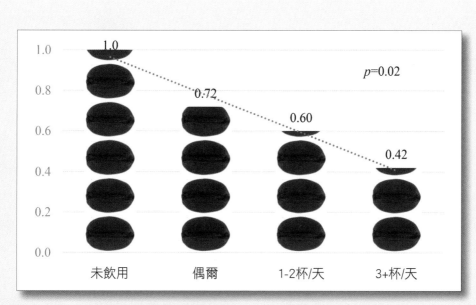

圖6.24 咖啡消費量與攝護腺（前列腺）癌相對風險比。
$p<0.05$表示達統計學上顯著差異。

咖啡與愛滋病

科學家自未烘培過的綠咖啡豆中，發現二咖啡因酒石酸（chicoric acid；菊苣酸），在實驗室的實驗中發現可以抑制愛滋病病毒（human immunodeficiency virus；HIV；人類免疫缺乏病毒）的一個重要酶——intergrase，進而對於愛滋病毒的複製有抑制作用。但HIV病毒對其會逐漸產生抗藥性，經過3個月左右，二咖啡因酒石酸對於HIV病毒即逐漸失效，雖然如此，卻表示自然界中有某些天然成分對於HIV病毒的複製重要的酶具有專一性的抑制作用，表示**咖啡可短期抑制愛滋病毒（HIV）**，這種作用對於對抗愛滋病毒的新藥研發具有莫大的意義。

咖啡與精神疾病

可預防憂鬱症及自殺風險

健康志願者服用咖啡因後，可能出現某些精神症狀或疾病，但目前亦尚無因果關係的證據，急性咖啡因的攝入量可能與焦慮、緊張、失眠、煩躁有關，甚至恐慌性的攻擊，原先已有焦慮症的患者可能更容易受到咖啡因的影響，引起焦慮症的發作。

在美國，一個超過3,600對（3600 adult twins）成人雙胞胎的研究，發現咖啡因與廣泛性焦慮症、抑鬱症、恐慌症、反社會行為、藥物濫用的發生率增加有關，特別是對那些每天飲用超過5杯以上的重咖啡因攝入者，但在控制遺傳和環境因素之後，精神障礙和咖啡因之間的關聯即不顯著了。

相反地，在韓國一項針對10,177人的研究，發現**咖啡有預防憂鬱症（depression）的效果**。在美國一項針對50,739名女性長達10年的追蹤研究，發現其中2,607人有憂鬱症，亦發現與

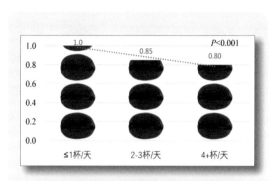

圖6.25 咖啡可降低憂鬱症相對風險比
p<0.05表示達統計學上顯著差異。

每天喝少於或只有1杯咖啡的人相比，每天喝2～3杯的人，憂鬱症風險下降了15%，每天至少喝4杯咖啡者可下降20%（圖6.25），但不含咖啡因的咖啡則沒有此效應。Wang、Grosso等及Lucas等亦有類似的研究結果。

　　Guo等人的研究亦發現**常喝甜飲料**，可能增加老年憂鬱症的風險，但飲用咖啡則可以降低此一風險。

Ruusunen等人的研究也有相同發現，但其還發現茶葉和含咖啡因的飲料則無此效果。

　　Klatsky等及Lucas等的研究發現**咖啡可降低自殺風險**。Lucas等將兩次護理師健康調查與男性醫療人員的研究合併，總數約21萬人，其中女性73,820人及91,005人、男性43,599人，在調查期間因自殺而死亡者277人。結果如圖6.26所示，可看出越常喝咖啡者，自殺的發生風險越低。在此研究中，亦發現咖啡因總攝取量較多者，亦能減少自殺的風險，其原因在於因憂鬱症而降低的血清素、多巴胺及正腎上腺素等物質會受咖啡因刺激而分泌，而這些物質的作用即在減少憂鬱症與自殺的發生。

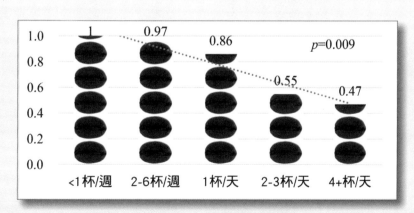

圖6.26 咖啡可降低自殺相對風險比。
p<0.05表示達統計學上顯著差異。

咖啡事典

文森‧梵谷的夜間咖啡館

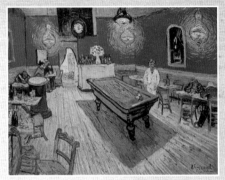

圖6.27 梵谷畫作——夜間咖啡館
收藏於耶魯大學美術館。

　　有精神疾病的荷蘭後印象派畫家文森‧梵谷於1888年的畫作——「夜間咖啡館」（The Night Cafe in the Place Lamartine in Arles），收藏於耶魯大學美術館，共有二幅（圖6.27、圖6.28）。

　　梵谷當年在阿爾（Arles）描繪的這家咖啡館，如今依然存在拉馬丁廣場。梵谷在給其弟西奧的信中描述午夜咖啡館內所見的情況，內容提到夜遊者如果付不起住宿費、爛醉如泥或無處可去者，都可以在這裡落腳。他想在這幅畫中表現出咖啡館是一個使人墮落、喪失理智或犯罪的地方，所以選用了淡紅、血紅、酒糟色、與路易十五綠、石青、橄欖綠及刺眼的青綠形成強烈對比，以造成一種好似魔鬼的硫磺火爐氣氛，以表現出下等酒店裡黑暗的力量。

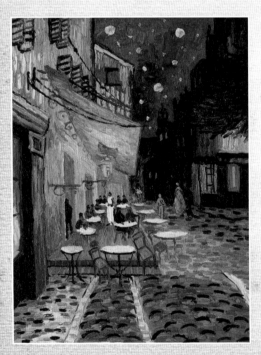

　　位於論壇廣場（Place du Forum）的梵谷咖啡館是舉世聞名的梵谷畫作「Le Cafe de Nuit」（夜晚的露天咖啡館）的主角。原咖啡館毀於戰火，該國觀光局有計畫的為梵谷足跡做重點保存，因此照原畫重建舊容，露天座位黃色的牆壁，暖色燈光、寶藍天幕與星光相輝映，有著不尋常的浪漫。

圖6.28 梵谷咖啡館
（左）梵谷畫作——
Le Cafe de Nuit（夜晚的露天咖啡館）
資料提供：黃麒豪（CH@PhotoDiary）

6-6

咖啡與生育

咖啡因對於生育方面的不良影響,包括男性精子品質變差、女性較不易懷孕,即使懷孕,胎兒也容易早產等。研究顯示,**過量的咖啡可能增加流產及胎兒發育遲緩的機會,懷孕期間每天喝咖啡,胎兒出生時可能體重不足和胎兒生長受阻的風險。**

Thomopoulos以系統回顧及統合分析,結果發現孕婦飲用咖啡與兒童急性淋巴細胞白血病和急性髓系白血病有關,所以很多醫生建議準媽媽停用咖啡、茶、可樂與可可等有含咖啡因的飲料。

Wisborg等人的研究也發現,與沒有喝咖啡的孕婦相較,每天喝8杯以上的孕婦,在懷孕期間,死產的風險增加3倍(OR=3.0, 95% CI 1.5-5.9)。然而,從實證醫學(EBM)觀點來看,目前尚沒有足夠的證據可以證實或駁斥咖啡因對新生兒的出生體重或其他妊娠結果有影響,然而基於醫學倫理,不可能做雙盲隨機對照試驗咖啡或咖啡因是否會對妊娠產生影響。

不過,透過另外的動物研究發現,透過子宮內膜下調白細胞介素(interleukin; IL)-8的表現,抑制多形核白血球細胞(polymorphonuclear leukocytes; PMN),咖啡因可增加冰凍融化精液在子宮內的精子數目,增進母豬的生育能力,另有研究發現**咖啡因能提高精子的運動能力**,但尚沒有證據顯示增加咖啡因的攝入一定能提高受孕率。有研究發現成人攝入咖啡因並沒有表現出任何明顯與精液質量的關聯,但高咖啡因攝入有較高的睪丸激素濃度,因此有關生育方面,目前尚有許多疑問有待進一步的研究來釐清。

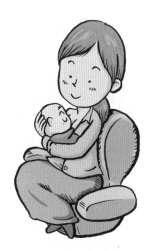

咖啡與運動

Woolf 等人發現**攝取咖啡因，對於從事短期內高強度運動的表現會有明顯的增強效用**。Ivy等在1979年的研究發現，與對照組相比，攝取咖啡因後的運動員在長距離自行車項目中的表現增強了7%。其他的研究也發現更顯著的結果，如一個對經過訓練的跑步運動員的實驗發現，在攝取9 mg/kg體重的咖啡因之後，運動員的直線跑耐久性增加了44%、環形跑耐久力增加了55%。如此顯著的效果並非偶然，後續一些研究也都得到類似的結果。

另外一項研究則發現，在攝取了5.5 mg/kg體重的咖啡因之後，在自行車項目中，能提升29%的持續時間。Mumford 等人以12名男性高爾夫球手，採雙盲、安慰劑對照及交叉（double-blind；placebo-controlled；crossover），共36洞的研究設計，比較補充咖啡因的效果，結果發現1.9+/-0.3 mg/kg劑量的咖啡因可提高高爾夫球比賽成績，並有助於球手減低疲勞感。

咖啡因可抑制磷二酯酶（PDE），使環狀腺苷酸（cAMP）上升，而有強心作用，可減少腺苷酸的神經及心臟抑制作用，並促進兒茶酚胺（catecholamine）的釋放及催化身體能量來源腺苷三磷酸（ATP）的生成。腺苷三磷酸（ATP）是能量來源。

咖啡具有自噬作用（autophagy）、提高胰島素敏感性（insulin sensitivity）、刺激葡萄糖攝取及減緩肌肉減少（sarcopenia）的進展，**可促進受傷肌肉的再生作用**。

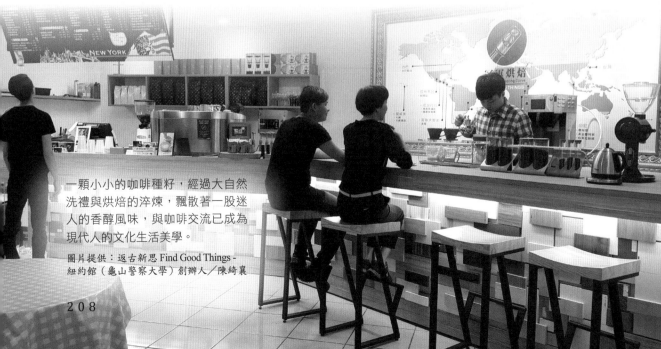

一顆小小的咖啡種籽，經過大自然洗禮與烘焙的淬煉，飄散著一股迷人的香醇風味，與咖啡交流已成為現代人的文化生活美學。

圖片提供：返古新思 Find Good Things - 紐約館（龜山警察大學）創辦人／陳綺裏

6-8

咖啡的社會活動與社會支持（social support）

在15世紀時，回教世界嚴禁飲酒，咖啡因此成為當時很重要的社交飲品，**阿拉伯人**消費了大量的咖啡，可以說，宗教是促使咖啡在阿拉伯世界廣泛流行的一項非常重大的因素。

在**中東**，自16世紀起，咖啡屋就是社交聚會的處所，人們聚集在一起喝咖啡或茶、聽音樂、閱讀及下棋。

16世紀時，**伊斯坦堡**、**開羅**和**麥加**便有了咖啡館；但一直到17世紀，第一家咖啡館才在歐洲開張，透過引進咖啡，咖啡館在17世紀第一次在歐洲流行起來。**英國**的第一家土耳其咖啡館由一個名叫Jacob（或Jacobs）的土耳其猶太人於1650年時在牛津開辦，而倫敦的第一家咖啡館於2年後，在Cornhill的St. Michael's Alley開張。

目前，各地咖啡館演變的情形，如**美國**的Starbucks是全美最大的連鎖咖啡店。在**歐洲**，通常人們會聚集在一起喝咖啡或茶、聽音樂、閱讀、聊天。在**土耳其**，咖啡屋裡會聚集一群看公眾電視的男性。在**東南亞**，咖啡店又稱為Kopitiam，聚集了各式小吃、

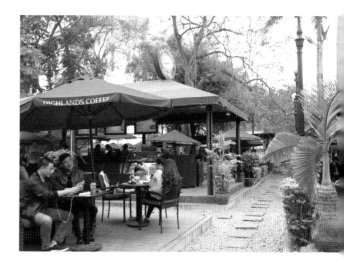

麵、飯之類的食物，包括黑咖啡、茶或美祿等，有些還提供肉骨茶。在**臺灣**，連鎖咖啡店是許多年輕人或上班族經常聚集的社交場所（**臺灣常見的連鎖咖啡店請參見第27頁**）。

喝咖啡在歐美是習以為常的習慣，可提神、解渴、怡情養性、製造優雅高尚的氛圍，甚至可說是一種交際應酬的方式，而**臺灣**因西化之故，也有越來越多的人飲用，特別是年輕族群愛好咖啡。但咖啡是否能夠增進人與人之間的關係、強化社會性的健康，在目前，卻較少此方面的研究。

論文發表偏倚（publication bias）

——論文發表偏倚，究竟是作者，還是編輯所導致？

本章內容大抵是對於咖啡的優點論述，但引用論文還是需要考量論文發表偏倚（publication bias）的問題，其是指雖然陽性或正面結果的論文在實驗設計等所有方面的品質，並不一定優於陰性或負面結果的論文，但陽性結果的論文卻較陰性結果，更容易被期刊接受並發表、刊登。

之前，曾有研究發現陽性結果論文的發表機率是陰性結果的2～3倍。至於原因為何？有的認為是期刊的編輯或審稿者較喜歡陽性結果，有的認為是作者較不喜歡將陰性的結果投稿；然而，後者也可能是因為擔心期刊的編輯或審稿者偏愛陽性結果，若投稿陰性結果較容易被期刊拒絕，再者，負面結果一旦發表，可能需要背負很大的責任及壓力，特別是有些研究是由廠商經費支持，卻做出了負面的結果，與原來的期待相反，這樣的結果如何能夠發表！更何況，一般研究者往往先有了正面性的可能結果後才會再進行後續的研究，除非是想攻擊另方研究者。

圖6.29是Senn的分析，以a點的水平線看同樣被期刊接受機率的背景下，陰性結果的論文在品質上高於陽性結果論文，這表示編輯或審稿者可能較偏愛陽性論文，且對陰性論文品質要求較高。

以b點的垂直線看同樣品質的背景下，陽性結果論文被期刊接受的機率遠遠高於陰性結果的論文。

我想，相關於咖啡的研究亦不免有此問題存在；再者，任何食材或藥品沒有絕對是全無缺點的，有關咖啡亦復如是。

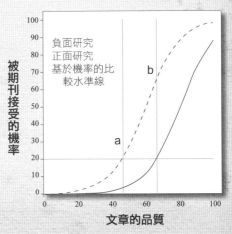

圖6.29 正面結果與負面結果文章的品質與被期刊接受的機率

6-9

應用太極陰陽圖綜觀咖啡優缺點

以四象圖綜觀喝咖啡的優缺點

對任何藥物及處置均宜綜觀全局，如同時考量其副作用、效用、禁忌及額外效益，其就分別像是太極陰陽圖（☯）之黑陰、白陽（太陰、太陽），及其內之陰陽兩眼（少陰、少陽）。

咖啡的飲用宜適可而止，因為咖啡在對某些健康的影響呈現J或U型的劑量效應，此就像太極陰陽概念之中庸之道，亦即過猶不及。

過去，喝咖啡不被認定是一種健康行為，且認為咖啡可能影響身體健康，但隨著一些植化物在咖啡的研究，發現其亦有不少好處，此就像太極陰陽圖之互為消長的概念。

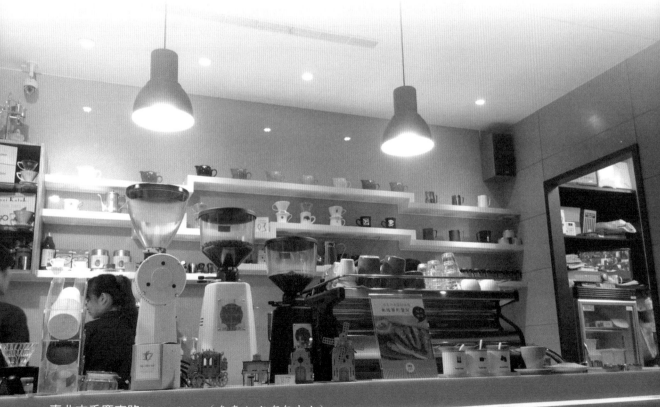

臺北市重慶南路Metro Cafe（負責人宋育年先生）

以下以極陰陽四象圖說明喝咖啡的優缺點（關於太極陰陽圖於西醫之詳細解釋應用，請參考附錄3／易經太極於西醫學之解釋應用）。

■ 以太陽（白色）代表咖啡的主要作用或適應症

咖啡具抗氧化作用，如綠原酸對腦心血管疾病、代謝症候群、第2型糖尿病及某些癌症可能有益，亦可降低某些疾病的死亡率，有些治療頭痛藥亦有加入咖啡因，以縮短藥品開始作用的時間（圖6.30）。

但對於糖尿病的預防劑量大，甚至需要一天喝到12杯以上，因此不可能以咖啡作為糖尿病的主要治療方法，而忽略了正規的醫療處置。

■ 以太陰（黑色）代表咖啡的副作用

咖啡較為人詬病的部分不外乎是可能造成的咖啡依賴性、咖啡因中毒，以及可能導致失眠、消化性潰瘍、糜爛性食道炎和胃食道逆流、骨質疏鬆症、心悸及某些癌症等問題。頭痛可說是咖啡因戒除時最常見的症狀之一，此外，還可能導致眼壓升高，但只要適量飲用應該是無礙的（其他副作用見右頁）。

■ 以少陽魚眼（青綠色）代表咖啡額外效益

咖啡同時具有視覺、嗅覺、味覺及餘韻的享受，可提神醒腦，其中的香氣可能對心靈健康及減肥有幫助，這就是咖啡有別於茶及酒類飲品的額外效益，但仍有必要進一步研究，方能確認其效用。

至於精神疾病、減重、增強記憶、痛風、短期抑制愛滋病毒的預防及牙周病輔助治療等，因為尚無法完全確認是否確實有幫助，因此較不適合置於主作用。

■ 以少陰魚眼（紅色）代表禁忌或其他注意事項

這個部分可與副作用交換位置。咖啡含有上千種化合物，有些成分可能對胎兒不利，所以建議懷孕婦女、授乳者及小孩皆不要飲用為宜，除非日後有可信的實證醫學（EBM）資料證明其無害才可以飲用。

此外，咖啡因可能與其他藥物產生交互作用，造成太強或降低藥效，所以要避免與藥物同時使用。赭麴黴毒素也是必須注意的重要問題。

圖6.30 以太極陰陽四象圖綜觀喝咖啡的優缺點

咖啡因在人的半數致死劑量（median lethal dose; LD50）為每公斤0.13公克（另說0.19公克），LD50指的是使受測試動物總數量的50％造成死亡所須的劑量。

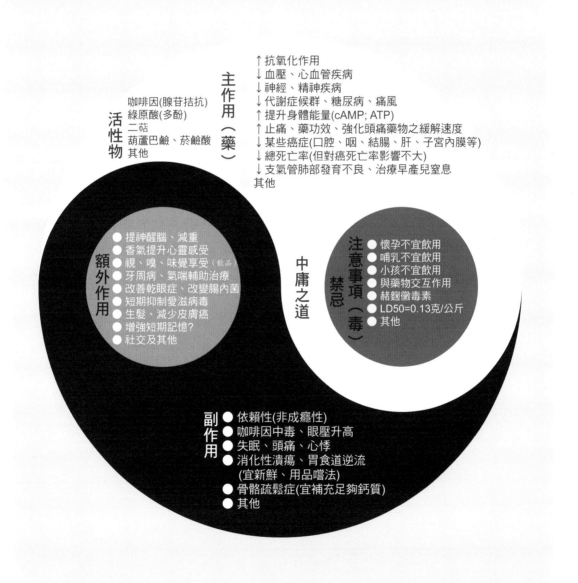

活性物
咖啡因(腺苷拮抗)
綠原酸(多酚)
二萜
葫蘆巴鹼、菸鹼酸
其他

主作用（藥）
↑抗氧化作用
↓血壓、心血管疾病
↓神經、精神疾病
↓代謝症候群、糖尿病、痛風
↑提升身體能量(cAMP; ATP)
↑止痛、藥功效、強化頭痛藥物之緩解速度
↓某些癌症(口腔、咽、結腸、肝、子宮內膜等)
↓總死亡率(但對癌死亡率影響不大)
↓支氣管肺部發育不良、治療早產兒窒息
其他

額外作用
● 提神醒腦、減重
● 香氣提升心靈感受
● 視、嗅、味覺享受（飲品）
● 牙周病、氣喘輔助治療
● 改善乾眼症、改變腸內菌
● 短期抑制愛滋病毒
● 生髮、減少皮膚癌
● 增強短期記憶?
● 社交及其他

中庸之道

注意事項（毒）禁忌
● 懷孕不宜飲用
● 哺乳不宜飲用
● 小孩不宜飲用
● 與藥物交互作用
● 赭麴黴毒素
● LD50=0.13克/公斤
● 其他

副作用
● 依賴性(非成癮性)
● 咖啡因中毒、眼壓升高
● 失眠、頭痛、心悸
● 消化性潰瘍、胃食道逆流
  (宜新鮮、用品嚐法)
● 骨骼疏鬆症(宜補充足夠鈣質)
● 其他

咖啡的健康建議

目前雖然有不少咖啡的研究，但大抵為觀察性研究，雖能用統合分析解決不少統計問題，但所用杯子大小、咖啡豆烘焙方法及沖煮方式皆會影響咖啡因及其他植化物濃度，再者，健康亦會受遺傳、年齡、性別、藥物和其他環境等因素所影響，因此並不容易釐清咖啡的作用，況且，目前還有不少觀點仍備受爭議，故以目前的資料實難能鼓吹或勸阻規律的喝咖啡。

無論如何，秉持著太極中庸之道，凡事適可而止絕不會有大錯。和飲酒類似，本來不飲酒的，不要為了健康而開始飲酒，本來不喝咖啡，也用不著開始喝，如果是愛喝咖啡的，也無須完全戒掉。以下是筆者對於飲用咖啡的健康建議：

● 美國飲食指南建議，每天可喝3至5杯，依歐盟食品科學專家委員會建議，國人可到2至3杯，切記過猶不及。

● 使用過濾法沖泡咖啡，以減少脂肪攝取。

● 注意鈣質的攝取及適度曬太陽，以補充天然維生素D。

● 喝無咖啡因的咖啡也不要過量，因仍不知除咖啡因外，是否有無其他有害成分。

● 阿拉比卡品種咖啡易得病蟲害，有時還需要噴灑農藥，建議盡可能選擇有機栽培的咖啡豆。

● 經氫化過的奶精含有反式脂肪，盡可能不要添加。

● 多方嘗試，尋找最適合自己口味、品質優良的咖啡豆。

● 慢慢品嚐咖啡，較不會導致胃腸不適。咖啡不適合如解渴般牛飲。

● 疾病與健康受生物心理心靈社會（biopsychospiritosocial；BPSS）的影響，所以每個人情況皆不同，對某個人有好處，對另一個人不見得有益，咖啡亦是如此。

● 規律而適度的運動和選擇健康的飲食仍是生活中最重要的課題，此兩者目前尚無法被取代，適量喝咖啡只是提升健康的另一應對（coping）方式而已。

6-11

咖啡的副作用

世界上沒有一種飲食物品可以營養全包,且完全無副作用,此為太極陰陽的概念,再者咖啡除了上述的生理及心理優缺點外,尚有「精神疾病診斷與統計手冊」第四版(DSM-IV)所提的由咖啡因引起的精神疾患,包括咖啡因過度興奮、咖啡因焦慮症、咖啡因睡眠失調及其他咖啡因相關等疾患,其他尚有咖啡依賴的副作用(side effects)等。

有些藥物可能與咖啡因產生交互作用,因此不宜使用咖啡配著藥吃。再者,咖啡因戒斷可能會出現的十種常見症狀,如頭痛、疲倦、精力減退、警覺性下降／注意力下降、打瞌睡／嗜睡、減少知足及幸福感(contentedness/well being)、鬱悶、注意力不集中、煩躁(irritability)、模糊(fuzzy)等。

咖啡依賴(dependence)

嚴格說來,並沒有咖啡成癮(addiction)的診斷,有些人每天習慣喝咖啡,只是因為其有提神效果,

這與一般精神醫學所定義的藥物成癮不同,也沒有累積的危險,長期飲用咖啡的人並不會表現出無法控制、非一定要喝咖啡的激烈衝動,所以使用「咖啡依賴」一詞會較合適。

長期飲用咖啡者一旦突停止飲用,可能會出現頭痛、嗜睡、情緒躁動、頭腦不清晰、注意力無法集中等現象,稱為「咖啡因戒斷症狀」,即使只是每天飲用100毫克的咖啡因,仍有可能出現此些症狀,其通常在停止飲用後12～24小時出現,到48小時會達到高峰,而在重新飲用後可緩解,所以想要減少對咖啡的倚賴,應該循序漸進地減少咖啡因的攝取。

咖啡因的毒性

美國航空暨太空總署(National Aeronautics and Space Administration;NASA)馬歇爾太空飛行中心Noever等人,以蜘蛛作為測定化學物質毒性的研究,在給予蜘蛛有毒物質後記錄蜘蛛結網模式,並以電腦進行方析,測定其毒性大小(詳見第216頁圖6.31),

依序為給予大麻（marijuana）、苯丙胺（benzedrine）、咖啡因（caffeine）及水合氯醛（chloral hydrate）後的情況，結果發現咖啡因與其他有毒物質一樣，皆造成其無法正常結網。

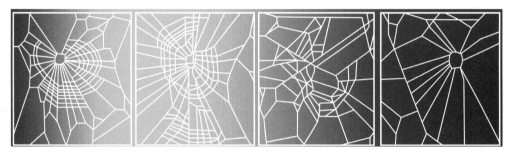

圖6.31 以蜘蛛測定化學物質毒性的方法
依序給予大麻（marijuana）、苯丙胺（benzedrine）、咖啡因（caffeine）及水合氯醛（chloral hydrate）後的結網情況。

表6.8　**市售感冒糖漿之咖啡因含量**（每1毫升含量）

品名	咖啡因	品名	咖啡因
治感冒	1.8 mg	明通治痛單	1.8 mg
利感冒	1.0 mg	明通治傷風	1.5 mg
痛都好	1.25 mg	易而善	0.833 mg
鎮痛熱	1.5 mg	嗽熱痛	1.25 mg
全都祿	1.8 mg	克風邪	0.75 mg
倍達	1.5 mg	冠安	0.75 mg
免風熱	1.0 mg	國安	1.0mg
風熱友	1.5mg	天良	1.5 mg
抗痛寧	1.8 mg	解風好	1.5 mg
友露安	1.5 mg	嗽嗽安	3.2 mg
傷風友	1.5 mg	免嗽	0.5mg
王將一陣風	1.0 mg		

＊成分含量來源集自各仿單或盒內成分含量標示。mg：毫克。

● 衛生福利部食品藥物管理署規定咖啡飲品應標示咖啡因含量

　　為提醒消費者適量攝取並提供更清楚選購資訊，衛福部已於2007年公告含有咖啡因成分的包裝飲料，應於個別產品外包裝標示咖啡因含量供消費者選購參考。

　　現煮咖啡的咖啡因含量受咖啡豆品種、來源不同或沖泡技術、機型差異等因素影響，咖啡因含量變動較大。衛生機關配合行政院消費者保護處（消保處）輔導現煮咖啡業者以紅、黃、綠標示區分咖啡因含量（圖6.32）。

　　食藥署根據歐盟食品科學專家委員會評估，咖啡因每日攝取量建議在300 mg以下，對健康不致造成影響。因此消費者飲用咖啡飲料，以不超過紅標一天一杯或綠標一天三杯為宜。民眾可藉由產品標示的資訊，自我衡量咖啡飲用量與自身健康，而業者此項作為對於維護消費者健康權益上深具意義。

標示燈別	標準
紅色 ●	每杯咖啡因含量為 201mg 以上
黃色 ◗	每杯咖啡因含量為 101～200mg
綠色 ●	每杯咖啡因含量為 100mg 以下

圖6.32 現煮咖啡的咖啡因含量標示

一般而言，各類飲料中咖啡所含咖啡因的含量最多，但義式咖啡反而比紅茶、可樂還少，只比綠茶稍高（圖6.33），但有些綠茶的咖啡因含量比咖啡還高，如日本一種名為玉露的高級茶，含量可達160毫克。

一般人常喝的綠茶，咖啡因含量不多，但每100毫升也含有20毫克左右的咖啡因，紅茶更多，可達45毫克。茶具有養生的形象，又是保特瓶裝的飲料，可輕易在市面上或超商買到，所以飲用的機會可能遠比咖啡多，因此若喝咖啡再加上茶，可能就攝取過多的咖啡因。

另外，許多民眾罹患感冒時，常會自行購買口服感冒糖漿，且常整瓶一次喝完，若又喝咖啡，即可能導致攝取過量，因此使用時，宜注意咖啡因總量。關於市售感冒糖漿的咖啡因量請參考表6.8（詳見第216頁）。

圖6.33　各類飲品之咖啡因含量

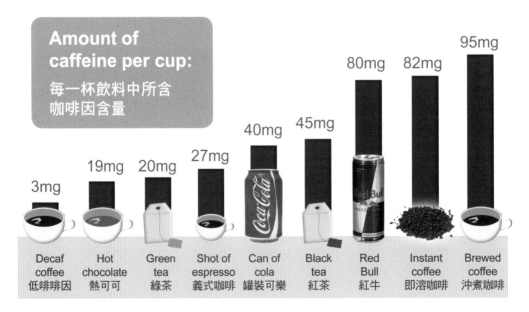

資料來源：珈琲時光Cafe Coffee Times網頁（http://coffeefuns.pixnet.net/blog/post/148984218）

● 去除咖啡因的方法

希望避免攝取過量的咖啡因，又想品嚐咖啡的風味，有幾種常見去除咖啡因的方法（詳見第220頁圖6.34），其實也不是完全無咖啡因，只是量極少罷了，含量<2.5%即可稱無咖啡因咖啡，以下是去除咖啡因的方法介紹。

● 利用有機溶劑、二氧化碳、水萃取

有機溶劑法是利用二氯甲烷、乙酸乙酯等混合溶劑通過已浸濕潤的咖啡豆，將咖啡因萃取出來，然後用蒸氣去除殘留的化學物質，最後將有毒廢液回收。釋出的咖啡因可以轉賣給藥商，製成止痛錠，或是轉賣製作成含有咖啡因的飲料。

二氯甲烷（CH_2Cl_2）是一種用作溶劑的化學物質，無色透明，具芳香氣味，微溶於水，可從很多原材料中提取咖啡因，因為咖啡因分子會與二氯甲烷結合。原材料在水或蒸汽中會軟化，下一步是用二氯甲烷處理原材料，可採用以下兩種方法：①**直接法**，直接將原材料浸入二氯甲烷，以除去咖啡因，不易影響咖啡豆風味；②**間接法**，將原材料浸入水中，以提取溶於水的咖啡因，此過程還會提出很多香味和油，因此，用二氯甲烷處理的溶液，須再將材料浸入溶液，重新吸收香味，但還是較易失去部分風味。

因為很多天然水果中含有乙酸乙酯，所以經乙酸乙酯處理的產品稱為「自然脫咖啡因」，抽取咖啡因的方法與二氯甲烷處理過程相同，只不過溶劑換成了乙酸乙酯。

使用二氧化碳（CO_2）脫咖啡因時，要用二氧化碳高壓加熱，用水軟化的原材料。二氧化碳在高溫、高壓（250～300大氣壓）條件下處於超臨界狀態，可以利用液體的密度及氣體的擴散性滲入咖啡豆，將咖啡因溶解。這樣的特性可降低將二氧化碳注入咖啡豆的花費。香味的分子較大，因此不受影響，這也是該處理方法能更好地保留原材料香味的原因，其不會造成咖啡豆損傷、色澤不會改變，也不容易萃取咖啡因以外的物質。另外，含高濃度咖啡因的二氧化碳經活性碳或水以吸取其中的咖啡因後，可

再度送回萃取槽使用。此方法使用的二氧化碳無毒，且可以去除大部分的咖啡因，唯技術成本較為昂貴，市面上較少見到此法的產品。

用水處理咖啡因過程與使用二氯甲烷處理的間接法相似，但不使用化學物，此法生產的價格較為昂貴。將濕潤的咖啡豆浸置在已經過降低咖啡因的水與綠咖啡豆的混合萃取液中，咖啡豆裡高濃度溶液的咖啡因會因為滲透作用，跑到咖啡因濃度較低的溶液中，再將去除了

咖啡因的咖啡豆清洗及乾燥。用經過碳水化合物處理過的活性碳過濾含有高咖啡因的萃取液，這些碳水化合物會阻止活性碳吸附當中的醣類及其他咖啡中的香味的物質，卻不影響活性碳對咖啡因的吸收。這些經去咖啡因處理後的溶液，就會保有增進咖啡滋味及香氣的物質，因此可以再注入咖啡豆裡。水處理法不但沒有使用任何有害的化學物質，還可以去除 94～96% 的咖啡因。

圖6.34 去除咖啡因的方法

脫除的咖啡因，可再用於生產其他產品，如藥物和某些機能飲料。

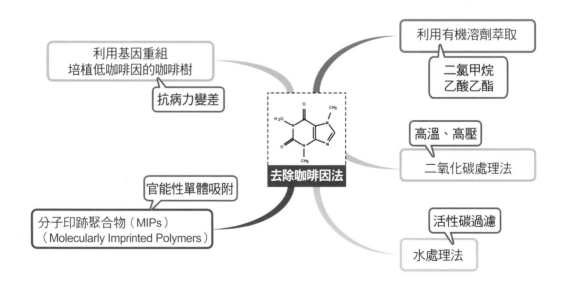

利用分子印跡聚合物技術去除咖啡因

分子印跡聚合物（Molecularly Imprinted Polymers；MIPs）的目標是高分子，能依照咖啡固定的結構模式找到一組符合咖啡因的官能性單體，製成吸附型膠囊，只允許咖啡因進入，如此便可分離出咖啡因。

利用基因重組培植低咖啡因的咖啡樹

近年在爪哇及象牙海岸已栽培出低咖啡因品種的咖啡豆，2008年於喀麥隆發現的天然無咖啡因品種（*Coffea Charrieriana*）當選為最有趣的新品種，但少了咖啡因，抗病力會變差。

奈良先端科學技術大學院大學的研究小組，嘗試利用基因重組技術，培植出低咖啡因的咖啡樹，此研究已有初步的結果，他們抑制了咖啡因基因合成時三個基因階段性機能發揮中的第二基因，且不會影響咖啡香味，用這種方式培植的咖啡樹4年後所生成的咖啡豆中之咖啡因含量確實下降許多。

使用這些方法中的任意一個都不能完全除去咖啡因，但根據美國聯邦法規，標示為「低咖啡因」的產品的咖啡因含量不得超過產品的2.5%。大多數在加工過程中去除的咖啡因，可用於生產其他產品，如藥物和某些機能飲料，例如可樂飲料中只有不到5%的咖啡因實際上來自於可樂果，很多受歡迎的「高咖啡因」軟飲料根本不含可樂果萃取物，其咖啡因含量主要來自於從咖啡萃取的咖啡因。

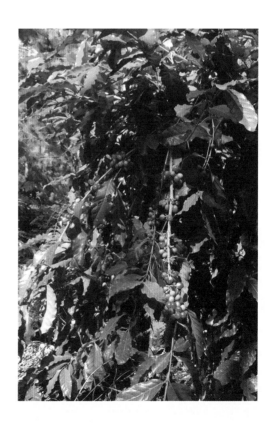

■ 咖啡因對人而言是低毒性毒品

對人而言，咖啡因是一種低毒性的毒品，長期服用會有依賴性，太大量可能導致中毒，又稱「咖啡鹼中毒」，症狀包括煩躁、緊張、刺激感、失眠、臉紅、多尿和消化道不適及類似恐慌症或焦慮症等。

對人的咖啡因半數致死劑量（median lethal dose；LD50）為每公斤0.13公克（另有研究為0.19公克），LD50是指使受測試動物總數量的50％造成死亡所需的劑量（即半數致死量），以60公斤成人來說是7.8公克的咖啡因，但現煮咖啡的咖啡因含量受咖啡豆品種或沖泡技術差異等因素影響，咖啡因含量變動較大，很難能說究竟要幾杯，成人大約一次喝下85杯咖啡，有一半的人會死亡，或體重10公斤的小朋友一次喝超過15杯以上，即可能致命。為了健康著想，建議每日咖啡因的攝取量不宜超過400毫克。

■ 可能殘留赭麴黴毒素（Ochratoxin）

赭麴黴毒素是由赭麴菌等黴菌所產生的毒素，分為A、B、C、D四種，其中以赭麴黴毒素A毒性最強，其具有腎毒性及免疫毒性，會導致免疫功能抑制，容易致畸胎及癌症，所以被歸類為可能致癌物。

行政院衛生福利部國民健康署針對市售咖啡產品訂定赭麴黴毒素A殘留標準為限量在5ppb（10億分率）以下。在老鼠實驗發現，赭麴黴毒素A會促使老鼠產生肝癌及腎臟癌，但在人類相關研究不多。過去因為發霉的咖啡豆磨粉，可能會含具腎臟毒性的赭麴黴毒素，而被列為十大危險食品之一（表6.9），因此宜慎選咖啡豆。

表6.9 10大危險食品

1.市售花生粉	常含致癌的黃麴毒素	6.生菜沙拉	農藥或寄生蟲殘留
2.豆菜類	農藥殘留超標問題	7.豬腎	若餿水餵豬，恐影響腎臟
3.大型魚	重金屬汞的殘留	8.鳳梨蝦球	添加硼砂問題
4.珍珠奶茶	珍珠含防腐劑及含糖量問題	9.小章魚	觸手泡藥水
5.魩仔魚	含漂白劑	10.咖啡粉	發霉的咖啡豆磨粉，會含具腎臟毒性的赭麴黴毒素

資料來源：〈危險食品少碰！醫師江守山：珍奶如「化學濃湯」〉（http://www.ettoday.net/news/20131027/287309.htm）

可能導致維生素（vitamin）B群流失？

消費者文教基金會提醒民眾，咖啡因可能會造成體內維生素B群的流失及抑制吸收，尤其年長者及孕婦喝咖啡時需適量。但Urgert等的小型研究，分析了26位健康人，每天給予70克咖啡／1公升水（相當於6大杯的濃咖啡）的半胱氨酸研究，發現維生素B_6、B_{12}及葉酸（folate）並沒有受到影響。

攝入過多咖啡因可能與急迫性尿失禁有關

一般認為咖啡因與尿頻和尿量的增加有關，而減少咖啡因即可減少尿的緊迫性和頻率，然而，咖啡因的利尿屬性在Armstrong的研究卻發現無明顯相關，在為期4天的研究並不會影響個案的尿滲透壓或尿量，不過攝入更高咖啡因可能與急迫性尿失禁的發病率有關，但壓力性或混合性（stress or mixed）尿失禁亦不受影響。

咖啡因可能與藥物交互作用，產生不良影響

咖啡因可能會與多種藥物產生交互作用，導致藥效降低或增強，或影響咖啡因的正常代謝，增加副作用的風險。

例如**鎮靜安眠藥、抗凝血劑及治療骨質疏鬆症的藥物**，若與咖啡併用，就會降低藥物的吸收率、藥效。此外，氣喘患者常用的**支氣管擴張劑**（如theophylline），因為和咖啡因在人體內的代謝途徑相同，兩者如果併用，即會阻礙藥品的正常代謝，而使得藥品在血中的濃度過高，加強支氣管擴張作用，提高副作用風險。正在服用**避孕藥**的人，也不宜多喝咖啡，因為兩者的交互作用會使咖啡因代謝減慢而在體內濃度增加，導致心跳加速、噁心、暈眩等（詳見第224頁圖6.35）。

普拿疼（acetaminophen；乙醯氨基酚）是最常用於孕婦的止痛或退燒劑，但因為可穿過胎盤，對於後代可能有不良的健康風險，近來的研究發現可能原因為會耗盡榖胱甘肽（glutathione）和降低抗氧化能力，易加重呼吸道發炎及可能增強T輔助細

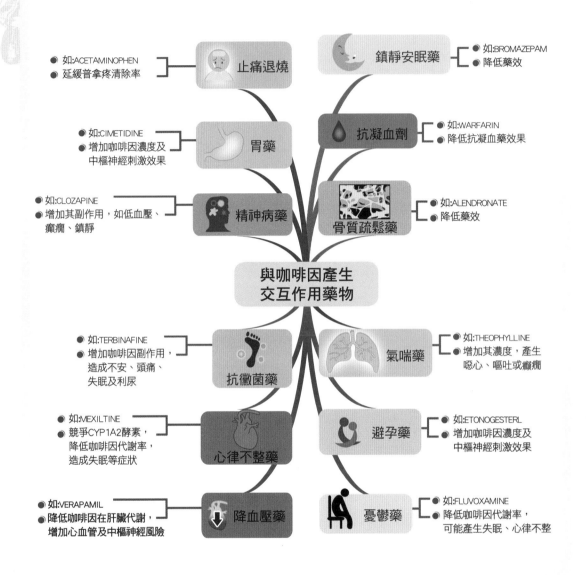

圖6.35　**可能與咖啡因產生交互作用藥物**

- 如:ACETAMINOPHEN
- 延緩普拿疼清除率

止痛退燒

- 如:BROMAZEPAM
- 降低藥效

鎮靜安眠藥

- 如:CIMETIDINE
- 增加咖啡因濃度及中樞神經刺激效果

胃藥

- 如:WARFARIN
- 降低抗凝血藥效果

抗凝血劑

- 如:CLOZAPINE
- 增加其副作用,如低血壓、癲癇、鎮靜

精神病藥

- 如:ALENDRONATE
- 降低藥效

骨質疏鬆藥

與咖啡因產生交互作用藥物

- 如:TERBINAFINE
- 增加咖啡因副作用,造成不安、頭痛、失眠及利尿

抗黴菌藥

- 如:THEOPHYLLINE
- 增加其濃度,產生噁心、嘔吐或癲癇

氣喘藥

- 如:MEXILTINE
- 競爭CYP1A2酵素,降低咖啡因代謝率,造成失眠等症狀

心律不整藥

- 如:ETONOGESTERL
- 增加咖啡因濃度及中樞神經刺激效果

避孕藥

- 如:VERAPAMIL
- 降低咖啡因在肝臟代謝,增加心血管及中樞神經風險

降血壓藥

- 如:FLUVOXAMINE
- 降低咖啡因代謝率,可能產生失眠、心律不整

憂鬱藥

胞（T-helper）的反應,而此種免疫反應可能會誘發胎兒的氣喘體質。有研究發現咖啡因可能延緩普拿疼的清除率,並可能由此影響氧化壓力和導致普拿疼中毒。

在丹麥和美國約有45％的婦女在妊娠期會繼續喝咖啡,服用咖啡因會致胎兒低出生體重和胎兒生長受限的風險,其可能亦與以後兒童的氣喘有關,不過目前的研究發現妊娠期母親服用咖啡因,並不會改變普拿疼對胎兒的影響。

CHAPTER 7

國內外的咖啡組織

全世界的咖啡組織眾多，包括：世界咖啡大師競賽（World Barista Championship）、有機咖啡協會（Organic Coffee Association）、亞澳咖啡協會（Australasian Specialty Coffee Association，AASCA）、美國精品咖啡協會（Specialty Coffee Association of America，SCAA）、茶與咖啡（Tea and Coffee Trade）、國際咖啡組織（International Coffee Organization，ICO）、精品咖啡機構（Specialty Coffee Institute）、綠咖啡協會（Green Coffee Association）、歐洲精品咖啡協會（Specialty Coffee Association of Europe，SCAE）等，各大洲各國亦各有其咖啡組織（圖7.1）

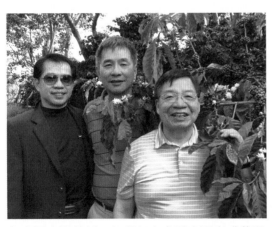

作者張金堅教授（右）與好友參訪寮國咖啡莊園

圖7.1　國際間的咖啡組織

● 巴西精緻咖啡協會
Brazil Specialty Coffee Association, BSCA

● 巴拿馬精緻咖啡協會
Specialty Coffee Association of Panama

● 瓜地馬拉咖啡協會
Asociacion Nacional del Cafe, ANACAFE

● 哥斯大黎加咖啡
SINTERCAFE

● 哥斯大黎加精緻咖啡協會
Specialty Coffee Association of Costa Rica

● 秘魯咖啡協會
Specialty Coffee Association of Peru

● 加拿大咖啡協會
Coffee Association of Canada

● 美國國家咖啡協會
National Coffee Association of USA

北美

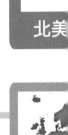

● 英國咖啡協會
The British Coffee Association

● 挪威咖啡協會
Nowegian Coffee Association

● 德國精緻咖啡協會
SCAE, Germany

歐洲

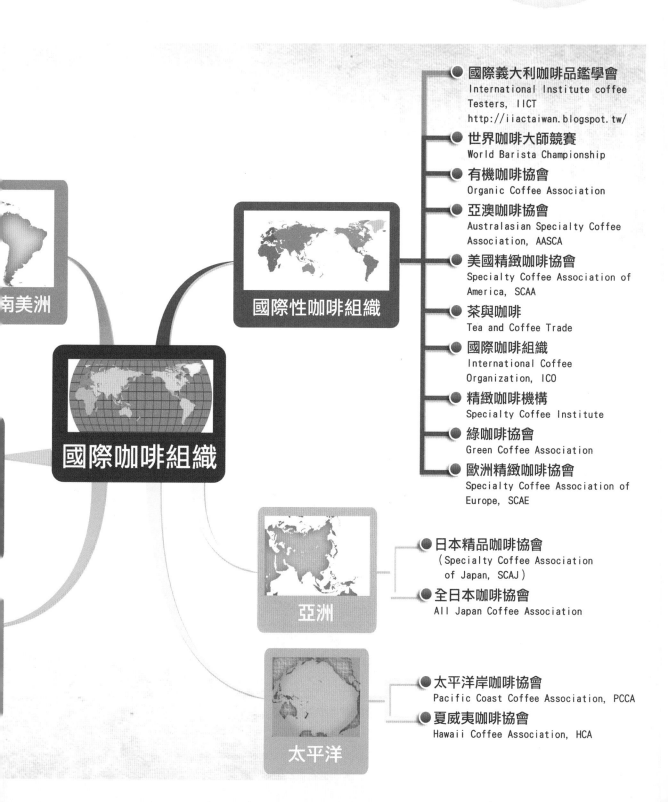

國際咖啡組織

國際性咖啡組織

國際義大利咖啡品鑑學會
International Institute coffee Testers, IICT
http://iiactaiwan.blogspot.tw/

世界咖啡大師競賽
World Barista Championship

有機咖啡協會
Organic Coffee Association

亞澳咖啡協會
Australasian Specialty Coffee Association, AASCA

美國精緻咖啡協會
Specialty Coffee Association of America, SCAA

茶與咖啡
Tea and Coffee Trade

國際咖啡組織
International Coffee Organization, ICO

精緻咖啡機構
Specialty Coffee Institute

綠咖啡協會
Green Coffee Association

歐洲精緻咖啡協會
Specialty Coffee Association of Europe, SCAE

南美洲

亞洲

日本精品咖啡協會
（Specialty Coffee Association of Japan, SCAJ）

全日本咖啡協會
All Japan Coffee Association

太平洋

太平洋岸咖啡協會
Pacific Coast Coffee Association, PCCA

夏威夷咖啡協會
Hawaii Coffee Association, HCA

臺灣的咖啡組織

臺灣咖啡協會（T.C.A.）

臺灣咖啡協會（圖7.2）成立於2003年，是非營利的社團法人，其宗旨為加強臺灣咖啡產業與世界各國的合作交流，並增進臺灣咖啡業者與咖啡愛好者的共同利益，達到互惠互利的目的。

此協會致力服務咖啡業者與咖啡愛好者，提供咖啡專業知識與資訊、產業整合發展政策的規劃與建議，與國外業者、全球各地的咖啡協會觀摩交流，開發市場、開創商機與整合資源並建立國內咖啡專業認證制度及教育訓練機制，創造屬於臺灣特有的咖啡文化與提升國際地位，不僅有咖啡

圖7.2 臺灣的咖啡協會

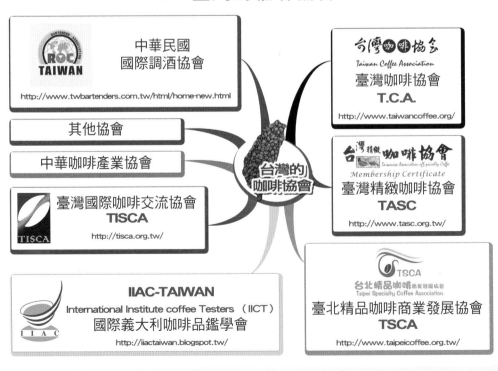

專題介紹，且舉辦各種咖啡比賽，如世界咖啡組織（World Coffee Events；WCE）比賽臺灣選拔賽（圖7.3），其會員廠商如第230頁表7.1所示。其他臺灣的咖啡組織請參見圖7.2。

除了正式的咖啡組織外，臺灣還有不少組織也努力積極推動咖啡文化，如中華民國國際調酒協會也有舉辦咖啡師認證，再者部分地方縣市亦有咖啡協會。

圖7.3 臺灣咖啡比賽

WCE即世界咖啡組織，世界咖啡活動。

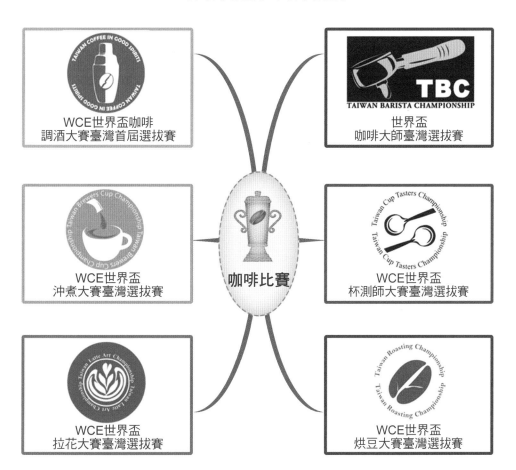

WCE世界盃咖啡
調酒大賽臺灣首屆選拔賽

世界盃
咖啡大師臺灣選拔賽

WCE世界盃
沖煮大賽臺灣選拔賽

咖啡比賽

WCE世界盃
杯測師大賽臺灣選拔賽

WCE世界盃
拉花大賽臺灣選拔賽

WCE世界盃
烘豆大賽臺灣選拔賽

資料來源：T.C.A. 臺灣咖啡協會官網（http://www.taiwancoffee.org/Competition.asp）

表7.1　臺灣咖啡協會（T.C.A.）會員廠商

BROOKS 臺灣布魯克斯	在欉紅股份	茶霖
cama cafe 咖碼	守成食材 莊園精品	啡堡
中美洲經貿辦事處	安晶	得廣
COJAFT 百懋	汎朋實業	傑恩
FikaFika Cafe	竹承國際	喜客
GaBee.咖比	老爸咖啡	喬尼亞興業
ILLY 美碩	艾可國際	揚鶴
KAWA COFFEE 華一	伯朗咖啡館	森呼吸咖啡館
Tomson東森咖啡	呈定企業	開元食品
UCC優仕	貝拉貿易	慈霖機械
Walter渥特	味全	楊家機器廠
九久商號	奇美咖啡	楊海銓餐飲學苑
力代咖啡—長谷川	尚原（提洛咖啡）	源友
三紅	怡客咖啡	詹記
上登	拉瑞亞（鮮一杯）	煒太
大昌華嘉	金成蜜蜂	維堤
元也餐館	金車	劍湖山世界
王策股份	品皇咖啡（后政企業）	廣福林
卡塔摩納貿易	哈利歐	歐舍咖啡
臺灣惠蓀咖啡	哈里歐咖啡館	歐客佬
四季工坊	威點	醇品
正啟	宸嶧	優遊吧斯
玄力貿易	展昭	禧龍
光泉牧場	振芳	聯傑咖啡
吉嵐商行	桔揚	薇斯卡亞
名典實業	海倫	豐潤

廠商名稱中有咖啡字眼者，當然與咖啡有關，但有些並無咖啡字眼，如布魯克斯（BROOKS），為日本品牌咖啡，其通信販售高居全日本第一，以網路、傳真、電話銷售為主，在日本，一般市面上無法購買到其產品。

7-2

世界咖啡日

世界咖啡日（International Coffee Day；國際咖啡日、咖啡日）是全球咖啡愛好者相當關注的年度盛會，在這天，舉凡推廣咖啡文化或是咖啡產品相關企業、餐廳、門市等均會營造仿若嘉年華般的歡樂氛圍，或透過感恩回饋的方式提供免費咖啡或優惠折扣，以感謝客戶支持。

第一個世界咖啡日是日本於1983年10月1日，由全日本咖啡協會首次在日本舉辦，而國際咖啡日則在2005年首次被公開提出討論，並於2009年首次在美國紐奧良舉辦咖啡嘉年華。

過去，各國的咖啡日各有不同，如中國首次於1997年舉辦慶祝活動，並於2001年時訂定每年4月為中國世界咖啡日，尼泊爾則在2005年11月17日、印尼在2006年8月17日（印尼獨立

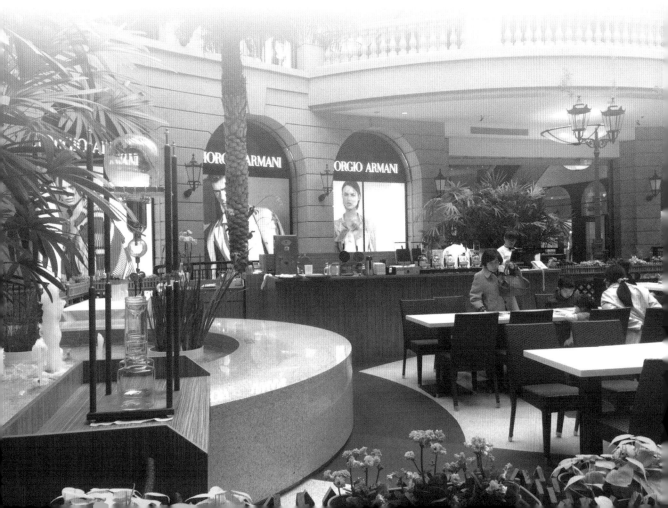

日）首次舉辦慶典，臺灣則是在2009年第一次舉辦慶祝活動（其他各國的咖啡日請參見表7.2）。

2014年3月時，國際咖啡組織（International Coffee Organization；ICO）與全世界咖啡協會一起訂定世界咖啡節在2015年10月1日舉辦，至此，世界咖啡日乃統一於每年的10月1日。

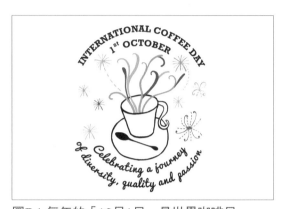

圖7.4 每年的「10月1日」是世界咖啡日

資料來源：International Coffee Organization網頁（http://www.ico.org/international-coffee-day.asp）

表7.2　世界各國咖啡日

月	日	國家
4	上旬	中國（China）
5	6	丹麥（Denmark）
	24	巴西（Brazil）
8	17	印尼（Indonesia）
	18	挪威（Norway）
9	12	哥斯大黎加（Costa Rica）
	19	愛爾蘭（Ireland）
	28	德國（Germany）、瑞士（Switzerland）
	29	加拿大（Canada）、英格蘭（England）、衣索比亞（Ethiopia）、馬來西亞（Malaysia）、瑞典（Sweden）、美國（United States）
10	1	日本（Japan）、奧地利（Austria）
	21	菲律賓（Philippine）
11	7	臺灣（Taiwan）
	17	尼泊爾（Nepal）

2015年，國際咖啡組織與全世界咖啡協會一起訂定世界咖啡日為10月1日。

資料來源：咖啡租界OLcafe網頁（https://olcafe.wordpress.com/2013/07/29/coffeeluver-intlcoffeeday/）

7-3

咖啡的永續發展

永續發展咖啡係指維持咖啡生產環境的穩定，保障咖啡價格平穩，以保障生產者，並能讓消費者安心品嚐咖啡。

阿拉比卡種與羅布斯塔種咖啡的價格分別會受到紐約及倫敦期貨交易市場行情影響；巴西的咖啡價格則易受當地氣候變遷的影響，當咖啡欠收時，價格就會暴漲，產量過剩時則會暴跌，對於生產者的收入與消費者的支出影響頗鉅。

相信無論生產者或消費者都不樂見咖啡價格巨幅波動，但若要持續生產價格穩定、品質優良的咖啡豆，就必須盡可能讓生產者的生活條件、栽種環境皆維持穩定，此即為永續發展咖啡的目標，目前也是推廣精品咖啡的一大課題。

目前，歐美各國的非政府組織（non-governmental organization；NGO）紛紛致力於推廣咖啡的永續發展，並提供產銷履歷、保護產地的生物多樣性、保護莊園勞動者的人權等各方面的技術指導。

永續發展咖啡的作法主要可分為三大項目：

- **有機作物改良協會**（Organic Crop Improvement Association）：以保護消費者。

- **公平交易咖啡**（Fairtrade Labelling Organizations International；FLO，公平貿易標籤國際組織）：以保障生產者。

- **認證咖啡**：包括鳥類保護認證（Bird Friendly Smithsonian Migratory Bird Center）、雨林聯盟認證（Rainforest Alliance）、好咖啡認證（UTZ certified good inside，UTZ Kapeh在馬雅語是好咖啡的意思）、遮蔭認證（Shade Grown

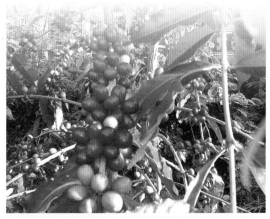

Coffee）等（圖7.5），以減少環境的破壞；部分永續發展咖啡還會請第三公正單位保障相關認證，以維護認證咖啡的信用。

美國精品咖啡協會（SCAA）亦於2000年開始推廣永續發展咖啡理念，日本精品咖啡協會（SCAJ）則於2005年設立永續發展咖啡認證咖啡委員會。另外日本精品咖啡協會也於2009年新增精品咖啡定義——「日本精品咖啡協會致力協助生產者開創永續發展的生產條件，並將永續發展咖啡當作成立協會的一大核心概念。」。

臺灣精緻咖啡協會於2007年成立，宗旨為加強消費者及生產者交流與互動，推廣精品咖啡的理念，推廣高品質的咖啡豆流通於市場，提升咖啡的附加價值，及改善生產國的生產環境，提升生產農家的生活品質，以達到生產者與消費者雙贏的目標。

圖7.5 咖啡的永續發展

永續發展咖啡分為有機咖啡、公平交易咖啡、認證咖啡，後者包括鳥類保護認證、雨林聯盟認證、好咖啡認證、遮蔭認證等。

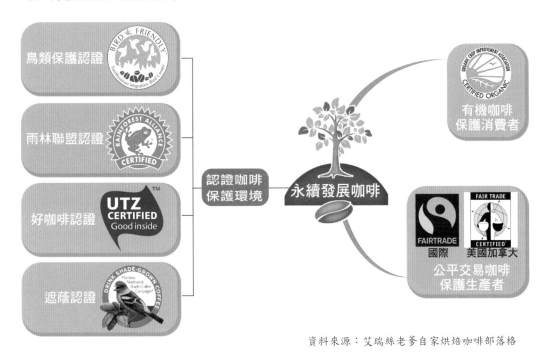

資料來源：艾瑞絲老爹自家烘焙咖啡部落格

7-4

咖啡豆的農藥問題

咖啡的農藥檢驗標準比蔬菜等植物嚴格許多,不過,一杯咖啡須經過220℃以上的加熱作業,以及使用90℃以上水溫的萃取等步驟,因此雖無法完全去除咖啡所殘留的農藥,但也較不至於會威脅到健康。

有些國家規定進口咖啡豆必須經過檢疫局檢驗,但多數進口咖啡的國家並不會特別針對咖啡的農藥殘留量進行檢驗。

由於2007～2008年產的衣索比亞咖啡豆曾發生多起農藥殘留超標事件,因此進口至日本國內的咖啡,都必須接受厚生勞動省(類似臺灣的衛福部等機構)的仔細檢疫才可販售,因此也較可安心飲用,因此不少進口

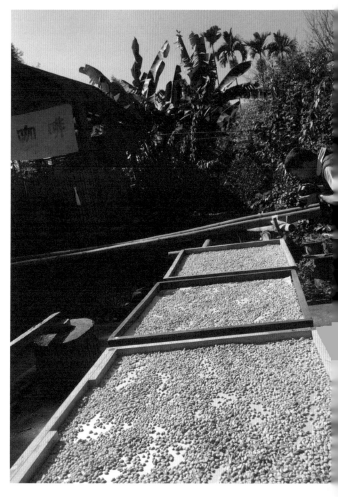

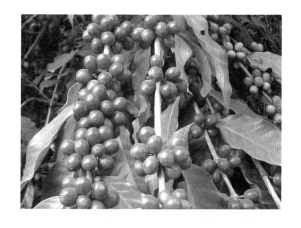

商會自行將咖啡豆送驗。若在自行送驗時,咖啡豆的農藥殘留量超過標準值,該批豆子便會直接銷毀或退回原產地。

在臺灣,亦有堅持有機栽培的農場,如嘉義縣中埔鄉福友咖啡。

咖啡與公平貿易運動

全球70%的咖啡豆是由規模較小的農園所栽種，然而買方卻掌握在數間大型的咖啡公司，買方以壓倒性的姿態掌握價格決定權。

咖啡豆生產大多是重複著休耕一年、再豐收一年，且果實必須經由人工手摘，因此很難維持穩定的市場價格，買方為了避免因行情變動而產生損失，便會極力壓低購買價格，以致農園不得不以低薪資聘僱勞工，而形成惡性的壓榨循環。因此咖啡豆遂變成生產國與消費國間，因經濟落差而產生的南北半球的象徵性發展問題。

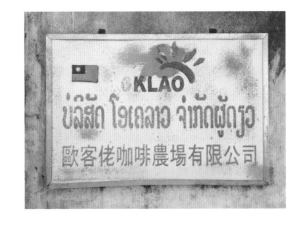

公平貿易（Fairtrade）運動便是以適當的價格自發展中國家的弱勢生產者及勞工手中，購買咖啡原料與製成品，以促進咖啡環境改善及經濟上的自立。

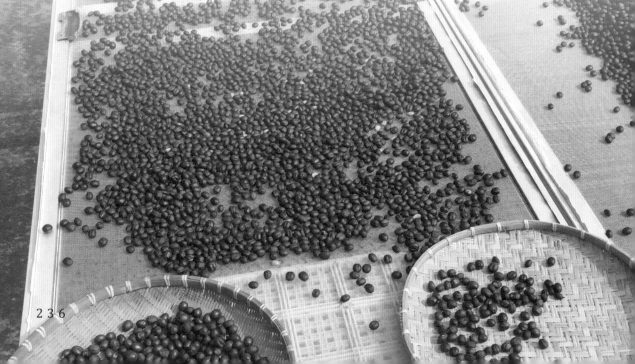

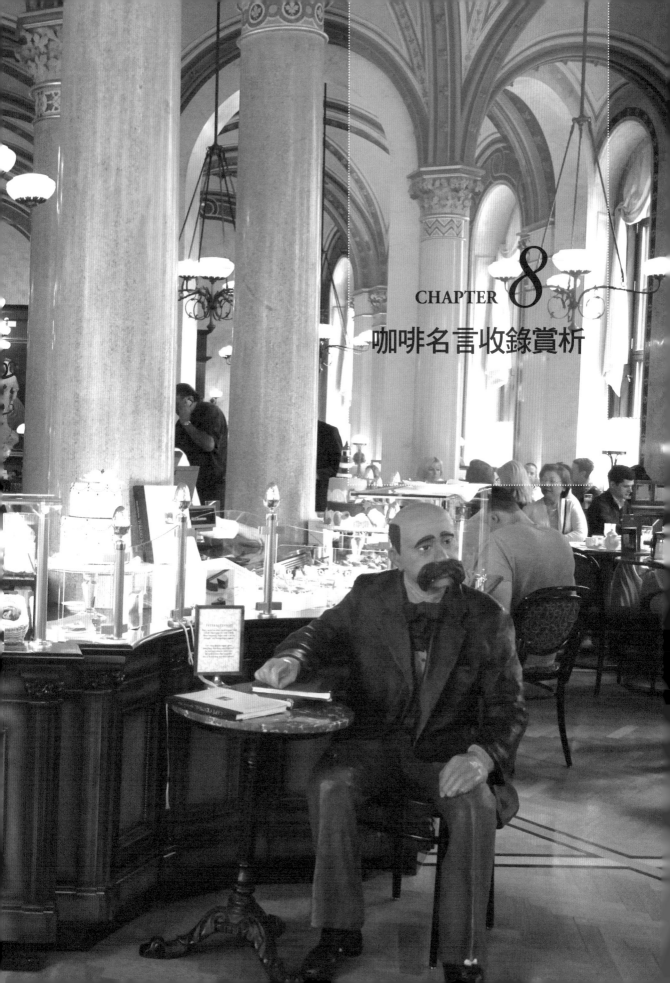

CHAPTER *8*

咖啡名言收錄賞析

歷來，有不少各行各業的名人都曾提到咖啡，人們喜歡咖啡的程度足見一斑。以下是部分歷史名人的咖啡名言可供讀者們參考，其中一位活到94歲，兩位活到84歲，皆頗為長壽，其他也都年過51歲，在十九世紀時代都不算短命，所以咖啡應不致會造成早么！

8-1

歷史名人的咖啡名言

伏爾泰

　　大文豪伏爾泰（Voltaire；1694～1778，84歲）（圖8.1）的咖啡癮很大，竟然每天都要喝40杯的黑咖啡，連身邊的人都提醒他別再喝了，甚至說咖啡是慢性毒藥，伏爾泰卻回答說：「你說得對，我想它一定是慢性的，否則怎麼我喝了65年還活著？」喝咖啡究竟好不好？我想應如**16世紀的英國法學家約翰·塞爾登**（John

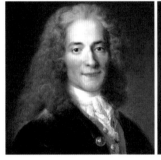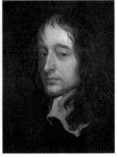

圖8.1 伏爾泰（Voltaire）及約翰塞爾登（John Selden）
資料來源：維基百科

Selden；1584～1654）所言：「喝咖啡沒有錯，錯的是過量。」

塔列朗

　　18世紀的**法國外交官塔列朗**（Talleyrand；1754～1838，84歲）（圖8.2）。曾描述一杯好咖啡應該要「黑的像魔鬼、熱得像地獄、純潔似天使、甜蜜如愛情」（Black as the devil, hot as hell, pure as an angel, sweet as love.）。

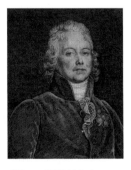

圖8.2 塔列朗（Talleyrand）

拿破崙

拿破崙（Napoleon Bonaparte；1769～1821，52歲）（圖8.3）也曾說：「濃郁的咖啡，那麼濃的咖啡，就是它喚醒我。咖啡給了我溫暖、清醒及一個不尋常的力量和痛苦，總之那意味著那麼極大的快樂。」（Strong coffee, much strong coffee, is what awakens me. Coffee gives me warmth, waking, an unusual force and a pain that is not without very great pleasure.）

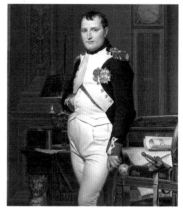

圖8.3 拿破崙（Napoleon Bonaparte）
資料來源：聖海倫娜咖啡網頁

雪梨・史密斯

英國作家雪梨・史密斯（Sydney Smith；1771～1845，74歲）（圖8.4）曾說：「如果想提高理解力，那就喝咖啡；它是智能飲料。」（If you want to improve your understanding, drink coffee; it is the intelligent beverage.）

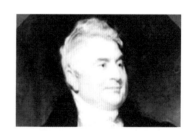

圖8.4 雪梨・史密斯（Sydney Smith）
資料來源：TOP 25 QUOTES BY SYDNEY SMITH

巴爾扎克

法國文豪巴爾扎克（Honoré de Balzac；1799～1850，51歲）（圖8.5）也是嗜咖啡如命者，幾乎是沒有咖啡就無法工作，不管走到哪，都要帶著咖啡壺，他形容咖啡壺是「特殊形式的紙筆」。

巴爾扎克喝咖啡既不加牛奶，也不加糖，滋味苦到足以讓胃麻痺，他曾說：「我將死於3萬杯咖

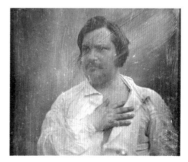

圖8.5 法國文豪巴爾扎克（Honoré de Balzac）
資料來源：維基百科

啡。」曾有專家統計，他一生大約喝了5萬杯的濃咖啡，圖8.6為以巴爾扎克命名的法國咖啡館。

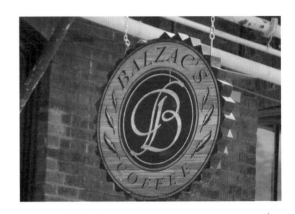

圖8.6 以巴爾扎克命名的咖啡館
資料來源：The Distillery Historic District網頁

奧利弗‧溫德爾‧霍姆斯

美國最高法院大法官奧利弗‧溫德爾‧霍姆斯（Oliver Wendall Holmes；1841～1935，94歲）（圖8.7）說：「早上喝杯咖啡不亦樂乎，然而下午或晚上喝茶的愉悅卻無法期待重現。」（The morning cup of coffee has an exhilaration about it which the cheering influence of the afternoon or evening cup of tea cannot be expected to reproduce.）

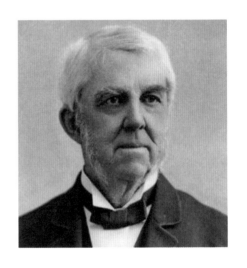

圖8.7 奧利弗‧溫德爾‧霍姆斯（Oliver Wendall Holmes）
資料來源：A-Z Quotes _ Quotes for All Occasions網頁

彼得 · 艾騰貝格

若說到最著名的咖啡名言,是**奧地利作家彼得·艾騰貝格(Peter Altenberg;1859～1919,60歲;原名 Richard Engländer)**所說的:「如果我不在家,就是在咖啡館;如果不是在咖啡館,就是在往咖啡館的路上。」彼得·艾騰貝格幾乎把咖啡館當成第二個家,每天醒來就到維也納著名的中央咖啡館(Café Central)報到,在這裡喝咖啡、用餐、看報紙、聊天敘舊及創作,差不多整天都待在咖啡館裡頭,因此大家都稱他為café writer,連過世時,都是在此被人發現。現在,一走進Café Central大門,在入口處就可以見到彼得·艾騰貝格的雕像與他最愛的桌椅(圖8.8)。

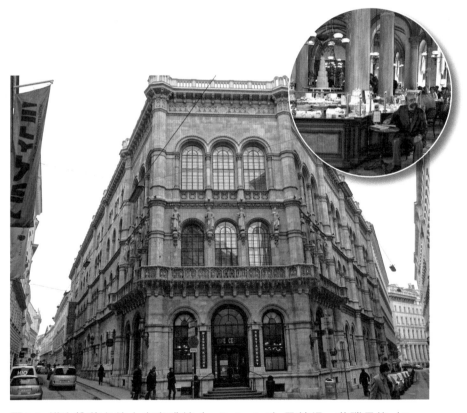

圖8.8 維也納著名的中央咖啡館(café Central)及彼得·艾騰貝格(Peter Altenberg)雕像(右上)

資料來源:http://ch-photodiary.blogspot.tw/2014/09/2014-08-austria-day1-central-cafe.html

其他咖啡名言

- 「咖啡要黑得像地獄，味道強烈如死亡，甜蜜的有如愛情。」（Coffee should be as black as hell, as strong as death, and as sweet as love.）（土耳其名言）

- 「男人要像好咖啡，既強勁又充滿熱情！」（義大利名言）

- 「咖啡有兩個好處，滋潤又溫暖。」（Coffee has two virtues. It is wet and it is warm.）（荷蘭諺語）

- 「義大利人把喝咖啡譜成和諧的交響曲。」（摘自《Starbucks咖啡王國傳奇》，聯經出版）

- 「好東西要與好朋友分享。」（麥斯威爾咖啡廣告）

- 「酒使人老化，而咖啡不會。」（Wine is for aging, not coffee.）（電影「警界雙雄」，Ken Hutchinson, Starsky and Hutch）

- 「讓我的咖啡就像我喜歡我的男人——熾熱、黝黑且強壯。」（Make my coffee like I like my men: hot, black, and strong.）（美劇「美好時光」，Good Times；1974～1979）

- 「根據丹麥女人們的觀點，咖啡對身體就像神的話語對靈魂一般。」（Coffee, according to the women of Denmark, is to the body what the Word of the Lord is to the soul.）（丹麥作家伊薩・克丹森，Isak Dinesen；1885～1962，是凱倫・布里森的化名）

- 「喝咖啡可能是一種習慣，也是一種享受，對大多數的巴西人來說，是一場談一輩子的戀愛，而西雅圖為一隻手的人，因為他們另一隻手永遠握著一杯咖啡。」

- 「啊！咖啡的口味如此地甜美！其可愛超過千個親吻，其甜蜜遠高於麝香葡萄酒。」（Ah! How sweet coffee tastes! Lovelier than a thousand kisses, sweeter far than muscatel wine!）（巴赫的咖啡清唱劇，Coffee Cantata）

咖啡事典

巴赫的咖啡清唱劇（Coffee Cantata）

　　音樂家巴赫（Bach，或譯為「巴哈」）於1735年為咖啡寫過一首清唱劇（Cantata），稱作「咖啡清唱劇」，描述一名酗咖啡無法自拔的少女與其父親間的故事。

　　17世紀末至18世紀初，咖啡算是相當奢侈的飲品，劇中的妙齡少女嗜喝咖啡，但管教嚴厲的父親由於擔心女兒養成好逸惡勞的習慣，因此禁止她喝咖啡。為了讓女兒戒掉喝咖啡的習慣，父親甚至告訴女兒如果繼續喝咖啡將會嫁不出去，女兒只有無奈地唱：「永別了，咖啡」，但其實聰明的女兒想到一個主意，她要求求婚者──「如不讓我婚後繼續喝咖啡，那你就別想娶我！」

　　Cantata中文譯為清唱劇，但其實多數是有伴奏，是由獨唱、多重唱、合唱和樂隊等所組成，並非清唱，而是具有主題的小型歌劇，雖然有角色，不過沒有佈景，演員只演唱、不表演，內容多是敘事和抒發感情。

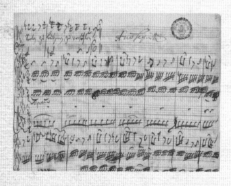 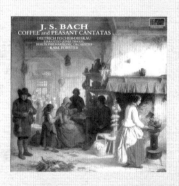

圖8.9 巴赫肖像及其手稿
（右上）約翰・塞巴斯蒂安・巴赫（Johann Sebastian Bach，1685～1750）
（左下）巴赫的咖啡清唱劇（Coffee Cantata）手稿
（右下）「咖啡清唱劇」的廣告海報。

資料來源：維基百科（https://en.wikipedia.org/wiki/Bach_cantata）與The Beanstalker網頁（http://thebeanstalker.com/tag/coffee-cantata）

咖啡不再只是一種咖啡，隨生活水平提高，品咖啡已快成全民運動，它可取代喝酒，而成為更健康及安全的交際行為。咖啡有視覺、嗅覺、味覺的平衡及餘韻的回甘，可加各種調味，能營造出浪漫的氣氛，可獨樂樂亦可眾樂樂。再者也具提神醒腦、思路清晰，有助於動脈擴張，增加血液流量，有利尿作用，可以緩解頭痛症狀，幫助減肥，及部份抗癌效果等。不過咖啡也可能導致胃食道逆流、中老年婦女的骨骼疏鬆症，並且可能引發某些癌症等，有些人會有心悸及影響睡眠的情形，與某些藥物會有交互作用，不宜併服。

營養學家強尼包登將咖啡列為地球上最健康的150種食材之一，目前較為人知及重要活性化合物為咖啡因、綠原酸和二萜等，雖已有不少研究及用統合分析解決不少統計問題，但尚無法真正確認其與疾病的因果關係。

本文就部份身體疾病，如心血管疾病、糖尿病、肝膽道疾病、神經系統疾病及其副作用等做一回顧，再者有些部份效用確未定論或有爭議及副作用，因此運動和健康飲食等生活型態還是最重要，喝咖啡可能只是提昇健康生活型態的另一選項，宜適可而止。美國飲食指南建議，對喜歡喝咖啡者，可列入日常健康習慣中，建議美國人可提升每天3至5杯，但若根據歐盟食品科學專家委員會每日不要多於300mg咖啡因的建議，國人可到2至3杯，

切記過猶不及。

以目前的資料實難能鼓吹或勸阻規律的喝咖啡，然無論如何，太極中庸之道之適可而止絕不會有大錯。以下有幾點建議

1. 普通健康的成人，應考量到太極中庸之道的過猶不及，每日不要多於300 mg咖啡因(約2-3杯咖啡)，上限為400 mg、

2. 用過濾法沖泡咖啡，以減少脂肪攝取量、

3. 注意鈣質的攝取及適度曬太陽，以補充天然維生素D、

4. 喝無咖啡因的咖啡也不要過量，因仍不知除咖啡因外，有無其他有害成分、

5. 儘可能選擇有機栽培的咖啡豆、

6. 不要加經氫化過的奶精、

7. 咖啡應是慢慢品嚐，較不會導致胃腸不適、

8. 疾病與健康受生物心理心靈社會的影響，所以每個人情況皆不同，對某個人有好處，對另一個人不見得有益、

9. 規律而適度的運動和選擇健康的飲食仍是生活中最重要的課題，此兩者目前尚無法被取代，適量喝咖啡只是提昇健康的另一應對方式而已。

10. 咖啡含有不少種化合物，有些可能對胎兒不利，懷孕、授乳者及小孩應少飲用。

特別分享

咖啡讓我學習到生活的優雅與品味

吳彥蓁／臺北醫學大學附設醫院婦科醫師

這本書從咖啡的歷史切入，讓大家認識咖啡的起源；接著，再讓大家了解各式各樣的咖啡豆、各種製作方法，而不同產區的豆子搭配不同的乾燥或烘焙方式就能有不同的風味；後續，再談到咖啡與醫學的相關性，更能將我們的專業與「咖啡」這麼一個優雅、品味的代名詞融合在一起。

只要拜讀完這本咖啡專書，相信一定可以對咖啡有更深入的了解，讓本來就愛咖啡的人能更健康、更有深度地品嚐，讓不了解咖啡的人深深地愛上咖啡。

由於我曾經在星巴克打過工，所以我會考慮的是不同的咖啡有不同的風味，有些酸味較重、有些較苦、有些則是在舌頭上的份量感較重，不同的咖啡都有它適合搭配的甜點。因此，我想或許可以在介紹各種不同的咖啡時，根據每種不同咖啡的風味，也順便介紹適合搭配的甜點，或許更能襯托出咖啡的美好。

回想起當初在星巴克的打工生涯，我必須承認，我並不是為了愛喝咖啡才去星巴克工作的，但店長會要求所有的工作人員在上班時間必須有一個coffee testing的時間，大家要分享當天咖啡喝起來的感受。所謂的coffee testing，主要是透過四個步驟來品嚐咖啡：首先是聞一聞咖啡剛煮出來時後的香氣，再稍稍啜飲一小口，感受咖啡的酸苦，接著便直接喝一口，感受咖啡在我們舌頭上的重量，最後再感受將咖啡喝下去時的味道。

即使是同一種咖啡，但品嚐過程的每一個階段真的都能帶來不同的感受，這是我覺得咖啡神奇及美好之處；最後，店長會拿出甜點，讓我們試著搭配不同的咖啡，體驗會有多不一樣的享受，此時，平常就有練習喝咖啡的我們便更能真心地推薦什麼樣的甜點適合搭配什麼樣風味的咖啡。

我想，這是很特殊的經驗，也讓原本沒這麼愛咖啡的我愛上咖啡的一切。因此，當我有機會為這本咖啡專書寫讀後感想時，我樂於跟讀者分享我是怎麼愛上咖啡，也或許會有許多人看了這本書後，也會跟我一樣愛上為我們帶來各種感官享受的咖啡。

心智圖

心智圖（mind map）或稱心智圖法（mind mapping），其他常用名稱有思維導圖、腦圖、靈感觸發圖、概念地圖或思維地圖等，是一種幫助**視覺化思考**（visual thinking）的輔助工具，從1960年代開始發展，到了1970年代，才由東尼·巴贊（Tony Buzan）發揚光大。

資料可一目瞭然

心智圖的應用核心可總結為點、線、面、體及用五大部分，可以樹木、神經元（neuron）圖式來對照說明及應用於說明文獻之結構。

· **點**：即關注的焦點。透過簡短的關鍵字（key word、key point）置於A4紙張或電腦版面中央，其運用過程中的核心為歸納或收斂，類似樹木的枝幹或神經元得胞體（soma）及文獻的題目（title）。

· **線**：由中心焦點擴展的標題。使用類似樹枝，由粗而細的擴散分枝狀（branching）線條展開表示，其運用過程的核心為演繹或擴展，其構造類似樹枝、樹根、神經元的樹突（dendrites）及文獻的標題。

· **面**：順時針方向全面檢討與查核置於同一頁面聚焦的點與線，確保表達能面面俱到，其運用過程的核心為查核及反思，類似檢視整株樹木、查核神經元構造異常及文獻之整體結構符合標準否。

· **體及用**：對點、線、面所有要素進行美化及修飾，進行優化，例如加入不同色調的立體文字、符號及圖像等方式，使之更具體、易懂，便於整體的理解與應用，其運用過程的核心為體用合一，如對樹木的修剪可使更賞心悅目、不同神經元的軸突會有蘭氏結、髓鞘、電突觸（synapse）、化學突觸等不同的結構變化，以利更快速傳遞及輸出資訊予另一神經元，亦如對文獻之整體內容進行最後修飾使更具體，以利閱讀或備以投稿發表，資料整理後可一目瞭然。

搭配電腦應用，如虎添翼

透過電腦應用，心智圖既可侷限於一頁面，又可不斷無限延伸，同時表現了**歸納**（收歛）及**演繹**（擴展），既見樹又可見林，因此使用軟體及電腦設備會比手繪製作更具優勢。

近年來，因為資訊科技（information technology；IT）的進步，心智圖的相關軟體已趨成熟，可解決手繪方式缺點，常見的心智圖軟體，如Mindjet MindManager、MindVisualizer、iMindMap、FreeMind、XMind等，本書心智圖圖型一般由右上依順時針方向閱覽。

心智圖

心智圖核心總結為點、線、面、體及用，可用樹木、神經元之結構對照說明及應用於說明文獻之結構。

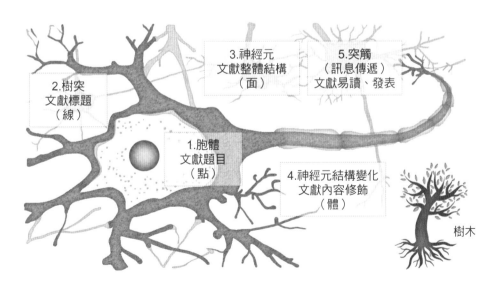

2.樹突
文獻標題
（線）

3.神經元
文獻整體結構
（面）

5.突觸
（訊息傳遞）
文獻易讀、發表

1.胞體
文獻題目
（點）

4.神經元結構變化
文獻內容修飾
（體）

樹木

健康與疾病四面向模型圖

健康與疾病分為生物心理心靈社會四面向

　　1948年，世界衛生組織（World Health Organization；WHO）在其憲章中，定義健康為「一種在身體、精神和社會上的完善狀態，而不僅僅是沒有疾病和衰弱現象」，由此可反推，疾病可分為身體（生物）、心理（精神）及社會各方面的疾病。此番說法首次表達了BPS醫學模型（生物心理社會模型）的基本思想，如今，若再加上心靈的健康，則所謂「健康」的定義就更完整了！

　　我們把它稱之生物心理心靈社會（biopsychospiritosocial；BPSS）的健康，以健康輪（wellness wheel）圖示來表示，其中之雙箭頭表示四者會互相影響（附圖2.1）。

　　傳統的生物醫學模型（biomedical model）對於某些疾患，例如身心症，並無令人滿意的詮釋，因此精神科醫生Engel以Paul Weiss的系統階級理論（system hierarchy）為基礎，提出了生物心理社會（biopsychosocial；BPS）模型，強調疾病並非單一病因，而是生物、心理及社會彼此間交互作用的結果。

　　Engel提出的BPS醫學模型比傳統的生物醫學模型更完整，但其只是一種概念，無法完全詮釋及呈現病患的個別化差異，且慢性疾病及健康層面觀念中最重要的「改變生活型態」（lifestyle modification），也無法由BPS模型的字面上呈現，因此不易於臨床上應用，在教學上容易只流於口號，所以有人使用健康照護模型（ABCDX）以補其不足，其多加入了生物醫學狀況（A），但其並未明確列出心理及心靈面向，且ABCD各代表何意義，無法直覺地由字母判定。

　　我們將BPS、家庭壓力模型（ABCX）、雙重家庭壓力模型（double ABCX）、健康照護模型（ABCDX）及壓力調適策略，及陳氏與吳氏之生物心理社會取向的壓力模式、資源—壓力／調適與健康狀況及預後的關係圖等各模型及圖示做一結合，加入蹺蹺板及表示調適策略之

動態支點，提出應用生物心理心靈社會面向於疾病的壓力—資源／調適模型理論，由此可解釋病患之個別化差異情形，是醫師更完整的看診思考及呈現模式，為疾病與健康建立一個共通的病因及處置的創新模型，首次引用了房子結構的SRC名詞，將其修改為SR/C並加入中國哲學的太極陰陽概念。

壓力中可能潛藏資源，資源中可能潛藏壓力

個體就像是一個蹺蹺板，包含個體外形、內臟器官系統及心理、心靈，即包含生物（bio）、心理（psycho）及心靈（spirituality）三者。平時有不同的BPSS壓力

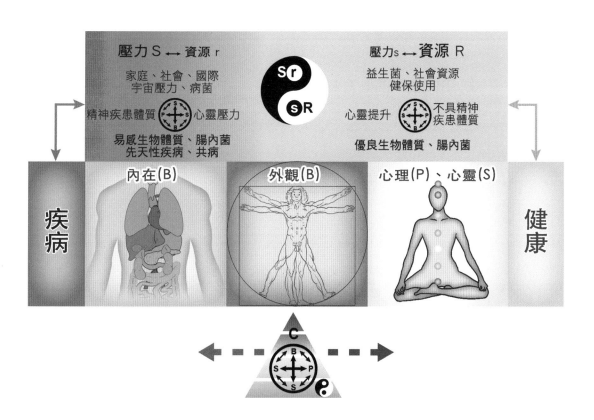

附圖2.1 生物心理心靈社會面向於疾病之壓力－資源／調適（SR/C-BPSS）模型圖

資料來源：修改自蔡氏等之SRC BPS model（2014）

（stress；即危險因子）及資源（resource；即保護因子）作用在兩側，但壓力與資源是相對的，有時不易區分且可能不斷互換，因此以太極陰陽圖（☯）表示兩者相生相剋，其圖內之Sr表示Stress（壓力）中可能會潛藏有resource（資源），反之，sR表示Resource中可能會潛藏有stress。

再者，壓力與資源以漸層顏色深淺表示有大有小，其中左側紅色表示壓力端、右側綠色表示資源端，兩者常是一體的兩面，因此中間未分開，圖列出部分對疾病與健康的壓力及資源，其中腸道內共生菌群（腸內菌；gut microbiota）是較特別的因素，原本非宿主的一部分，因此可視為social因素，但人從一出生不久，其即定殖於腸道且與宿主一生共同演化，因此亦可視為人體的一部分，Gill等稱此現象為超有機體（superorganisms），亦可視為是bio因素；其有好菌、壞菌及機會菌等，因此其可能為健康的壓力因素，亦可能為資源因素（詳見第249頁附圖2.1）。

受生物心理心靈社會影響之調適策略會影響健康與疾病

蹺蹺板下有一個支點（fulcrum）支撐，用以維持平衡，可視為一個人受生物心理心靈社會（BPSS）因素影響的調適策略（coping strategies；C），會導致每個人在不同時間，其位置皆不同，以向左或向右不規則線段的箭頭呈現，表示可能偏左或右、偏移快或慢。支點形狀可能亦不同，三角形支點表示使用不良調適策略，隨著適應性調適策的應用，可能漸轉為較穩定的梯形，故以漸層圖型呈現（附圖2.2）。

每個人皆有其先天（bio因素）調適策略的偏好，有些人個性較衝動、有些人則較溫和，此外，性別差異等也有影響，但隨著適應、經驗累積、教育或學習等，都會導致對健康信念的認知改變，所以調適策略是一種動態平衡，其以漸層圖型呈現。

再者，一個人面臨相同情境，有時亦會隨身體體能、心理、心靈及

社會因素而改變策略例如一位平時遵醫囑性（adherence）良好的人，可能因為生病致使體能活動受限（bio因素），或因社會壓力（social因素）導致憂鬱情緒（psycho因素），而不想運動或不按時服藥、就診等。

有些人的服藥及就診行為常受到媒體、地下電台或身旁朋友等社會因素影響，而動搖其對健康信念的認知，甚至改變就醫行為。

此模型圖因考量適用於所有疾病的完整性，面向多且廣，因此看似複雜，但其實只分成SR（壓力及資源要一齊考量）及C（調適／處置）兩個面向，每一面向再考量BPSS而已，若能把握其字母意義且以圖型考量，即可直覺易懂且完整地考量所有因子及處置。

附圖2.2動態的支點位置及不同形狀，代表不同壓力調適策略（coping strategies；C），會導致生病或健康。相等或已達平衡（正常或病態平衡）的壓力（stressors；S）及資源（resources；R），此時若多加一點壓力，即會傾向一側（附圖2.2a），附圖2.2b代表使用適應性調適策（adaptive coping strategies），支點會呈現較穩定的梯形，致蹺蹺板反應較不敏感，代表個體對壓力及資源忍受度較高，因此相似的壓力及資源下，支點偏左側，亦較不會受影響，由此可解釋為何在類似的壓力及資源下，有些人會生病，而有些人卻安然無事。

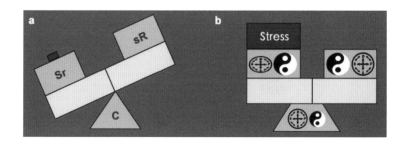

附圖2.2 不同調適策略影響健康簡化圖

（圖a）調適策略平衡，一點壓力或資源即可能導致疾病或健康。

（圖b）個體對壓力忍受度較高。

易經太極於西醫學之解釋應用

太極四象圖的代表意涵

《易經》是中國最古老的經書之一，歷經了上古時期的伏羲氏、中古時期周文王和周公，以及近古時期的孔子傳述，再經歷數千年的淬鍊，內容不斷增修，方形成一完整的理論，但現今大家熟悉的太極陰陽圖示，原本是易經書內所無，是後人根據對易經的理解才添加進去的，且有各種不同型態的設計，可謂是一種創新的圖騰。

20世紀，量子力學先趨、丹麥人波耳（Bohr）提出互補原理（complementarity principle），並因此榮獲1922年諾貝爾物理學獎，其中部分理論為微觀物體具有波動性或粒子性，即物質在極小狀態下，有時會表現出波動性，有時會表現出粒子性，此不能用單一種概念來描述整體量子現象，為了完備地描述整體量子現象，必須將分別描述波動性、粒子性的概念都囊括在內。1937年，波耳攜其夫人到中國訪問，在孔廟看到了太極陰陽圖時，發現他的研究理論可用太極陰陽圖來解釋。1947年，丹麥國王授其榮譽徽章時，其禮儀罩袍上即選用太極陰陽圖及其格言「對立即互補」（拉丁語：contraria sunt complementa）（附圖3.1）

近來，也有其他學者應用《易經》的概念於企業管理之中，可見，此哲學觀念與其他領域學科是可交集應用的。

在醫療現象及處置上，常有涉及一物的正反兩面作用、例外及副作用等，可用太極陰陽圖去解釋，如此

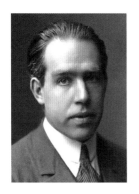
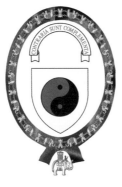

附圖3.1 諾貝爾物理學獎得主波耳（Bohr）及其禮儀罩袍上使用的太極陰陽圖

資料來源：維基百科

可使醫師及患者更快速掌握及了解其內涵，亦可達跨領域的創新應用。因為太極陰陽圖直覺上共分成太陽、太陰、少陽及少陰等四個部分，將陰陽兩儀擴展為四象應用，以分別代表某處置或藥物的主要作用（適應症）、副作用、有別於其他或同類物的額外好處，以及不宜歸在副作用的其他缺點或注意事項（禁忌症）。附圖3.2是以某高血壓藥為例，以太極陰陽模型圖表示，如此將更清楚更明瞭，也提醒我們考慮進行任何處置時，須隨時考量其效用、副作用、額外好處或非屬副作用的額外注意事項等。

太極四象圖於西醫的應用

附圖3.2是以太極四象圖於西醫的解釋應用例子，其代表意義如下所述。

● **太陽代表藥物的主要作用或適應症：**Telmisartan是一種血管緊張素受體阻斷劑（angiotensin II receptor blockers；ARBs），主用於治療原發性高血壓時，以圖之白色太陽部分表示之。

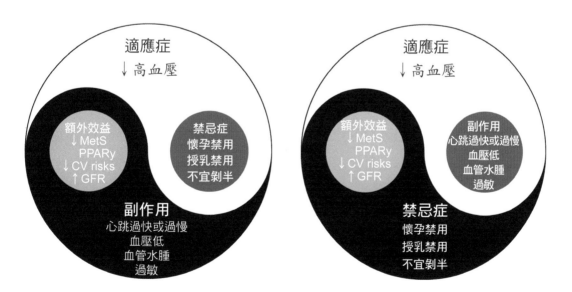

附圖3.2 以太極陰陽圖綜觀藥物（泰米心平；telmisartan）作用的模型圖

MetS：metabolic syndrome（代謝症候群）、PPAR：peroxisome proliferator-activated receptor（過氧化體增殖劑活化受器）、CV：cardiovascular（心血管）、GFR：glomerular filtration rate（腎絲球過濾率）。

- **以太陰代表藥物副作用**：以圖之黑色太陰表示Telmisartan的副作用，與其他ARBs相似，會有心搏過快或過緩、血壓低、血管水腫及其他過敏反應等副作用。

- **以少陽魚眼代表藥物額外效益**：Telmisartan除可降血壓外，亦可改善代謝症候群（metabolic syndrome）及其指標，一項針對telmisartan的統合分析（meta-analysis）顯示，相較於對照組，不論是空腹血糖、糖化血色素、胰島素、三酸甘油酯或脂聯素（adiponectin）等，都有明顯的正面影響。

- **以少陰魚眼代表其他注意事項**：不宜歸在副作用的其他缺點，以圖之黑色少陰表示，如常見於藥品仿單上的禁忌症、警語及注意事項等。例如懷孕婦女不宜服用Telmisartan，如同其他影響腎素——血管緊張素系統的藥物一樣，可能導致嬰兒發育不全、夭折或胎死腹中，且尚不清楚其是否會滲入母乳，因此正授乳者亦應避免服用，目前亦無未成年的研究報告；再者，其會潮解，因此不宜事先打開鋁薄包裝太久。

附圖3.2（第253頁）右是將副作用與注意事項（禁忌症）換位，亦可解釋得通，所以不必太拘泥其位置。

只有快或只有慢，無法構成完整人生

現代社會的快節奏已是無可避免的一種生活，但慢活亦是另一種體驗，太極陰陽圖的原始精神將萬物一分為二，如天地、陰陽、日夜等，為類似硬幣的一體兩面，互斥但亦共存。快的另一半即為慢，人生是由快與慢節奏所組成，只有快或只有慢，無法構成完整人生。

在生活步調快速的忙碌時代，尋隙放慢腳步或稍靜一下，才會體驗到更多人生細節，如旅遊、閱讀或品嚐一杯咖啡，偶爾放空自己亦是不錯的選擇，亦是人生之所需。

【參考文獻】

1. 日盛金控交易網: 國外期權商品 http://www1.jihsun.com.tw/future/new3/overseas/o_2_7.htm#5.
2. 門脇洋之譯者: 呂怡佳: 義式濃縮咖啡大全. 臺北市大境文化 2014:78-89.
3. 最完整咖啡知識大全, 愛喝咖啡的你一定要知道 http://www.life.com.tw/?app=view&no=130603. 2014.
4. 咖啡烘焙是怎麼烘焙? 有什麼區分? http://health.morningstar.com.tw/healthqa/sick_print.asp?id=385.
5. 天下雜誌: 台灣12家特色咖啡館 http://www.cw.com.tw/article/article.action?id=5066274. 2015.
6. ET today 東森旅遊雲: 台北入選BBC全球6個最棒咖啡城市 http://travel.ettoday.net/article/448220.htm.
7. BBC - Travel - Living in_ The world's top coffee cities http://www.bbc.com/travel/story/20140421-living-in-the-worlds-top-coffee-cities.
8. Cano-Marquina A, Tarín JJ, Cano A: The impact of coffee on health. Maturitas 2013;75:7-21.
9. Ingraham C, Ferdman RA: A coffee addict's guide to the universe http://www.washingtonpost.com/news/wonkblog/wp/2015/06/17/19-maps-and-charts-that-explain-pretty-much-everything-about-coffee/ (中文翻譯 2015年是咖啡發展之年 http://www.bairuisita.cn/news/2871.html). Washington Post.
10. 致癌物質 https://zh.wikipedia.org/zh-tw/%E8%87%B4%E7%99%8C%E7%89%A9%E8%B3%AA.
11. 維基百科: 咖啡 https://zh.wikipedia.org/zh-tw/%E5%92%96%E5%95%A1.
12. 韓懷宗: 新版咖啡學 COFFEEOLOGY EXTRA: 秘史、精品豆、北歐技法與烘焙概論. 寫樂文化, 2014.
13. 咖啡的起源 (咖啡部落格) http://bigkingkay.mysinablog.com/index.php?op=ViewArticle&articleId=38144.
14. 伊萊莎貝塔意利譯者: 方淑惠: 喚醒世界的香味: 一趟深入咖啡地理、歷史與文化的品味之旅. 臺北市大石文化 2013:16-7, 119, 71, 73.
15. 岡希太郎, 譯者: 李毓昭: 百藥之王: 一杯咖啡的藥理學, 晨星, 台中市. 2010:21-2, 67-71, 88-91, 112.
16. Giesinger K, Hamilton DF, Erschbamer M, Jost B, Giesinger JM: Black medicine: an observational study of doctors' coffee purchasing patterns at work. BMJ 2015;351:h6446.
17. 蘇彥彰: 咖啡賞味誌(香醇修訂版). 臺北市積木 2010:11.
18. 范夢: 從波麗路到星巴克—台灣咖啡文化的歷史分析. 傳播文化 2000;8:41-77.
19. 張淑芬, 程永雄, 徐信欢, 朱慶國: 台灣咖啡之介紹http://www.caes.gov.tw/publication/Taiwancoffee.pdf. 農業試驗所技術服務 2006;67:13-6.
20. 沈孟潁: 咖啡時代: 臺灣咖啡館百年風騷, 臺北, 遠足文化. 2005:22.
21. 林楓:臺灣的咖啡及其文化含意. 中國飲食文化 2010;6:1-25.
22. 巴登大莊園-光榮時刻 http://www.barden.com.tw/pag1-1.4.html.
23. 古坑咖啡 https://zh.wikipedia.org/zh-tw/%E5%8F%A4%E5%9D%91%E5%92%96%E5%95%A1.
24. 古坑鄉台灣咖啡勇奪第一屆「國產精品咖啡豆評鑑」四項大獎 http://history.n.yam.com/greatnews/food/20121212/20121212052688.html.
25. 103年國產精品咖啡豆評鑑比賽 http://www.tres.gov.tw/htmlarea_file/web_articles/teais/1732/1040323-10.pdf.
26. 今日美國報全球10大咖啡城市台北入選 http://news.ltn.com.tw/news/focus/paper/627933.
27. 韓懷宗: 台灣咖啡萬歲: 令咖啡大師著迷的台灣8大產區和54個優質莊園. 寫樂文化 2015:68.
28. 古坑咖啡染病量減2成達人使殺蟲妙招--蘋果日報 20141104 https://www.youtube.com/watch?v=fMQN3Eneb50.
29. 咖啡豆生豆的主要種類_ 縈香坊 http://www.yingxiangfang.com/discover-all/coffee-beans-type/.
30. 都基成: 第一本咖啡拉花教科書. 華威國際 2015:7.
31. 茶業改良場 - 咖啡栽培 http://teais.coa.gov.tw/view.php?catid=1490.
32. 咖啡豆是怎麼製作出來的 http://oakencafe1234.pixnet.net/blog/post/92960033-%5B%E9%97%9C%E6%96%BC%E5%92%96%E5%95%A1%5D-%E5%92%96%E5%95%A1%E8%B1%86%E6%98%AF%E6%80%8E%E9%BA%BC%E8%A3%BD%E4%BD%9C%E5%87%BA%E4%BE%86%E7%9A%84%EF%BC%9F.
33. 百藥之王: 一杯咖啡的藥理學 http://www.books.com.tw/products/0010474791.
34. 茜草科 https://zh.wikipedia.org/wiki/%E8%8C%9C%E8%8D%89%E7%A7%91.
35. 堀口俊英, 譯者: 林倩仔: 咖啡入門教科書, 新北市楓葉社. 2013:56-61, 83, 154, 88.
36. 咖啡的處理法 https://www.facebook.com/note.php?note_id=137485446301371.
37. 好吃編輯部: 好吃 19: We Love Cafe! 十件讓你更懂咖啡的事, 麥浩斯資訊. 2015;19, 22-27:24, 9, 41.
38. 咖啡豆的分級 http://beanbeanmagic.com.tw/Htmls/Coffee-Misc3.html.
39. SCAA Green Coffee Beans Classification http://www.coffeeresearch.org/coffee/scaaclass.htm.
40. 咖啡烘焙深度及中英文表述_ 縈香坊 http://www.yingxiangfang.com/discover-all/coffee-roast-cn-vs-en/.
41. 蔡瑞焙, 林世昀: ESPRESSO義大利咖啡實驗室. 臺北市商智文化 2004:90-3.
42. 電子系統研究所: 高效節能家用瓦斯咖啡豆烘焙機開發 http://www.csistdup.org.tw/getfile.aspx?id=153781446019972043102.
43. 圖解咖啡 http://www.360doc.com/content/13/1217/10/6816362_337794959.shtml.
44. Coffee Roast Levels http://www.heirloom-coffee.com/roasts.
45. 精品咖啡常識咖啡豆的烘焙原則、分類中國咖啡網gafei http://www.gafei.com/kafeizhishi/kafeidou/2015060632641.html.
46. Roast Definition http://www.coffeereview.com/roast-definitions/.
47. 咖啡豆選擇淺烘焙還是深度烘焙 http://excelsotw.pixnet.net/blog/post/33073574-%E5%92%96%E5%95%A1%E8%B1%86%E9%81%B8%E6%93%87%E6%B7%BA%E7%83%98%E7%84%99%E9%82%84%E6%98%AF%E6%B7%B1%E5%BA%A6%E7%83%98%E7%84%99%3F.
48. 美拉德反應(Maillard reaction) https://zh.wikipedia.org/wiki/%E7%BE%8E%E6%8B%89%E5%BE%B7%E5%8F%8D%E5%BA%94.
49. COFFEE 杯測 http://www.discovery-cafe.jp/chinese/1_coffee/140.html.
50. 韓懷宗: 精品咖啡學(下). 臺北市推守文化 2014:23, 59-75.
51. 田口護譯者: 黃薇嬪: 田口護的精品咖啡大全. 臺北市積木 2012:12-3.
52. 何謂精品咖啡?美國精品咖啡協會(SCAA)的定義 https://www.facebook.com/belt.latelier.du.cafe/posts/405310112965295.
53. Coffee Review_ About Us http://www.coffeereview.com/about-us/.
54. 中華民國犯罪矯正協會: 屏東監獄賣咖啡盼同出名號 http://www.corrections-cca.org.tw/index.php?do=press_info&id=18780. 2015.
55. 不再走回頭路... 受刑人: 出獄後要冲咖啡 https://video.udn.com/news/450332. 2016
56. 香港咖啡會: 咖啡術語 http://www.coffeeclub.hk/21654218573489935486.html.
57. 咖啡語言(咖啡部落格) http://bigkingkay.mysinablog.com/index.php?op=ArticleListing&postCategoryId=4664.
58. 咖啡品鑑寶典香氣輪盤 http://www.wine-world.com/culture/pj/20140110182955268.
59. 濾泡式咖啡的開拓者-梅麗塔夫人的故事 http://toutiao.com/a4591333463/.
60. 歐舍咖啡 PM20巴拿馬翡翠莊園歐舍精選瑰夏種(Geisha) http://www.orsir.tw/coffeebeans/detail/PM20.
61. National System Grading for Coffee Bean http://www.making-coffee.com/sorting-grading/national-system-grading.php.
62. 幸福從來不在遠方_ 咖啡物語 Part 8 碳燒咖啡(CHARCALFIRE) http://blog.yam.com/ycwtw777/article/10961161.
63. 碳燒咖啡- 台灣Wiki http://www.twwiki.com/wiki/%E7%A2%B3%E7%87%92%E5%92%96%E5%95%A1.
64. 曼特寧的由來 http://mypaper.pchome.com.tw/prioritycoffee/post/1321870838.
65. 麝香貓咖啡 Kopi Luwak 專題 - 普立欣咖啡 http://mypaper.pchome.com.tw/prioritycoffee/post/1321680501.
66. Cat poop coffee goes biotech. Nat Biotechnol 2015;33:1014.
67. 維基百科: 貓屎咖啡 http://zh.wikipedia.org/zh-tw/%E7%8C%AB%E5%B1%8E%E5%92%96%E5%95%A1.
68. 麝香貓咖啡: 杯杯皆殘酷 https://www.youtube.com/watch?v=LZ6wOmXtxd4.
69. 貂咖啡 http://www.crecoffee.com/product/other-coffee/weasel-coffee.
70. 果子狸咖啡香台東貧農翻身養山豬種咖啡年賣200萬 https://www.youtube.com/watch?v=WOwasZw4Riw.

71. 果子狸咖啡搶市！價僅「麝香貓」1/3 http://news.tvbs.com.tw/entry/98253.
72. 泰國象糞咖啡 http://news.ltn.com.tw/news/life/breakingnews/1088760.
73. 白咖啡 - 維基百科 https://zh.wikipedia.org/wiki/%E7%99%BD%E5%92%96%E5%95%A1.
74. Flat White coffee http://jeromycoffee.blogspot.tw/2012/03/flat-white.html.
75. Flat White，澳大利亞咖啡的驕傲 http://blog.xuite.net/sirius_toda/hkblog/87603051-%E6%9C%89%E9%97%9C%E5%92%96%E5%95%A1%E7%9A%84%E4%BB%89%E6%95%B8%E5%B0%8F%E4%BA%8B+(%E4%B8%80)+-+Flat+White%EF%BC%8C%E6%BE%B3%E5%A4%A7%E5%88%A9%E4%BA%9E%E5%92%96%E5%95%A1%E7%9A%84%E9%A9%95%E5%82%B2.
76. 摩卡咖啡 https://zh.wikipedia.org/zh-tw/%E6%91%A9%E5%8D%A1%E5%92%96%E5%95%A1.
77. 尼加拉瓜檸檬樹莊園Pacamara蜜處理豆 http://mypaper.pchome.com.tw/scino/post/1321717863.
78. 維基百科：鴛鴦 (飲料) https://zh.wikipedia.org/zh-tw/%E9%B4%9B%E9%B4%A6_(%E9%A3%B2%E6%96%99).
79. 死亡之願咖啡 http://platform.bing.com/knows/search?q=%E6%AD%BB%E4%BA%A1%E4%B9%8B%E6%84%BF%E5%92%96%E5%95%A1&mkt=zh-cn.
80. 安宰赫, 申昌浩, 譯者：馮燕珠: 義式濃縮咖啡聖經. 新北市楓書坊 2015:146-51.
81. 台灣咖啡網 http://coffee.24h.com.tw/newsData.asp?nNo=70.
82. 蔡智恆: 愛爾蘭咖啡 http://jht.pixnet.net/blog/post/17463342-%E7%AC%AC%E4%B8%89%E6%9C%AC%E6%9B%B8%E2%80%94%E2%80%94%E3%80%8A%E6%84%9B%E7%88%BE%E8%98%AD%E5%92%96%E5%95%A1%E3%80%8B%EF%BC%88%E5%9B%9B%E7%89%88%E5%BE%8C%E8%A8%98%EF%BC%89.
83. 小池美枝子譯者：謝佩芠: 頂尖咖啡師給新手的入門讀本. 臺北市邦聯文化 2014:199-210.
84. 林東源: 冠軍創意咖啡. 出版菊文化 2006:44,84,114,8.
85. 台灣人愛喝什麼咖啡 http://www.joincoffee.com/forums_response.php?f_id=20&s_id=138.
86. 咖啡革命再起手沖咖啡機器人問世 https://tw.news.yahoo.com/%E5%92%96%E5%95%A1%E9%9D%A9%E5%91%BD%E5%86%8D%E8%B5%B7-%E6%89%8B%E6%B2%96%E5%92%96%E5%95%A1%E6%A9%9F%E5%99%A8%E4%BA%BA%E5%95%8F%E4%B8%96-111308539.html.
87. 強尼包登譯者曾育慧: 地球上最健康的150種食材. 商周 2008.
88. Warner J: Coffee Is No. 1 Source of Antioxidants http://www.webmd.com/diet/20050808/coffee-is-no-1-source-of-antioxidants. WebMD Medical News 2005.
89. 咖啡烘焙過程化學反應與溫度 http://blog.xuite.net/ftyang/twblog/171496206-%E5%92%96%E5%95%A1%E7%83%98%E7%84%99%E9%81%8E%E7%A8%8B%E5%8C%96%E5%AD%B8%E5%8F%8D%E6%87%89%E8%88%87%E6%BA%AB%E5%BA%A6.
90. 咖啡為什麼喝起來有點酸 http://www.kafeipp.com/school/sense/672.html.
91. Spiller MA: The chemical components of coffee. In: Spiller GA, editor. Caffeine. Boca Raton: CRC Press 1998:97-161.
92. Gomez-Ruiz JA, Leake DS, Ames JM: In vitro antioxidant activity of coffee compounds and their metabolites. J Agric Food Chem 2007;55:6962-9.
93. 新谷弘實譯者：賴惠鈴: 新谷式咖啡排毒法 http://booklook.morningstar.com.tw/pdf/0138027.pdf. 臺中市晨星, 2010.
94. Heckman MA, Weil J, Gonzalez de Mejia E: Caffeine (1, 3, 7-trimethylxanthine) in foods: a comprehensive review on consumption, functionality, safety, and regulatory matters. J Food Sci 2010;75:R77-87.
95. Welsh EJ, Bara A, Barley E, Cates CJ: Caffeine for asthma. Cochrane Database Syst Rev 2010:CD001112.
96. Trice I, Haymes EM: Effects of caffeine ingestion on exercise-induced changes during high-intensity, intermittent exercise. Int J Sport Nutr 1995;5:37-44.
97. Schmidt B, Roberts RS, Davis P, et al: Caffeine therapy for apnea of prematurity. N Engl J Med 2006;354:2112-21.
98. Schmidt B, Roberts RS, Davis P, et al: Long-term effects of caffeine therapy for apnea of prematurity. N Engl J Med 2007;357:1893-902.
99. Henderson-Smart DJ, Steer PA: Caffeine versus theophylline for apnea in preterm infants. Cochrane Database Syst Rev 2010:CD000273.
100. Buerge, II, Poiger T, Muller MD, Buser HR: Caffeine, an anthropogenic marker for wastewater comtamination of surface waters. Environ Sci Technol 2003;37:691-700.
101. Kolpin DW, Furlong ET, Meyer MT, et al: Pharmaceuticals, hormones, and other organic wastewater contaminants in U.S. streams, 1999-2000: a national reconnaissance. Environ Sci Technol 2002;36:1202-11.
102. Hollingsworth RG, Armstrong JW, Campbell E: Caffeine as a repellent for slugs and snails. Nature 2002;417:915-6.
103. Wang Y, Ho CT: Polyphenolic chemistry of tea and coffee: a century of progress. J Agric Food Chem 2009;57:8109-14.
104. Brezová V, Šlebodová A, Staško A: Coffee as a source of antioxidants: An EPR study. Food Chemistry 2009;114:859-68.
105. Svilaas A, Sakhi AK, Andersen LF, et al: Intakes of antioxidants in coffee, wine, and vegetables are correlated with plasma carotenoids in humans. J Nutr 2004;134:562-7.
106. Naidoo N, Chen C, Rebello SA, et al: Cholesterol-raising diterpenes in types of coffee commonly consumed in Singapore, Indonesia and India and associations with blood lipids: a survey and cross sectional study. Nutr J 2011;10:48.
107. Urgert R, van Vliet T, Zock PL, Katan MB: Heavy coffee consumption and plasma homocysteine: a randomized controlled trial in healthy volunteers. Am J Clin Nutr 2000;72:1107-10.
108. van Dijk AE, Olthof MR, Meeuse JC, Seebus E, Heine RJ, van Dam RM: Acute effects of decaffeinated coffee and the major coffee components chlorogenic acid and trigonelline on glucose tolerance. Diabetes Care 2009;32:1023-5.
109. Meckelburg N, Pinto KC, Farah A, et al: Antibacterial effect of coffee: calcium concentration in a culture containing teeth/biofilm exposed to Coffea Canephora aqueous extract. Lett Appl Microbiol 2014;59:342-7.
110. Yamashita K, Yatsuya H, Muramatsu T, Toyoshima H, Murohara T, Tamakoshi K: Association of coffee consumption with serum adiponectin, leptin, inflammation and metabolic markers in Japanese workers: a cross-sectional study. Nutr Diabetes 2012;2:e33.
111. Wallace AM, McMahon AD, Packard CJ, et al: Plasma leptin and the risk of cardiovascular disease in the west of Scotland coronary prevention study (WOSCOPS). Circulation 2001;104:3052-6.
112. Robertson D, Wade D, Workman R, Woosley RL, Oates JA: Tolerance to the humoral and hemodynamic effects of caffeine in man. J Clin Invest 1981;67:1111-7.
113. Ammon HP, Bieck PR, Mandalaz D, Verspohl EJ: Adaptation of blood pressure to continuous heavy coffee drinking in young volunteers. A double-blind crossover study. Br J Clin Pharmacol 1983;15:701-6.
114. Hamza TH, Chen H, Hill-Burns EM, et al: Genome-wide gene-environment study identifies glutamate receptor gene GRIN2A as a Parkinson's disease modifier gene via interaction with coffee. PLoS genetics 2011;7:e1002237.
115. Karabudak E, Turkozu D, Koksal E: Association between coffee consumption and serum lipid profile. Exp Ther Med 2015;9:1841-6.
116. Kurobe K, Nakao S, Nishiwaki M, Matsumoto N: Combined effect of coffee ingestion and repeated bouts of low-intensity exercise on fat oxidation. Clin Physiol Funct Imaging 2015.
117. Miyake Y, Kono S, Nishiwaki M, et al: Relationship of coffee consumption with serum lipids and lipoproteins in Japanese men. Ann Epidemiol 1999;9:121-6.
118. Lopez-Garcia E, van Dam RM, Rajpathak S, Willett WC, Manson JE, Hu FB: Changes in caffeine intake and long-term weight change in men and women. Am J Clin Nutr 2006;83:674-80.
119. Vinson JA, Burnham BR, Nagendran MV: Randomized, double-blind, placebo-controlled, linear dose, crossover study to evaluate the efficacy and safety of a green coffee bean extract in overweight subjects. Diabetes Metab Syndr Obes 2012;5:21-7.
120. Onakpoya I, Terry R, Ernst E: The use of green coffee extract as a weight loss supplement: a systematic review and meta-analysis of randomised clinical trials. Gastroenterol Res Pract 2011;2011.
121. Zhao Y, Wang J, Ballevre O, Luo H, Zhang W: Antihypertensive effects and mechanisms of chlorogenic acids. Hypertens Res 2012;35:370-4.
122. Onakpoya IJ, Spencer EA, Thompson MJ, Heneghan CJ: The effect of chlorogenic acid on blood pressure: a systematic review and meta-analysis of randomized clinical trials. J Hum Hypertens 2015;29:77-81.
123. Grosso G, Stepaniak U, Polak M, et al: Coffee consumption and risk of hypertension in the Polish arm of the HAPIEE cohort study. Eur J Clin Nutr 2015.
124. Rhee JJ, Qin F, Hedlin HK, et al: Coffee and caffeine consumption and the risk of hypertension in postmenopausal women. Am J Clin Nutr 2015.

125. Mostofsky E, Schlaug G, Mukamal KJ, Rosamond WD, Mittleman MA: Coffee and acute ischemic stroke onset: the Stroke Onset Study. Neurology 2010;75:1583-8.
126. Larsson SC, Orsini N: Coffee consumption and risk of stroke: a dose-response meta-analysis of prospective studies. Am J Epidemiol 2011;174:993-1001.
127. Kim B, Nam Y, Kim J, Choi H, Won C: Coffee Consumption and Stroke Risk: A Meta-analysis of Epidemiologic Studies. Korean J Fam Med 2012;33:356-65.
128. Zhang Y, Lee ET, Cowan LD, Fabsitz RR, Howard BV: Coffee consumption and the incidence of type 2 diabetes in men and women with normal glucose tolerance: the Strong Heart Study. NMCD 2011;21:418-23.
129. Ding M, Bhupathiraju SN, Satija A, van Dam RM, Hu FB: Long-term coffee consumption and risk of cardiovascular disease: a systematic review and a dose-response meta-analysis of prospective cohort studies. Circulation 2014;129:643-59.
130. Greenland S: A meta-analysis of coffee, myocardial infarction, and coronary death. Epidemiology 1993;4:366-74.
131. Kawachi I, Colditz GA, Stone CB: Does coffee drinking increase the risk of coronary heart disease? Results from a meta-analysis. Br Heart J 1994;72:269-75.
132. Wu JN, Ho SC, Zhou C, et al: Coffee consumption and risk of coronary heart diseases: a meta-analysis of 21 prospective cohort studies. Int J Cardiol 2009;137:216-25.
133. Choi Y, Chang Y, Ryu S, et al: Coffee consumption and coronary artery calcium in young and middle-aged asymptomatic adults. Heart 2015;101:686-91.
134. Shinoda M, Fujii M, Takahashi O, Kawatsu A, Uemura A, Niimi Y: Inverse Relationship between Coffee Consumption and Cerebral Microbleeds in Men, but Not Women. J Stroke Cerebrovasc Dis 2015;24:2196-9.
135. Liebeskind DS, Sanossian N, Fu KA, Wang HJ, Arab L: The coffee paradox in stroke: Increased consumption linked with fewer strokes. Nutr Neurosci 2015.
136. Sakamaki T, Hara M, Kayaba K, Kotani K, Ishikawa S: Coffee Consumption and Incidence of Subarachnoid Hemorrhage: The Jichi Medical School Cohort Study. J Epidemiol 2015.
137. Lee K, Lee BJ, Bu Y: Protective Effects of Dihydrocaffeic Acid, a Coffee Component Metabolite, on a Focal Cerebral Ischemia Rat Model. Molecules 2015;20:11930-40.
138. Mostofsky E, Rice MS, Levitan EB, Mittleman MA: Habitual coffee consumption and risk of heart failure: a dose-response meta-analysis. Circ Heart Fail 2012;5:401-5.
139. Butt MS, Sultan MT: Coffee and its consumption: benefits and risks. Crit Rev Food Sci Nutr 2011;51:363-73.
140. Pelchovitz DJ, Goldberger JJ: Caffeine and cardiac arrhythmias: a review of the evidence. Am J Med 2011;124:284-9.
141. Larsson SC, Drca N, Jensen-Urstad M, Wolk A: Coffee consumption is not associated with increased risk of atrial fibrillation: results from two prospective cohorts and a meta-analysis. BMC medicine 2015;13:207.
142. Correlation between volume of coffee consumption and atrial fibrillation negated. Nurs Stand 2015;30:14.
143. Jiang X, Zhang D, Jiang W: Coffee and caffeine intake and incidence of type 2 diabetes mellitus: a meta-analysis of prospective studies. Eur J Nutr 2014;53:25-38.
144. Lin WY, Xaiver Pi-Sunyer F, Chen CC, et al: Coffee consumption is inversely associated with type 2 diabetes in Chinese. Eur J Clin Invest 2011;41:659-66.
145. Loopstra-Masters RC, Liese AD, Haffner SM, Wagenknecht LE, Hanley AJ: Associations between the intake of caffeinated and decaffeinated coffee and measures of insulin sensitivity and beta cell function. Diabetologia 2011;54:320-8.
146. Fujii Y, Osaki N, Hase T, Shimotoyodome A: Ingestion of coffee polyphenols increases postprandial release of the active glucagon-like peptide-1 (GLP-1(7-36)) amide in C57BL/6J mice. J Nutr Sci 2015;4:e9.
147. Jokura H, Watanabe I, Umeda M, Hase T, Shimotoyodome A: Coffee polyphenol consumption improves postprandial hyperglycemia associated with impaired vascular endothelial function in healthy male adults. Nutr Res 2015;35:873-81.
148. Defronzo RA: Banting Lecture. From the triumvirate to the ominous octet: a new paradigm for the treatment of type 2 diabetes mellitus. Diabetes 2009;58:773-95.
149. Shang F, Li X, Jiang X: Coffee consumption and risk of the metabolic syndrome: A meta-analysis. Diabetes Metab 2015.
150. Grosso G, Stepaniak U, Micek A, et al: Association of daily coffee and tea consumption and metabolic syndrome: results from the Polish arm of the HAPIEE study. Eur J Nutr 2015;54:1129-37.
151. Chiu YH, Lin WY, Wang PE, et al: Population-based family case-control proband study on familial aggregation of metabolic syndrome: finding from Taiwanese people involved in Keelung community-based integrated screening (KCIS no. 5). Diabetes Res Clin Pract 2007;75:348-56.
152. Jang ES, Jeong SH, Hwang SH, et al: Effects of coffee, smoking, and alcohol on liver function tests: a comprehensive cross-sectional study. BMC Gastroenterol 2012;12:145.
153. Nakanishi N, Nakamura K, Nakajima K, Suzuki K, Tatara K: Coffee consumption and decreased serum gamma-glutamyltransferase: a study of middle-aged Japanese men. Eur J Epidemiol 2000;16:419-23.
154. Ruhl CE, Everhart JE: Coffee and caffeine consumption reduce the risk of elevated serum alanine aminotransferase activity in the United States. Gastroenterology 2005;128:24-32.
155. Ohta A, Sitkovsky M: Methylxanthines, inflammation, and cancer: fundamental mechanisms. Exp Pharmacol 2011;200:469-81.
156. Masterton GS, Hayes PC: Coffee and the liver: a potential treatment for liver disease? Eur J Gastroenterol Hepatol 2010;22:1277-83.
157. Petrick JL, Freedman ND, Graubard BI, et al: Coffee Consumption and Risk of Hepatocellular Carcinoma and Intrahepatic Cholangiocarcinoma by Sex: The Liver Cancer Pooling Project. Cancer Epidemiol Biomarkers Prev 2015;24:1398-406.
158. Liu F, Wang X, Wu G, et al: Coffee Consumption Decreases Risks for Hepatic Fibrosis and Cirrhosis: A Meta-Analysis. PloS one 2015;10:e0142457.
159. Tanida I, Shirasago Y, Suzuki R, et al: Inhibitory Effects of Caffeic Acid, a Coffee-Related Organic Acid, on the Propagation of Hepatitis C Virus. Jpn J Infect Dis 2015;68:268-75.
160. 喝咖啡護肝美式最有效 http://www.fragrantmeng.com/370963385326684/16.
161. 林淑瑗, 王聯輝, 林苑暉, 韓伊涵, 王彥翔, 葉佳聖: 不同製備法製得咖啡之抗氧化性及咖啡因含量. 臺灣農業化學與食品科學 2009;47:268-75.
162. Zhang YP, Li WQ, Sun YL, Zhu RT, Wang WJ: Systematic review with meta-analysis: coffee consumption and the risk of gallstone disease. Aliment Pharmacol Ther 2015;42:637-48.
163. Nehlig A: Effects of coffee/caffeine on brain health and disease: What should I tell my patients? Pract Neurol 2015.
164. Hwang YP, Jeong HG: The coffee diterpene kahweol induces heme oxygenase-1 via the PI3K and p38/Nrf2 pathway to protect human dopaminergic neurons from 6-hydroxydopamine-derived oxidative stress. FEBS Lett 2008;582:2655-62.
165. Derkinderen P, Shannon KM, Brundin P: Gut feelings about smoking and coffee in Parkinson's disease. Mov Disord 2014;29:976-9.
166. 腸道菌相與巴金森氏症 http://www.benedbiomed.com/parlor/%E3%80%90%E7%A7%91%E5%AD%B8%E6%96%B0%E7%9F%A5-%E8%85%B8%E9%81%93%E8%8F%8C%E7%9B%B8%E8%88%87%E5%B7%B4%E9%87%91%E6%A3%AE%E6%B0%8F%E7%97%87%E3%80%91-4.html.
167. Hu G, Bidel S, Jousilahti P, Antikainen R, Tuomilehto J: Coffee and tea consumption and the risk of Parkinson's disease. Mov Disord 2007;22:2242-8.
168. Ross GW, Abbott RD, Petrovitch H, et al: Association of coffee and caffeine intake with the risk of Parkinson disease. JAMA 2000;283:2674-9.
169. Smith AP: Caffeine, cognitive failures and health in a non-working community sample. Human psychopharmacology 2009;24:29-34.
170. Borota D, Murray E, Keceli G, et al: Post-study caffeine administration enhances memory consolidation in humans. Nat Neurosci 2014;17:201-3.
171. Eskelinen MH, Kivipelto M: Caffeine as a protective factor in dementia and Alzheimer's disease. J Alzheimers Dis 2010;20 Suppl 1:S167-74.
172. Eskelinen MH, Ngandu T, Tuomilehto J, Soininen H, Kivipelto M: Midlife coffee and tea drinking and the risk of late-life dementia: a population-based CAIDE study. J Alzheimers Dis 2009;16:85-91.
173. Cao C, Loewenstein DA, Lin X, et al: High Blood caffeine levels in MCI linked to lack of progression to dementia. J Alzheimers Dis 2012;30:559-72.

174. Arendash GW, Schleif W, Rezai-Zadeh K, et al: Caffeine protects Alzheimer's mice against cognitive impairment and reduces brain beta-amyloid production. Neuroscience 2006;142:941-52.
175. Arendash GW, Mori T, Cao C, et al: Caffeine reverses cognitive impairment and decreases brain amyloid-beta levels in aged Alzheimer's disease mice. J Alzheimers Dis 2009;17:661-80.
176. Kwon SH, Lee HK, Kim JA, et al: Neuroprotective effects of chlorogenic acid on scopolamine-induced amnesia via anti-acetylcholinesterase and anti-oxidative activities in mice. Eur J Pharmacol 2010;649:210-7.
177. Cao C, Wang L, Lin X, et al: Caffeine synergizes with another coffee component to increase plasma GCSF: linkage to cognitive benefits in Alzheimer's mice. J Alzheimers Dis 2011;25:323-35.
178. Sugiyama K, Tomata Y, Kaiho Y, Honkura K, Sugawara Y, Tsuji I: Association between Coffee Consumption and Incident Risk of Disabling Dementia in Elderly Japanese: The Ohsaki Cohort 2006 Study. JAD 2015.
179. Derry S, Wiffen PJ, Moore RA: Single dose oral ibuprofen plus caffeine for acute postoperative pain in adults. Cochrane Database Syst Rev 2015;7:CD011509.
180. Derry CJ, Derry S, Moore RA: Caffeine as an analgesic adjuvant for acute pain in adults. Cochrane Database Syst Rev 2014;12:CD009281.
181. Guzzo LS, Perez AC, Romero TR, Azevedo AO, Duarte ID: Cafestol, a coffee-specific diterpene, induces peripheral antinociception mediated by endogenous opioid peptides. Clin Exp Pharmacol Physiol 2012;39:412-6.
182. Arita R, Yanagi Y, Honda N, et al: Caffeine increases tear volume depending on polymorphisms within the adenosine A2a receptor gene and cytochrome P450 1A2. Ophthalmology 2012;119:972-8.
183. 長期熬夜喝咖啡眼壓飆高2倍易青光眼https://tw.news.yahoo.com/%E9%95%B7%E6%9C%9F%E7%86%AC%E5%A4%9C%E5%96%9D%E5%92%96%E5%95%A1-%E7%9C%BC%E5%A3%93%E9%A3%86%E9%AB%982%E5%80%8D%E6%98%93%E9%9D%92%E5%85%89%E7%9C%BC-112258365.html.
184. Leydhecker W: Influence of coffee upon ocular tension in normal and in glaucomatous eyes. Am J Ophthalmol 1955;39:700-5.
185. Kern R: [Standardized Coffee-Drinking Tests in Various Forms of Glaucoma]. Ophthalmologica 1964;147:93-5.
186. Pasquale LR, Wiggs JL, Willett WC, Kang JH: The Relationship between caffeine and coffee consumption and exfoliation glaucoma or glaucoma suspect: a prospective study in two cohorts. Invest Ophthalmol Vis Sci 2012;53:6427-33.
187. Jiwani AZ, Rhee DJ, Brauner SC, et al: Effects of caffeinated coffee consumption on intraocular pressure, ocular perfusion pressure, and ocular pulse amplitude: a randomized controlled trial. Eye 2012;26:1122-30.
188. Glicksman JT, Curhan SG, Curhan GC: A prospective study of caffeine intake and risk of incident tinnitus. Am J Med 2014;127:739-43.
189. Choi HK, Willett W, Curhan G: Coffee consumption and risk of incident gout in men: a prospective study. Arthritis Rheum 2007;56:2049-55.
190. Choi HK, Curhan G: Coffee consumption and risk of incident gout in women: the Nurses' Health Study. Am J Clin Nutr 2010;92:922-7.
191. Sengpiel V, Elind E, Bacelis J, et al: Maternal caffeine intake during pregnancy is associated with birth weight but not with gestational length: results from a large prospective observational cohort study. BMC medicine 2013;11:42.
192. Thomopoulos TP, Ntouvelis E, Diamantaras AA, et al: Maternal and childhood consumption of coffee, tea and cola beverages in association with childhood leukemia: a meta-analysis. Cancer Epidemiol 2015.
193. Wisborg K, Kesmodel U, Bech BH, Hedegaard M, Henriksen TB: Maternal consumption of coffee during pregnancy and stillbirth and infant death in first year of life: prospective study. BMJ 2003;326:420.
194. Cnattingius S, Signorello LB, Anneren G, et al: Caffeine intake and the risk of first-trimester spontaneous abortion. N Engl J Med 2000;343:1839-45.
195. Jahanfar S, Jaafar SH: Effects of restricted caffeine intake by mother on fetal, neonatal and pregnancy outcomes. Cochrane Database Syst Rev 2015;6:CD006965.
196. Yamaguchi S, Suzuki C, Noguchi M, et al: Effects of caffeine on sperm characteristics after thawing and inflammatory response in the uterus after artificial insemination with frozen-thawed boar semen. Theriogenology 2013;79:87-93.
197. Ramlau-Hansen CH, Thulstrup AM, Bonde JP, Olsen J, Bech BH: Semen quality according to prenatal coffee and present caffeine exposure: two decades of follow-up of a pregnancy cohort. Hum Reprod 2008;23:2799-805.
198. Fukushima Y, Takahashi Y, Hori Y, et al: Skin photoprotection and consumption of coffee and polyphenols in healthy middle-aged Japanese females. Int J Dermatol 2015;54:410-8.
199. Bussoletti C, Mastropietro F, Tolaini M, Celleno L: Use of a Cosmetic Caffeine Lotion in the Treatment Alopecia. J Appl Cosmetol;29:167-80.
200. Woolf K, Bidwell WK, Carlson AG: Effect of caffeine as an ergogenic aid during anaerobic exercise performance in caffeine naive collegiate football players. J Strength Cond Res 2009;23:1363-9.
201. Ivy JL, Costill DL, Fink WJ, Lower RW: Influence of caffeine and carbohydrate feedings on endurance performance. Med Sci Sports 1979;11:6-11.
202. Graham TE, Spriet LL: Performance and metabolic responses to a high caffeine dose during prolonged exercise. J Appl Physiol 1991;71:2292-8.
203. Mumford PW, Tribby AC, Poole CN, et al: Effect of Caffeine on Golf Performance and Fatigue during a Competitive Tournament. Med Sci Sports Exerc 2016;48:132-8.
204. Jenkinson DM, Harbert AJ: Supplements and sports. Am Fam Physician 2008;78:1039-46.
205. 賴育仙: 攝入咖啡因對模擬籃球比賽體能與技術表現之影響。碩士學位論文 2015.
206. Graham TE, Hibbert E, Sathasivam P: Metabolic and exercise endurance effects of coffee and caffeine ingestion. J Appl Physiol 1998;85:883-9.
207. Dirks-Naylor AJ: The benefits of coffee on skeletal muscle. Life Sci 2015.
208. King PJ, Robinson WE, Jr.: Resistance to the anti-human immunodeficiency virus type 1 compound L-chicoric acid results from a single mutation at amino acid 140 of integrase. J Virol 1998;72:8420-4.
209. Mets M, Baas D, van Boven I, Olivier B, Verster J: Effects of coffee on driving performance during prolonged simulated highway driving. Psychopharmacology (Berl) 2012;222:337-42.
210. Philip P, Taillard J, Moore N, et al: The effects of coffee and napping on nighttime highway driving: a randomized trial. Ann Intern Med 2006;144:785-91.
211. Ker K, Edwards PJ, Felix LM, Blackhall K, Roberts I: Caffeine for the prevention of injuries and errors in shift workers. Cochrane Database Syst Rev 2010:CD008508.
212. 嚴贊開: 咖啡因的抑菌試驗。中國農學通報 2004;20:65-6.
213. Bharath N, Sowmya NK, Mehta DS: Determination of antibacterial activity of green coffee bean extract on periodontogenic bacteria like Porphyromonas gingivalis, Prevotella intermedia, Fusobacterium nucleatum and Aggregatibacter actinomycetemcomitans: An in vitro study. Contemp Clin Dent 2015;6:166-9.
214. Murakami K, Okubo H, Sasaki S: Dietary intake in relation to self-reported constipation among Japanese women aged 18-20 years. Eur J Clin Nutr 2006;60:650-7.
215. Teekachunhatean S, Tosri N, Rojanasthien N, Srichairatanakool S, Sangdee C: Pharmacokinetics of Caffeine following a Single Administration of Coffee Enema versus Oral Coffee Consumption in Healthy Male Subjects. ISRN Pharmacol 2013;2013:147238.
216. Teekachunhatean S, Tosri N, Sangdee C, et al: Antioxidant effects after coffee enema or oral coffee consumption in healthy Thai male volunteers. Hum Exp Toxicol 2012;31:643-51.
217. Gerson M: The cure of advanced cancer by diet therapy: a summary of 30 years of clinical experimentation. Physiol Chem Phys 1978;10:449-64.
218. 什麼是咖啡灌腸？http://i-nature.uho.com.tw/articles9/8/293.html#.VeRZ3aCqqko.
219. Jones LE, Norris WE: Rectal burn induced by hot coffee enema. Endoscopy 2010;42 Suppl 2:E26.
220. Kim S, Cha JM, Lee CH, et al: Rectal perforation due to benign stricture caused by rectal burns associated with hot coffee enemas. Endoscopy 2012;44 Suppl 2 UCTN:E32-3.
221. Keum B, Jeen YT, Park SC, et al: Proctocolitis caused by coffee enemas. Am J Gastroenterol 2010;105:229-30.
222. NATURECURE天然營養素研究_ 咖啡灌腸 http://naturecuretw.blogspot.tw/2013/08/blog-post_23.html.
223. Kim ES, Chun HJ, Keum B, et al: Coffee enema for preparation for small bowel video capsule endoscopy: a pilot study. Clin Nutr Res 2014;3:134-41.
224. IARC Monographs on the Evaluation of Carcinogenic Risks to Humans http://monographs.iarc.fr/ENG/Preamble/CurrentPreamble.pdf.

225. AICR. World Cancer Research Fund/American Institute for Cancer Research. Food, nutrition, physical activity, and the prevention of cancer: A Global perspective. American Institute for Cancer Research, Washington DC Washington DC; 2008.
226. Cavin C, Marin-Kuan M, Langouet S, et al: Induction of Nrf2-mediated cellular defenses and alteration of phase I activities as mechanisms of chemoprotective effects of coffee in the liver. Food Chem Toxicol 2008;46:1239-48.
227. Ramos S: Cancer chemoprevention and chemotherapy: dietary polyphenols and signalling pathways. Mol Nutr Food Res 2008;52:507-26.
228. Bakuradze T, Lang R, Hofmann T, et al: Coffee consumption rapidly reduces background DNA strand breaks in healthy humans: Results of a short term repeated uptake intervention study. Mol Nutr Food Res 2015.
229. Vucic EA, Brown CJ, Lam WL: Epigenetics of cancer progression. Pharmacogenomics 2008;9:215-34.
230. Shearer J, Farah A, de Paulis T, et al: Quinides of roasted coffee enhance insulin action in conscious rats. J Nutr 2003;133:3529-32.
231. Renehan AG, Roberts DL, Dive C: Obesity and cancer: pathophysiological and biological mechanisms. Arch Physiol Biochem 2008;114:71-83.
232. Wierzejska R: Coffee consumption vs. cancer risk - a review of scientific data. Rocz Panstw Zakl Hig 2015;66:293-8.
233. 丙烯醯胺 https://zh.wikipedia.org/zh-tw/%E4%B8%99%E7%83%AF%E9%85%B0%E8%83%BA.
234. Mojska H, Gielecinska I: Studies of acrylamide level in coffee and coffee substitutes: influence of raw material and manufacturing conditions. Rocz Panstw Zakl Hig 2013;64:173-81.
235. Sobel W, Bond GG, Parsons TW, Brenner FE: Acrylamide cohort mortality study. Br J Ind Med 1986;43:785-8.
236. Mucci LA, Sandin S, Balter K, Adami HO, Magnusson C, Weiderpass E: Acrylamide intake and breast cancer risk in Swedish women. JAMA 2005;293:1326-7.
237. Wilson KM, Mucci LA, Cho E, Hunter DJ, Chen WY, Willett WC: Dietary acrylamide intake and risk of premenopausal breast cancer. Am J Epidemiol 2009;169:954-61.
238. Yu X, Bao Z, Zou J, Dong J: Coffee consumption and risk of cancers: a meta-analysis of cohort studies. BMC cancer 2011;11:96.
239. Steevens J, Schouten LJ, Verhage BA, Goldbohm RA, van den Brandt PA: Tea and coffee drinking and ovarian cancer risk: results from the Netherlands Cohort Study and a meta-analysis. Br J Cancer 2007;97:1291-4.
240. Braem MG, Onland-Moret NC, Schouten LJ, et al: Coffee and tea consumption and the risk of ovarian cancer: a prospective cohort study and updated meta-analysis. Am J Clin Nutr 2012;95:1172-81.
241. Turati F, Galeone C, Edefonti V, et al: A meta-analysis of coffee consumption and pancreatic cancer. Ann Oncol 2012;23:311-8.
242. Dong J, Zou J, Yu XF: Coffee drinking and pancreatic cancer risk: a meta-analysis of cohort studies. World journal of gastroenterology : WJG 2011;17:1204-10.
243. Guertin KA, Freedman ND, Loftfield E, Stolzenberg-Solomon RZ, Graubard BI, Sinha R: A prospective study of coffee intake and pancreatic cancer: results from the NIH-AARP Diet and Health Study. Br J Cancer 2015;113:1081-5.
244. Sala M, Cordier S, Chang-Claude J, et al: Coffee consumption and bladder cancer in nonsmokers: a pooled analysis of case-control studies in European countries. Cancer causes control 2000;11:925-31.
245. Zhou Y, Tian C, Jia C: A dose-response meta-analysis of coffee consumption and bladder cancer. Prev Med 2012;55:14-22.
246. Park CH, Myung SK, Kim TY, Seo HG, Jeon YJ, Kim Y: Coffee consumption and risk of prostate cancer: a meta-analysis of epidemiological studies. BJU Int 2010;106:762-9.
247. Giovannucci E: Meta-analysis of coffee consumption and risk of colorectal cancer. Am J Epidemiol 1998;147:1043-52.
248. Zhang X, Albanes D, Beeson WL, et al: Risk of colon cancer and coffee, tea, and sugar-sweetened soft drink intake: pooled analysis of prospective cohort studies. J Natl Cancer Inst 2010;102:771-83.
249. Je Y, Liu W, Giovannucci E: Coffee consumption and risk of colorectal cancer: a systematic review and meta-analysis of prospective cohort studies. Int J Cancer 2009;124:1662-8.
250. Nakamura T, Ishikawa H, Mutoh M, et al: Coffee prevents proximal colorectal adenomas in Japanese men: a prospective cohort study. Eur J Cancer Prev 2015.
251. Tang N, Wu Y, Ma J, Wang B, Yu R: Coffee consumption and risk of lung cancer: a meta-analysis. Lung cancer 2010;67:17-22.
252. Botelho F, Lunet N, Barros H: Coffee and gastric cancer: systematic review and meta-analysis. Cad Saude Publica 2006;22:889-900.
253. Li L, Gan Y, Wu C, Qu X, Sun G, Lu Z: Coffee consumption and the risk of gastric cancer: a meta-analysis of prospective cohort studies. BMC cancer 2015;15:733.
254. Tang N, Zhou B, Wang B, Yu R: Coffee consumption and risk of breast cancer: a metaanalysis. Am J Obstet Gynecol 2009;200:290 e1-9.
255. Zeegers MP, Tan FE, Goldbohm RA, van den Brandt PA: Are coffee and tea consumption associated with urinary tract cancer risk? A systematic review and meta-analysis. Int J Epidemiol 2001;30:353-62.
256. Turati F, Bosetti C, Polesel J, et al: Coffee, Tea, Cola and Bladder Cancer Risk: Dose- and Time-Relationships. Urology 2015.
257. Discacciati A, Orsini N, Wolk A: Coffee consumption and risk of nonaggressive, aggressive and fatal prostate cancer--a dose-response meta-analysis. Ann Oncol 2014;25:584-91.
258. Liu H, Hu GH, Wang XC, et al: Coffee consumption and prostate cancer risk: a meta-analysis of cohort studies. Nutr Cancer 2015;67:392-400.
259. Bravi F, Bosetti C, Tavani A, et al: Coffee drinking and hepatocellular carcinoma risk: a meta-analysis. Hepatology 2007;46:430-5.
260. Larsson SC, Wolk A: Coffee consumption and risk of liver cancer: a meta-analysis. Gastroenterology 2007;132:1740-5.
261. Inoue M, Kurahashi N, Iwasaki M, et al: Effect of coffee and green tea consumption on the risk of liver cancer: cohort analysis by hepatitis virus infection status. Cancer Epidemiol Biomarkers Prev 2009;18:1746-53.
262. Johnson S, Koh WP, Wang R, Govindarajan S, Yu MC, Yuan JM: Coffee consumption and reduced risk of hepatocellular carcinoma: findings from the Singapore Chinese Health Study. Cancer causes control 2011;22:503-10.
263. Leung WW, Ho SC, Chan HL, Wong V, Yeo W, Mok TS: Moderate coffee consumption reduces the risk of hepatocellular carcinoma in hepatitis B chronic carriers: a case-control study. J Epidemiol Community Health 2011;65:556-8.
264. Turati F, Galeone C, La Vecchia C, Garavello W, Tavani A: Coffee and cancers of the upper digestive and respiratory tracts: meta-analyses of observational studies. Ann Oncol 2011;22:536-44.
265. Hildebrand JS, Patel AV, McCullough ML, et al: Coffee, tea, and fatal oral/pharyngeal cancer in a large prospective US cohort. Am J Epidemiol 2013;177:50-8.
266. Zhang Y, Wang X, Cui D: Association between coffee consumption and the risk of oral cancer: a meta-analysis of observational studies. Int J Clin Exp Med 2015;8:11657-65.
267. Bravi F, Scotti L, Bosetti C, et al: Coffee drinking and endometrial cancer risk: a metaanalysis of observational studies. Am J Obstet Gynecol 2009;200:130-5.
268. Je Y, Giovannucci E: Coffee consumption and risk of endometrial cancer: findings from a large up-to-date meta-analysis. Int J Cancer 2012;131:1700-10.
269. Zhou Q, Luo ML, Li H, Li M, Zhou JG: Coffee consumption and risk of endometrial cancer: a dose-response meta-analysis of prospective cohort studies. Sci Rep 2015;5:13410.
270. Abel EL, Hendrix SO, McNeeley SG, et al: Daily coffee consumption and prevalence of nonmelanoma skin cancer in Caucasian women. Eur J Cancer Prev 2007;16:446-52.
271. Yew YW, Lai YC, Schwartz RA: Coffee Consumption and Melanoma: A Systematic Review and Meta-Analysis of Observational Studies. Am J Clin Dermatol 2015.
272. Wu S, Han J, Song F, et al: Caffeine Intake, Coffee Consumption, and Risk of Cutaneous Malignant Melanoma. Epidemiology 2015;26:898-908.
273. Bravi F, Bosetti C, Tavani A, Gallus S, La Vecchia C: Coffee reduces risk for hepatocellular carcinoma: an updated meta-analysis. Clin Gastroenterol Hepatol 2013;11:1413-21 e1.
274. Bamia C, Lagiou P, Jenab M, et al: Coffee, tea and decaffeinated coffee in relation to hepatocellular carcinoma in a European population: multicentre, prospective cohort study. Int J Cancer 2015;136:1899-908.
275. Xiao Q, Sinha R, Graubard BI, Freedman ND: Inverse associations of total and decaffeinated coffee with liver enzyme levels in National Health and Nutrition Examination Survey 1999-2010. Hepatology 2014;60:2091-8.
276. Inoue M, Yoshimi I, Sobue T, Tsugane S: Influence of coffee drinking on subsequent risk of hepatocellular carcinoma: a prospective study in Japan.

J Natl Cancer Inst 2005;97:293-300.

277. Sisti JS, Hankinson SE, Caporaso NE, et al: Caffeine, coffee, and tea intake and urinary estrogens and estrogen metabolites in premenopausal women. Cancer Epidemiol Biomarkers Prev 2015;24:1174-83.
278. Simonsson M, Soderlind V, Henningson M, et al: Coffee prevents early events in tamoxifen-treated breast cancer patients and modulates hormone receptor status. Cancer causes control 2013;24:929-40.
279. Lehrer S, Green S, Rosenzweig KE: Coffee Consumption Associated with Increased Mortality of Women with Breast Cancer. J Caffeine Res 2013;3:38-40.
280. Li Q, Kakizaki M, Sugawara Y, et al: Coffee consumption and the risk of prostate cancer: the Ohsaki Cohort Study. Br J Cancer 2013;108:2381-9.
281. Chen YC, Chiang CI, Lin RS, Pu YS, Lai MK, Sung FC: Diet, vegetarian food and prostate carcinoma among men in Taiwan. Br J Cancer 2005;93:1057-61.
282. Kolberg M, Pedersen S, Mitake M, et al: Coffee inhibits nuclear factor-kappa B in prostate cancer cells and xenografts. J Nutr Biochem 2015.
283. Sugiyama K, Kuriyama S, Akhter M, et al: Coffee consumption and mortality due to all causes, cardiovascular disease, and cancer in Japanese women. J Nutr 2010;140:1007-13.
284. Guercio BJ, Sato K, Niedzwiecki D, et al: Coffee Intake, Recurrence, and Mortality in Stage III Colon Cancer: Results From CALGB 89803 (Alliance). J Clin Oncol 2015;33:3598-607.
285. Printz C: House passes 21st Century Cures Act: Legislation would boost NIH funding, speed drug development. Cancer 2015;121:4101-2.
286. Hsu WL, Pan WH, Chien YC, et al: Lowered risk of nasopharyngeal carcinoma and intake of plant vitamin, fresh fish, green tea and coffee: a case-control study in Taiwan. PloS One 2012;7:e41779.
287. Yang TO, Crowe F, Cairns BJ, Reeves GK, Beral V: Tea and coffee and risk of endometrial cancer: cohort study and meta-analysis. Am J Clin Nutr 2015;101:570-8.
288. Weiderpass E, Sandin S, Lof M, et al: Endometrial cancer in relation to coffee, tea, and caffeine consumption: a prospective cohort study among middle-aged women in Sweden. Nutr Cancer 2014;66:1132-43.
289. Jacobsen BK, Bjelke E, Kvale G, Heuch I: Coffee drinking, mortality, and cancer incidence: results from a Norwegian prospective study. J Natl Cancer Inst 1986;76:823-31.
290. Malerba S, Turati F, Galeone C, et al: A meta-analysis of prospective studies of coffee consumption and mortality for all causes, cancers and cardiovascular diseases. Eur J Epidemiol 2013;28:527-39.
291. Ruiz IF: Risk factors: Moderate coffee drinking is associated with lower risk of death from CVD. Nat Rev Cardiol 2015.
292. Lieberman HR, Stavinoha T, McGraw S, White A, Hadden L, Marriott BP: Caffeine use among active duty US Army soldiers. J Acad Nutr Diet 2012;112:902-12, 12 e1-4.
293. Ettinger B, Sidney S, Cummings SR, et al: Racial differences in bone density between young adult black and white subjects persist after adjustment for anthropometric, lifestyle, and biochemical differences. J Clin Endocrinol Metab 1997;82:429-34.
294. Je Y, Giovannucci E: Coffee consumption and total mortality: a meta-analysis of twenty prospective cohort studies. Br J Nutr 2014;111:1162-73.
295. Crippa A, Discacciati A, Larsson SC, Wolk A, Orsini N: Coffee consumption and mortality from all causes, cardiovascular disease, and cancer: a dose-response meta-analysis. Am J Epidemiol 2014;180:763-75.
296. Ding M, Satija A, Bhupathiraju SN, et al: Association of Coffee Consumption With Total and Cause-Specific Mortality in 3 Large Prospective Cohorts. Circulation 2015;132:2305-15.
297. Loftfield E, Freedman ND, Graubard BI, et al: Association of Coffee Consumption With Overall and Cause-Specific Mortality in a Large US Prospective Cohort Study. Am J Epidemiol 2015;182:1010-22.
298. Printz C: Regular coffee consumption may improve survival in patients with colon cancer. Cancer 2015;121:4102-3.
299. Freedman ND, Park Y, Abnet CC, Hollenbeck AR, Sinha R: Association of coffee drinking with total and cause-specific mortality. N Engl J Med 2012;366:1891-904.
300. Griffiths R, Juliano L, Chausmer A: Principles of addiction medicine. Graham, AW (Ed) 2003:193.
301. Bruce M, Scott N, Shine P, Lader M: Anxiogenic effects of caffeine in patients with anxiety disorders. Arch Gen Psychiatry 1992;49:867-9.
302. Kendler KS, Myers J, C OG: Caffeine intake, toxicity and dependence and lifetime risk for psychiatric and substance use disorders: an epidemiologic and co-twin control analysis. Psychol Med 2006;36:1717-25.
303. Park RJ, Moon JD: Coffee and depression in Korea: the fifth Korean National Health and Nutrition Examination Survey. Eur J Clin Nutr 2015;69:501-4.
304. Lucas M, Mirzaei F, Pan A, et al: Coffee, caffeine, and risk of depression among women. Arch Intern Med 2011;171:1571-8.
305. Wang L, Shen X, Wu Y, Zhang D: Coffee and caffeine consumption and depression: A meta-analysis of observational studies. Aust N Z J Psychiatry 2015.
306. Grosso G, Micek A, Castellano S, Pajak A, Galvano F: Coffee, tea, caffeine and risk of depression: A systematic review and dose-response meta-analysis of observational studies. Mol Nutr Food Res 2016;60:223-34.
307. Lucas M, O'Reilly EJ, Pan A, et al: Coffee, caffeine, and risk of completed suicide: results from three prospective cohorts of American adults. World J Biol Psychiatry 2014;15:377-86.
308. Guo X, Park Y, Freedman ND, et al: Sweetened beverages, coffee, and tea and depression risk among older US adults. PloS one 2014;9:e94715.
309. Ruusunen A, Lehto SM, Tolmunen T, Mursu J, Kaplan GA, Voutilainen S: Coffee, tea and caffeine intake and the risk of severe depression in middle-aged Finnish men: the Kuopio Ischaemic Heart Disease Risk Factor Study. Public Health Nutr 2010;13:1215-20.
310. Klatsky AL, Armstrong MA, Friedman GD: Coffee, tea, and mortality. Ann Epidemiol 1993;3:375-81.
311. 夜間咖啡館 The Night Cafe in the Place Lamartine in Arles http://www.ss.net.tw/page.asp?id=VanGogh011.
312. 梵谷無所不在-阿爾勒6 http://blog.xuite.net/jeslin50/blog/152379160-%E6%A2%B5%E8%B0%B7%E7%84%A1%E6%89%80%E4%B8%8D%E5%9C%A8-%E9%98%BF%E7%88%BE%E5%8B%92.
313. 咖啡店 https://zh.wikipedia.org/zh-tw/%E5%92%96%E5%95%A1%E5%BA%97.
314. Lakka HM, Laaksonen DE, Lakka TA, et al: The metabolic syndrome and total and cardiovascular disease mortality in middle-aged men. JAMA 2002;288:2709-16.
315. Haffner SM, Stern MP, Hazuda HP, Mitchell BD, Patterson JK: Cardiovascular risk factors in confirmed prediabetic individuals. Does the clock for coronary heart disease start ticking before the onset of clinical diabetes? JAMA 1990;263:2893-8.
316. 蔡崇煌, 黃素雲: 代謝症候群－臨床醫師的共同課題. 臺灣醫界雜誌 2010;53:21-4.
317. Senn S: Misunderstanding publication bias: editors are not blameless after all. F1000Research 2012;1:59.
318. Juliano LM, Griffiths RR: A critical review of caffeine withdrawal: empirical validation of symptoms and signs, incidence, severity, and associated features. Psychopharmacology (Berl) 2004;176:1-29.
319. 彭淑慧, 沈昭諭, 邵佳和, 陸正昌, 田雨生, 莊濬超: 咖啡成癮者的腦部活化特徵分析－功能性磁振造影. 中華放射線技術學雜誌 2013;37:15-21.
320. Noever DA, Cronise RJ, Relwani RA: Using spider-web patterns to determine toxicity. New Scientist 1995;19:82.
321. Lukic M, Segec A, Segeca I, et al: The role of the nutrition in the pathogenesis of gastroesophageal reflux disease, Barrett's oesophagus and oesophageal adenocarcinoma. Coll Antropol 2010;34:905-9.
322. Murao T, Sakurai K, Mihara S, Marubayashi T, Murakami Y, Sasaki Y: Lifestyle change influences on GERD in Japan: a study of participants in a health examination program. Dig Dis Sci 2011;56:2857-64.
323. Sajja KC, El-Serag HB, Thrift AP: Coffee or Tea, Hot or Cold, Are not Associated With Risk of Barrett's Esophagus. Clin Gastroenterol Hepatol 2015.
324. Kim J, Oh SW, Myung SK, et al: Association between coffee intake and gastroesophageal reflux disease: a meta-analysis. Dis Esophagus 2014;27:311-7.
325. Zheng Z, Nordenstedt H, Pedersen NL, Lagergren J, Ye W: Lifestyle factors and risk for symptomatic gastroesophageal reflux in monozygotic twins. Gastroenterology 2007;132:87-95.
326. 中華民國消費者文教基金會: 加酒更提神？小心機能飲料的致命吸引力 http://www.consumers.org.tw/unit412.aspx?id=483.
327. Hallström H, Wolk A, Glynn A, Michaëlsson K: Coffee, tea and caffeine consumption in relation to osteoporotic fracture risk in a cohort of Swedish women. Osteoporos Int 2006;17:1055-64.
328. Yang P, Zhang XZ, Zhang K, Tang Z: Associations between frequency of coffee consumption and osteoporosis in Chinese postmenopausal women.

Int J Clin Exp Med 2015;8:15958-66.

329. Johnell O, Gullberg B, Kanis JA, et al: Risk factors for hip fracture in European women: the MEDOS Study. Mediterranean Osteoporosis Study. J Bone Miner Res 1995;10:1802-15.

330. Franceschi S, Schinella D, Bidoli E, et al: The influence of body size, smoking, and diet on bone density in pre- and postmenopausal women. Epidemiology 1996;7:411-4.

331. Lloyd T, Rollings N, Eggli DF, Kieselhorst K, Chinchilli VM: Dietary caffeine intake and bone status of postmenopausal women. Am J Clin Nutr 1997;65:1826-30.

332. Bird ET, Parker BD, Kim HS, Coffield KS: Caffeine ingestion and lower urinary tract symptoms in healthy volunteers. Neurourol Urodyn 2005;24:611-5.

333. Bryant CM, Dowell CJ, Fairbrother G: Caffeine reduction education to improve urinary symptoms. Br J Nurs 2002;11:560-5.

334. Armstrong LE, Pumerantz AC, Roti MW, et al: Fluid, electrolyte, and renal indices of hydration during 11 days of controlled caffeine consumption. Int J Sport Nutr Exerc Metab 2005;15:252-65.

335. Jura YH, Townsend MK, Curhan GC, Resnick NM, Grodstein F: Caffeine intake, and the risk of stress, urgency and mixed urinary incontinence. J Urol 2011;185:1775-80.

336. 衛生福利部食品藥物管理署 http://www.fda.gov.tw/TC/newsContent.aspx?id=10060&chk=e3029d3d-a0b5-4383-8c6d-3600ecdd49c9#.VbDVyOKqqko. 2013.

337. 衛生福利部- 購買現煮咖啡，認清紅黃綠標示 http://www.mohw.gov.tw/CHT/Ministry/DM2_P.aspx?f_list_no=7&fod_list_no=3915&doc_no=29913.

338. 曾雅琴, 黃芬民: 感冒糖漿併用提神飲料引起心臟不良反應之案例報告 http://www.taiwan-pharma.org.tw/JTP/110/125-130.html. 藥學雜誌電子報 2012;28:1-8.

339. 再談咖啡因：一天究竟能喝多少杯咖啡？ http://coffeefuns.pixnet.net/blog/post/148984218.

340. 巫柔瑩, 林宜置, 林玉婷: 咖啡因對人體的影響以及去除咖啡因的方法.

341. 行政院衛生署國民健康局健康九九網站: 認識食品中的赭麴黴毒素A http://health99.hpa.gov.tw/txt/PreciousLifeZone/print.aspx?TopIcNo=702&DS=1-life.

342. 財團法人藥害救濟基金會: 服用特定藥物期間再忙也不能來杯咖啡 http://www.tdrf.org.tw/ch/05knows/kno_02_main.asp?bull_id=5182.

343. Liu X, Liew Z, Olsen J, et al: Association of prenatal exposure to acetaminophen and coffee with childhood asthma. Pharmacoepidemiol Drug Saf 2015.

344. Iqbal N, Ahmad B, Janbaz KH, Gilani AU, Niazi SK: The effect of caffeine on the pharmacokinetics of acetaminophen in man. Biopharm Drug Dispos 1995;16:481-7.

345. Cameron MD, Wen B, Roberts AG, Atkins WM, Campbell AP, Nelson SD: Cooperative binding of acetaminophen and caffeine within the P450 3A4 active site. Chem Res Toxicol 2007;20:1434-41.

346. Bech BH, Nohr EA, Vaeth M, Henriksen TB, Olsen J: Coffee and fetal death: a cohort study with prospective data. Am J Epidemiol 2005;162:983-90.

347. Linn S, Schoenbaum SC, Monson RR, Rosner B, Stubblefield PG, Ryan KJ: No association between coffee consumption and adverse outcomes of pregnancy. N Engl J Med 1982;306:141-5.

348. Weng X, Odouli R, Li DK: Maternal caffeine consumption during pregnancy and the risk of miscarriage: a prospective cohort study. Am J Obstet Gynecol 2008;198:279 e1-8.

349. Liu X, Olsen J, Agerbo E, et al: Birth weight, gestational age, fetal growth and childhood asthma hospitalization. Allergy Asthma Clin Immunol 2014;10:13.

350. 天下雜誌: 咖啡美新飲食指南首度列入健康菜單 http://www.cw.com.tw/article/article.action?id=5073842. 2016.

351. Esposito L: What the New Dietary Guidelines Mean for You http://health.usnews.com/health-news/health-wellness/articles/2015/03/04/what-the-new-dietary-guidelines-mean-for-you. US News 2015.

352. 2015-2020 Dietary Guidelines - health http://health.gov/dietaryguidelines/2015/guidelines/. 2015.

353. 台灣咖啡協會(T.C.A.) http://www.taiwancoffee.org/Link.asp.

354. Coffee Certification Mark咖啡認證標章 http://erise.pixnet.net/blog/post/13194885-coffee-certification-mark%E5%92%96%E5%95%A1%E8%AA%8D%E8%AD%89%E6%A8%99%E7%AB%A0.

355. 關於〔咖啡名言〕大特搜 https://tw.answers.yahoo.com/question/index?qid=20061108000012KK07241.

356. 侑旺: 咖啡喝不可：打開SPR COFFEE之門. 臺中市白象文化 2012:17, 74.

357. Tai T: 咖啡清唱劇(Coffee Cantata) http://capriccioterrie.jimdo.com/capriccio-my-column/%E5%92%96%E5%95%A1%E6%B8%85%E5%94%B1%E5%8A%87-coffee-cantata/.

358. Simple Unlabelled Neuron clip http://www.clipartpanda.com/clipart_images/simple-unlabelled-neuron-clip-24073705.

359. 黃素雲, 洪慧娟, 蔡崇煌, 王素美, 胡蓮珍: 心智圖軟體在護理教育的應用. 澄清醫護管理雜誌 2015;11:30-8.

360. 蔡崇煌, 蔡新聲, 黃青真, 林哲鈺, 張金堅, 李孟智: 西方現代科技八股文與中文起承轉合在醫學論文寫作應用之探討. 臺灣家醫誌 2012;22:96-106.

361. 台灣Wiki: 思維導圖 http://www.twwiki.com/wiki/%E6%80%9D%E7%B6%AD%E5%B0%8E%E5%9C%96.

362. Mindjet: Mindjet 2014 3月28日取自http://www.mindjet.com/mindmanager/.

363. 戴忠仁: 華人思維學院 2014 3月28日取自http://www.mindstudyasia.com/.

364. 孫易新: 孫易新心智圖法 2014 3月28日取自www.mindmapping.com.tw.

365. Free mind: Free mind 2014 3月28日取自http://eliuportable.com/freemindportable.

366. XMind推廣服務中心: Xmind 2014 3月28日取自http://actsmind.com/blog/.

367. WHO: Mental health: a state of well-being www.who.int/features/factfiles/mental_health/en/. Accessed October 25, 2014.

368. Engel GL: The need for a new medical model: a challenge for biomedicine. Science 1977;196:129-36.

369. Engel GL: The clinical application of the biopsychosocial model. The American journal of psychiatry 1980;137:535-44.

370. Lalonde M: A conceptual framework for health. RNAO News 1974;30:5-6.

371. Hill R: Generic features of families under stress. Soc Casework 1958;49:139-50.

372. 陳慶餘, 吳英璋: 以生物心理社會模式探討台大新生之身心症狀. 中華心理衛生學刊 1987;3:89-106.

373. 吳英璋, 金樹人, 許文耀: 面對壓力 - 身心健康手冊（高中職教師）. 第一版. 教育部訓育委員會. 1991:3-16, 27-43.

374. Tsai CH, Huang SY, Hwu YJ, Lee MC: Construct the Stress-Resource-Coping Model on Illness by Using Biopsychospiritsocial Aspects: SRC BPS Model. J Med Health 2014;3:11-24.

375. Gill SR, Pop M, Deboy RT, et al: Metagenomic analysis of the human distal gut microbiome. Science 2006;312:1355-9.

376. Peyrot M, McMurry JF, Jr., Kruger DF: A biopsychosocial model of glycemic control in diabetes: stress, coping and regimen adherence. J Health Soc Behav 1999;40:141-58.

377. 蔡崇煌, 林哲鈺, 黃素雲, 王俊堯, 李孟智: 失眠於生物心理心靈社會面向之壓力-資源/調適模型圖的考量. 臺灣家醫誌 2014;24:49-62.

378. 鍾任琴, 黃建岡, 楊長春: 旅行箱產業代工與自創品牌策略探析以易經六爻、SWOT 與五力分析皇冠集團為例 http://lms.ctl.cyut.edu.tw/sysdata/user/19/9937400/blog/doc/2612fdb895ff7697/attach/72405.pdf.

379. 陳明德: 易經與管理：時乘六龍經營天下的秘訣. 新臺北：中華泰元, 2014:1-424.

380. 林信忠, 鄧樹遠, 許正: 透過易經觀點解析SWOT分析理論-以「泰卦」為例. 知識社群與資訊安全學術研討會 2007.

381. 蔡崇煌, 王俊堯, 林哲鈺, et al: 太極陰陽圖在西醫學解釋模型的創新應用. 臺灣家醫誌 2016;26:219-27.

382. Takagi H, Niwa M, Mizuno Y, Goto SN, Umemoto T: Telmisartan as a metabolic sartan: the first meta-analysis of randomized controlled trials in metabolic syndrome. JASH 2013;7:229-35.

383. Pershadsingh HA, Kurtz TW: Insulin-sensitizing effects of telmisartan: implications for treating insulin-resistant hypertension and cardiovascular disease. Diabetes care 2004;27:1015.

384. 唐心北: DSM-5中尚待進一步探討的物質相關及成癮障礙症 http://www.sop.org.tw/Dsm5/Folder/2013_04/002.pdf. 2013.

385. Coffee. London: Encyclopaedia Britannica Ltd 1964;3:26-30.

【特別感謝】

1 王振紘先生
2 方政倫（阿里山樂野鄒築園觀光休閒農莊）
3 朱紅發先生
4 阮勇光、阮騰祺（臺灣山豬園有機咖啡農場）
5 余芳霞（南投魚池大山水晶咖啡莊園）
6 宋育年（Metro Cafe 創辦人）
7 李展宇（JM Capital 產業分析師）
8 林俊松先生生（布查法式料理負責人）
9 林滄海（泓達投資公司董事長）
10 陳乃榮（JM Capital 產業分析師）
11 陳永清先生
12 陳國進先生
13 陳綺襄（返古新思 Find Good Things 創辦人）
14 許峻榮（卓武山咖啡農場負責人）
15 張萊恩（雲林古坑巴登咖啡創始人）
16 曹儒林先生
17 曾文宏先生
18 黃麒豪先生
19 詹崴盛（南投新泰宜婦幼醫院副院長）
20 詹曜威（嘉義中埔福友咖啡農場）
21 廖阡雅小姐
22 蔡翠瑛（臺北蜜蜂咖啡專門店負責人）
23 蔡文榮（臺灣區車輛工業同業公會理事長）
24 劉芳志先生
25 劉光浩先生
26 蕭駿（IT Cafe 傳譜國際有限公司創辦人）
27 賴昱權（WCE 世界咖啡大賽烘豆冠軍、國際認證咖啡杯測師）
28 盧郭杰和（Swing Black Coffee 嗜黑咖啡）
29 簡玉美（臺灣區車輛工業同業公會理事長特別顧問）
30 簡奉任（竹清化工文教基金會董事長）
31 蘇春賢（南投國姓鄉百勝村咖啡莊園負責人）
32 張芳雄先生
33 張聰欽先生

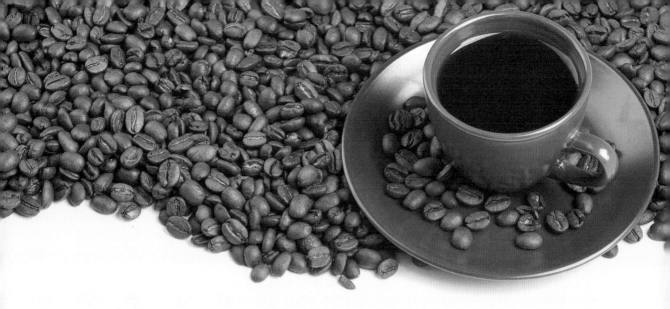

主題目錄 Contents

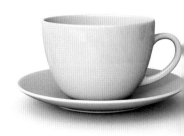

探索咖啡含有丙烯醯胺的真相

因為咖啡中含有丙烯醯胺，2018年5月美國加州法院裁定所有咖啡業者，必須在咖啡產品上面加註「咖啡恐致癌」的警語，頓時引起不少咖啡迷的恐慌及騷動。

因為咖啡豆在烘焙過程中會產生丙烯醯胺，而世界衛生組織之國際癌症研究中心（IARC）在1994年評訂丙烯醯胺為2A類致癌物（表1）。再者近來對傳統南美洲瑪黛茶的研究，發現>65℃的熱飲可致食道癌，但此茶之冷飲卻可降低食道癌及肝癌，所以

2018年國際癌症研究中心亦評訂>65℃飲品為具2A類致癌性，其他與咖啡相關的致癌物分類，例如2B類之咖啡酸、赭麴黴毒素A、3類之咖啡因、喝咖啡（在1991年歸為2B類，2018年改歸為較安全的3類），由以上資訊也可得知，非物質的溫度及喝飲品的行為亦可做為致癌性歸類。

那麼飲用含有丙烯醯胺的熱咖啡會致癌或長壽呢？要回答這個問題，應從實證醫學角度去探討，而所謂實證醫學，就是有多少證據說多少話，

國際癌症研究中心 INTERNATIONAL AGENCY FOR RESEARCH ON CANCER	
1 類	對人類有確認的致癌性，例如菸、酒精飲料、檳榔
2A類	對人類很可能有致癌性，例如 >65℃飲品、丙烯醯胺
2B類	有可能對人類致癌，例如咖啡酸、赭麴黴毒素A、泡菜、手機輻射
3 類	尚不能確定其是否對人體致癌，例如喝茶（<65℃）、喝咖啡、咖啡因
4 類	對人體基本上無致癌作用，例如己內醯胺

表1. 國際癌症研究中心（IARC）的致癌物分類及與咖啡有關的致癌物分類
※數字越小代表越差：紅字→風險最高，綠字→風險最低，藍色→與咖啡有關。

這個單元會從較嚴謹的實證醫學角度，針對丙烯醯胺以及咖啡會致癌或長壽，以Q&A方式一一做探討說明。

發現一段丙烯醯胺的故事

在1997年的瑞典有位農夫，發現家裡飼養的母牛站不穩，且附近的魚群居然也離奇死亡，後來瑞典政府派遣科學家去研究，發現是當地附近的隧道工程使用了聚丙烯醯胺做為防水劑，可能是透過光、熱或微生物等因素使其分解成為具有神經毒性的丙烯醯胺單體，因汙染當地土地及水源，而產生了以上的不幸事件。再者在台灣（2001）、日本（1992）、法國（2002）及美國（2008）等都曾有發生丙烯醯胺意外事件。

在1986年，美國的一個研究發現了371名員工的死因可能和暴露於丙烯醯胺有關，1994年由國際癌症研究中心評訂為2A類致癌物，其表示對試驗動物具有致癌性，但流行病學之研究尚不足以證明為人類之致癌物，實驗用於動物的丙烯醯胺是高劑量純化過的（1000倍以上），而非由食物中正常攝取的較少量。

至今的流行病學研究和回顧性分析，如大腸、膀胱、口腔、乳房和卵巢等癌症，皆未顯示飲食的丙烯醯胺會增加人類癌症的證據，但美國加州政府在 1990年將丙烯醯胺列為致癌物，更於2018年5月7日，加州法院正式判決裁定，所有咖啡業者必須在咖啡產品上加註恐致癌的警語，其理由為咖啡業者未能提供明確證據，以證實咖啡對健康的益處大過可能的致癌風險。

這起訴訟案源起於一個非營利團體——「毒物教育研究協會」，於2010年提出，其控告星巴克等逾90家咖啡烘焙業者、經銷商及零售業者未提供清楚且合理的警告，告知消費者喝咖啡可能會吃進丙烯醯胺。在贏得此起訴訟後，「毒物教育研究協會」更希望能迫使咖啡業者改變製作咖啡過程，以避免產生丙烯醯胺，可謂用心良苦。

台灣食藥署表示暫時不會跟進加州法院此舉行動，但未來會持續參考國際作法，並持續輔導咖啡業者自主管理，降低咖啡中丙烯醯胺含量。

2002年瑞典科學家Tareke等人首次發現澱粉類食品，經高溫加熱後會產生丙烯醯胺，例如炸薯條、洋芋片

或是加熱溫度超過120℃的麵包，至此人們才了解到飲食可能為丙烯醯胺來源之一。在低溫或高水分的蔬果食品也曾檢測出丙烯醯胺，但目前公認120℃以上的調理，例如油炸、烘焙、炙烤、煎炒、工廠加工與低水分含量等食物，則是食品中產生丙烯醯胺的重要因素。

目前已知丙烯醯胺會在烹調的過程中形成，特別是高溫及久炸食品，原因為天門冬醯胺（Asparagine）和還原糖（*在鹼性溶液中能還原銅或銀鹽之醣類稱之為還原醣，例如葡萄糖和果糖*）間的美拉德反應形成丙烯醯胺。將馬鈴薯、米、小麥、玉米穀類原料進行比較時，在相同的加熱環境下，米的丙烯醯胺生成量最低，馬鈴薯生成量最多。

食品中的丙烯醯胺是如何生成的？

透過　美拉德反應
（Maillard reaction）

> 120℃加熱

胺基酸	＋	還原糖	➡	香氣＋色澤＋丙烯醯胺
天門冬醯胺 (Asparagine)		如：葡萄糖、果糖、半乳糖		(Acrylamide) 口味＋其他

食品中丙烯醯胺生成的 3 大因素

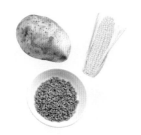

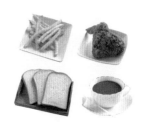

❶ 食品中原料的組成

原料中含有天門冬醯胺（胺基酸的一種）及還原糖（如：葡萄醣、果糖、半乳糖）

❷ 120℃以上的調理

（包括油炸、烘焙、炙烤、煎炒、工廠加工等）

❸ 低水分含量的產品

（如：吐司、薯條、炸雞等）

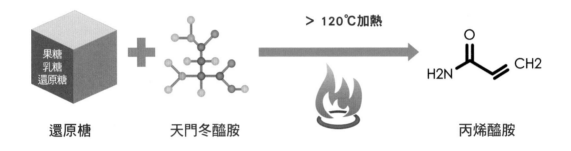

> 120℃加熱

果糖
乳糖
還原糖

還原糖　　　　　天門冬醯胺　　　　　　　　　　　　丙烯醯胺

▲ 還原糖和天門冬醯胺的美拉德反應（Maillard reaction）

Q1

傳說咖啡含有丙烯醯胺，光聽名詞會覺得恐怖，什麼是丙烯醯胺？

　　除了咖啡，很多高溫、油炸食品都含有丙烯醯胺，大陸稱之丙烯醯胺，英文為Acrylamide、Acrylic acid amide，它還有許多別名，那要如何確認它們是否為同一物呢？可用它的世界唯一身份證編號79-06-1進去查尋，此號碼是美國化學文摘社（CAS）的登記號碼，世界上所有化學物質都可以在CAS查得到。

　　CAS 是菜市仔名，至少有十多個國際機構都以此命名，也包括台灣的行政院農業委員會。美國化學文摘社位於美國俄亥俄州哥倫布，是美國化學會的一個分支機構，負責整理並發行化學文摘及其相關產品。

哪些食品內可發現丙烯醯胺？

台灣大學、宜蘭大學及食品藥物管理署食品組曾分析國內85件市售油條、馬鈴薯製品、番薯製品及洋芋片之丙烯醯胺含量，結果油條類、馬鈴薯類、番薯類及洋芋片之丙烯醯胺含量分別介於112-744 微克／公斤（μg/kg）、未檢出-1,423、未檢出-349及179-2,979，可見平均值以洋芋片最高，番薯類較低。

再者目前亦有非飲食之暴露來源，包括水、抽菸、二手菸、職場的皮膚和眼睛接觸、化粧品及家居用品等等，儘管如此，咖啡、油炸、烤馬鈴薯及烘焙食品仍然是最常見的來源，因此在生活或環境中根本無法避免丙烯醯胺的攝入。國人丙烯醯胺暴露量普遍低於歐美，最大原因可能為飲食差異，如歐美飲食大多是食用油炸馬鈴薯，而馬鈴薯在加工過程中易有丙烯醯胺生成，再者飲品多為咖啡。

食品含有丙烯醯胺的排行榜

排行	食品名稱	丙烯醯胺的含量
第1名	黑糖、油條、薑餅、洋芋片	1000
第2名	即溶咖啡	900
第3名	薯條（即食）	600
第4名	餅乾（非馬鈴薯製的餅乾）	500
第5名	脆麥餅、烘焙咖啡	450
第6名	麩皮產品、全麥穀類、膨發穀類	400

※單位為微克/公斤, μg/kg, 十億分之一, ppb。

食藥署發布的食品中丙烯醯胺指標值，以黑糖、油條、薑餅及洋芋片含量最高（1000），咖啡豆烘焙需極度高溫，亦有美拉德反應，所以亦會產生丙烯醯胺，其中即溶咖啡含900，烘焙咖啡含量較少（450），早餐穀類中的麩皮產品與全麥穀類及膨發穀類產品亦含400，可見日常飲食中，丙烯醯胺的暴露是無法避免，因此食品藥物管理署（食藥署）曾發布「食品中丙烯醯胺指標值參考指引」，收集學者、行政院消費者保護處及相關食品業者，經充分溝通後達成的共識，主要以歐盟指標值為本，供企業參考做改善。

可見對咖啡而言，**要減少丙烯醯胺的攝取量時，宜選擇烘焙咖啡，若要喝即溶咖啡，不宜再加黑糖及配薑餅、洋芋片等，更不要在密閉空間抽菸或吸二手菸，否則即是火上加油。**

Q3

丙烯醯胺會致癌嗎？可能還有哪些毒害？

對實驗動物或細胞的影響，如神經毒性、生殖毒性、基因毒性及致癌性等。

丙烯醯胺最主要毒性是神經和生殖系統，1997年的瑞典農場事件可知其會導致動物的神經病變，在一些製造丙烯醯胺的工人身上發現，如肌肉無力、手腳麻痺、出汗、肢體動作不協調等問題，所以其對神經系統的影響已在職業工人與實驗動物研究中被證實。動物研究發現丙烯醯胺會降低雄性動物的生殖能力、睪丸萎縮、交配頻率降低等。

大鼠飲用水處理丙烯醯胺的2年致癌性研究，發現其會誘導甲狀腺、乳腺和卵巢間皮產生腫瘤，另雄性鼠還會產生心臟神經鞘及胰島腫瘤，但在人類尚未確認，因此國際癌症研究中心（IARC）將其列為2A類，而非確認為致癌性的1類。

從實驗動物來看，引發毒性的丙烯醯胺需每天每公斤20毫克丙烯醯胺連續使用90天以後才會出現，如果換算成60公斤的成年人，代表每天需服用1.2克的丙

烯醯胺，連續1個半月才有可能生病，經換算一天要吃1000公斤以上的洋芋片，連續1個半月才有可能生病，因此平常飲食應不必太擔心，只要不被撐死，就不必擔心被毒死。

Tardiff發現人類對丙烯醯胺安全攝取量的預估，為每日每公斤體重2.6微克-16微克（μg）會有罹癌風險，而一杯160毫升黑咖啡，平均約含0.45微克，以2.6微克計算，相當於50公斤體重的人，每天至少要喝50*2.6/0.45=289杯黑咖啡（約10kg咖啡）才有罹癌風險。人體對丙烯醯胺造成神經性毒素的耐受量為每公斤體重每日攝入40微克以上，經換算約千杯再千杯（=2,000杯），才會引發神經病變，所以應可安心地品嚐。

> ## 人類對丙烯醯胺罹癌風險攝取量預估
>
> ### 每天喝 10 公斤咖啡才可能致癌
>
> 根據國際相關的研究數據顯示，丙烯醯胺的致癌劑量為每公斤體重 2.6ug-16ug / 每天
> 保守估算：
>
> 成年人體重 50 公斤，每天攝入 2.6 ug*50/0.45 = 130 ug/0.45=289 杯黑咖啡，約 10kg 咖啡，才會到致癌劑量。

我們由美國國家醫學圖書館的國家生物技術資訊中心之PubMed Medline資料庫，搜尋2018年4月前，有關丙烯醯胺的文獻2896篇，經篩選後，最後共引用了7篇，結果共有頭頸部、胃腸道、肺及泌尿生殖等17個癌症部位被分析，其中除了腎癌增加20%及皮膚惡性黑色素瘤增加13%且具顯著正相關外，大多數癌症沒有發現顯著相關性，但腎癌下限為1.0，緊貼無效線，較難讓人完全信服，然而除了Mucci（2003）一篇研究外，其餘之風險比皆在無效線不利的右側，表示可能確實易有腎癌。個別研究有食道及肺癌具顯著相關性，但尚有兩個個別研究顯示有預防作用，例如肺癌可下降55%和結腸直腸癌可下降33%。

丙烯醯胺與癌症的風險 I

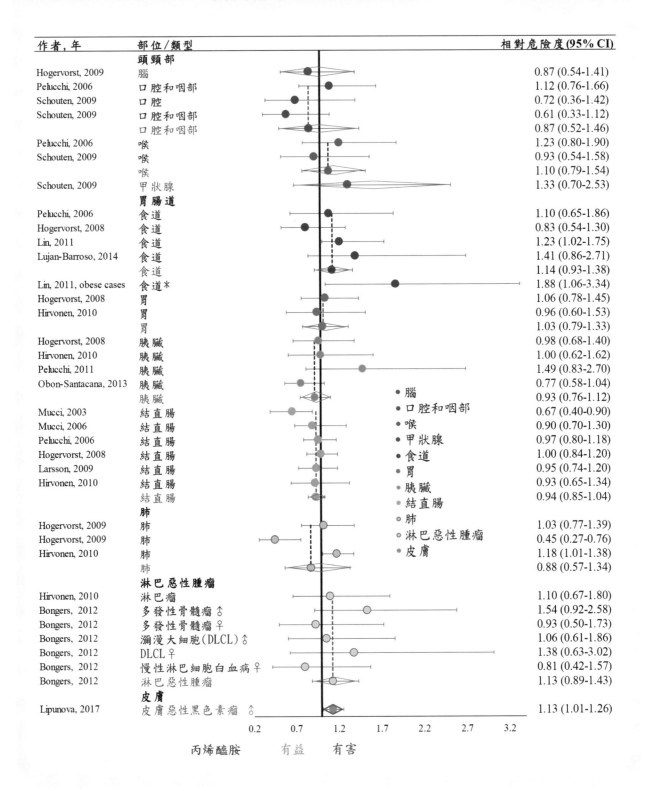

作者, 年	部位/類型		相對危險度 (95% CI)
	頭頸部		
Hogervorst, 2009	腦		0.87 (0.54-1.41)
Pelucchi, 2006	口腔和咽部		1.12 (0.76-1.66)
Schouten, 2009	口腔		0.72 (0.36-1.42)
Schouten, 2009	口腔和咽部		0.61 (0.33-1.12)
	口腔和咽部		0.87 (0.52-1.46)
Pelucchi, 2006	喉		1.23 (0.80-1.90)
Schouten, 2009	喉		0.93 (0.54-1.58)
	喉		1.10 (0.79-1.54)
Schouten, 2009	甲狀腺		1.33 (0.70-2.53)
	胃腸道		
Pelucchi, 2006	食道		1.10 (0.65-1.86)
Hogervorst, 2008	食道		0.83 (0.54-1.30)
Lin, 2011	食道		1.23 (1.02-1.75)
Lujan-Barroso, 2014	食道		1.41 (0.86-2.71)
	食道		1.14 (0.93-1.38)
Lin, 2011, obese cases	食道*		1.88 (1.06-3.34)
Hogervorst, 2008	胃		1.06 (0.78-1.45)
Hirvonen, 2010	胃		0.96 (0.60-1.53)
	胃		1.03 (0.79-1.33)
Hogervorst, 2008	胰臟		0.98 (0.68-1.40)
Hirvonen, 2010	胰臟		1.00 (0.62-1.62)
Pelucchi, 2011	胰臟		1.49 (0.83-2.70)
Obon-Santacana, 2013	胰臟		0.77 (0.58-1.04)
	胰臟		0.93 (0.76-1.12)
Mucci, 2003	結直腸	● 腦	0.67 (0.40-0.90)
Mucci, 2006	結直腸	● 口腔和咽部	0.90 (0.70-1.30)
Pelucchi, 2006	結直腸	● 喉	0.97 (0.80-1.18)
Hogervorst, 2008	結直腸	● 甲狀腺	1.00 (0.84-1.20)
Larsson, 2009	結直腸	● 食道	0.95 (0.74-1.20)
Hirvonen, 2010	結直腸	● 胃	0.93 (0.65-1.34)
	結直腸	● 胰臟	0.94 (0.85-1.04)
	肺	● 結直腸	
Hogervorst, 2009	肺	○ 肺	1.03 (0.77-1.39)
Hogervorst, 2009	肺	○ 淋巴惡性腫瘤	0.45 (0.27-0.76)
Hirvonen, 2010	肺	● 皮膚	1.18 (1.01-1.38)
	肺		0.88 (0.57-1.34)
	淋巴惡性腫瘤		
Hirvonen, 2010	淋巴瘤		1.10 (0.67-1.80)
Bongers, 2012	多發性骨髓瘤♂		1.54 (0.92-2.58)
Bongers, 2012	多發性骨髓瘤♀		0.93 (0.50-1.73)
Bongers, 2012	瀰漫大細胞 (DLCL)♂		1.06 (0.61-1.86)
Bongers, 2012	DLCL♀		1.38 (0.63-3.02)
Bongers, 2012	慢性淋巴細胞白血病♀		0.81 (0.42-1.57)
Bongers, 2012	淋巴惡性腫瘤		1.13 (0.89-1.43)
	皮膚		
Lipunova, 2017	皮膚惡性黑色素瘤♂		1.13 (1.01-1.26)

0.2　0.7　1.2　1.7　2.2　2.7　3.2

丙烯醯胺　　有益　　有害

丙烯醯胺與癌症的風險 II

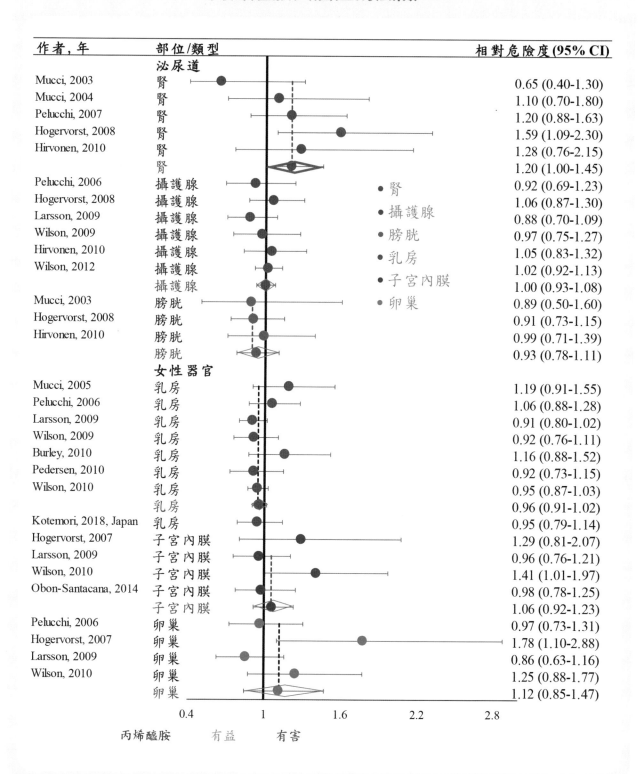

作者, 年	部位/類型	相對危險度 (95% CI)
	泌尿道	
Mucci, 2003	腎	0.65 (0.40-1.30)
Mucci, 2004	腎	1.10 (0.70-1.80)
Pelucchi, 2007	腎	1.20 (0.88-1.63)
Hogervorst, 2008	腎	1.59 (1.09-2.30)
Hirvonen, 2010	腎	1.28 (0.76-2.15)
	腎	1.20 (1.00-1.45)
Pelucchi, 2006	攝護腺	0.92 (0.69-1.23)
Hogervorst, 2008	攝護腺	1.06 (0.87-1.30)
Larsson, 2009	攝護腺	0.88 (0.70-1.09)
Wilson, 2009	攝護腺	0.97 (0.75-1.27)
Hirvonen, 2010	攝護腺	1.05 (0.83-1.32)
Wilson, 2012	攝護腺	1.02 (0.92-1.13)
	攝護腺	1.00 (0.93-1.08)
Mucci, 2003	膀胱	0.89 (0.50-1.60)
Hogervorst, 2008	膀胱	0.91 (0.73-1.15)
Hirvonen, 2010	膀胱	0.99 (0.71-1.39)
	膀胱	0.93 (0.78-1.11)
	女性器官	
Mucci, 2005	乳房	1.19 (0.91-1.55)
Pelucchi, 2006	乳房	1.06 (0.88-1.28)
Larsson, 2009	乳房	0.91 (0.80-1.02)
Wilson, 2009	乳房	0.92 (0.76-1.11)
Burley, 2010	乳房	1.16 (0.88-1.52)
Pedersen, 2010	乳房	0.92 (0.73-1.15)
Wilson, 2010	乳房	0.95 (0.87-1.03)
	乳房	0.96 (0.91-1.02)
Kotemori, 2018, Japan	乳房	0.95 (0.79-1.14)
Hogervorst, 2007	子宮內膜	1.29 (0.81-2.07)
Larsson, 2009	子宮內膜	0.96 (0.76-1.21)
Wilson, 2010	子宮內膜	1.41 (1.01-1.97)
Obon-Santacana, 2014	子宮內膜	0.98 (0.78-1.25)
	子宮內膜	1.06 (0.92-1.23)
Pelucchi, 2006	卵巢	0.97 (0.73-1.31)
Hogervorst, 2007	卵巢	1.78 (1.10-2.88)
Larsson, 2009	卵巢	0.86 (0.63-1.16)
Wilson, 2010	卵巢	1.25 (0.88-1.77)
	卵巢	1.12 (0.85-1.47)

圖例: ● 腎 ● 攝護腺 ● 膀胱 ● 乳房 ● 子宮內膜 ● 卵巢

橫軸: 0.4 1 1.6 2.2 2.8

丙烯醯胺　　有益　　有害

丙烯醯胺和癌症的風險：除了腎癌增加20%及皮膚惡性黑色素瘤增加13%且具顯著正相關外，大多數癌症沒有發現顯著相關性。

丙烯醯胺會被人體代謝及蓄積嗎？

　　口服攝入丙烯醯胺（AA）後會迅速被吸收，其不飽和的乙烯基容易受到肝臟中穀胱甘肽（GSH）硫醇的邁克爾型（Michael-type）加成偶聯物的反應（**稱之II期代謝**），並在尿液中排除，或通過共價結合血紅素（Hb）形成AA-Hb。其主由腎臟再從尿液中排出，其中86％是穀胱甘肽結合物，少部分會由肝臟代謝經糞便排出，及少部分由肺臟呼出。它還可以通過細胞色素，進行環氧化形成基因毒性和致癌代謝產物─環氧丙醯胺（**稱之I期代謝**），正常情況下，丙烯醯胺並不會在體內蓄積。

丙烯醯胺（AA）的代謝

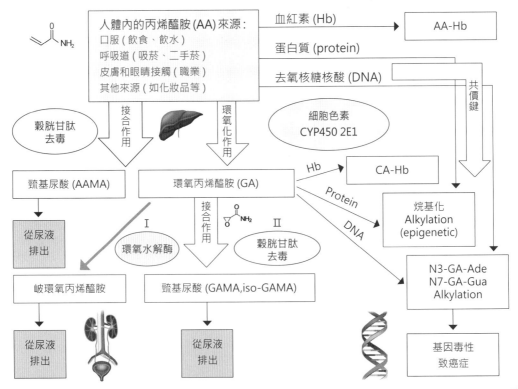

如何減少丙烯醯胺的攝取量？

目前人類已無法完全避開丙烯醯胺。

其化學式為CH2=CHCONH2，它在空氣中或紫外線作用下會發生聚合反應，產生無毒的「聚丙烯醯胺（PAM）」，但光、熱或其他原因會將聚丙烯醯胺分解成有潛在危害的丙烯醯胺單體，所幸聚丙烯醯胺須在高溫，經過長時間才會少量分解還原為丙烯醯胺單體，所以在人體內分解成丙烯醯胺量有限。

要減少丙烯醯胺的攝取量，可以改變烹調方式，例如將需油炸的食物先經水煮熟透後再放入油鍋炸，食物所受高溫時間可縮短，產生的丙烯醯胺相對就會低。 目前有研發一種新品種馬鈴薯，以生物科技讓天門冬醯胺，在馬鈴薯成熟後先行被代謝，因此做成的洋芋片即是低丙烯醯胺洋芋片。

與在20℃儲存的馬鈴薯相比，在2℃下儲存會導致游離糖含量增加，在烹飪過程中會產生更高的丙烯醯胺，因此對丙烯醯胺而言，馬鈴薯不宜儲存在較低溫環境下。

2016年，英國食品標準局（FSA）推出了一項公眾意識活動「Go for Gold」，旨在幫助人們了解如何在家中烹飪時減少丙烯醯胺的暴露。

歐盟規定飲用水中的濃度為0.1微克/公升。我國行政院環境保護署則是採用與美國、日本相同的源頭管理，將聚丙烯醯胺列為飲用水可使用水質處理藥劑之一（藥劑編號017）。其他較詳細資料亦可參考衛生福利部食品藥物管理署之《降低食品中丙烯醯胺含量加工參考手冊》。

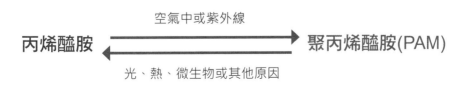

丙烯醯胺（毒）與聚丙烯醯胺（無毒）的可逆反應

喝咖啡會致癌嗎？

大部分不會，部分器官尚有預防作用。

我們統整了2018年及部分過去的個別器官研究，發現大部分相對危險度都在喝咖啡會預防癌症的無效線左側，**其中的口腔及咽、甲狀腺、大部分乳房、大部分結腸／直腸、肝、膽囊、子宮內膜及黑色素瘤等，其上限未與無效線交叉，表示達統計學上顯著的好處**（如第277頁的綠箭頭）。

肺癌在右側未交叉無效線，表示有意義的壞處（如第277頁的紅箭頭），但排除吸菸者後，打成平手，表示喝咖啡若不吸菸不會得肺癌，但對肺小細胞癌則有害處。攝護腺癌顯示一有利一有害一平手，需更多研究來確認。

高於65℃熱飲可致食道癌，目前較少發現喝咖啡有此探討，目前搜集的資料發現喝咖啡不會罹食道癌。

丙烯醯胺代謝物主要由泌尿道排出，可能導致腎癌，根據Lee及Montella的研究發現喝咖啡並無此現象。有關膀胱癌，目前搜集的2個研究結果發現不會，另1個有好處，另1有壞處，過去認為咖啡可能導致膀胱癌，但在考量各種研究證據後，IARC目前已將此刪除了。

對於膀胱癌的致病因並不十分清楚，但可確定的是膀胱癌是由膀胱內的黏膜細胞，經由各種致癌物的刺激而逐步癌化。它可能與個體基因及環境致癌物有關，常見的例如抽菸、二手菸、丙烯醯胺、馬兜鈴酸、芳香胺、人工糖精、某些止痛劑及特殊的居住環境（例如含砷之水源）等等。過去有些研究發現喝咖啡者也常有抽菸習慣，隨著戒菸的推廣，目前應較少有此不良習慣。

丙烯醯胺的致癌研究發現可致皮膚惡性黑色素瘤（melanoma），但咖啡的研究，反而發現在高加索婦女有劑量相關的降低皮膚非黑色素瘤，Yew及Wu等人亦發現可降低黑色素瘤。

咖啡與癌症的風險

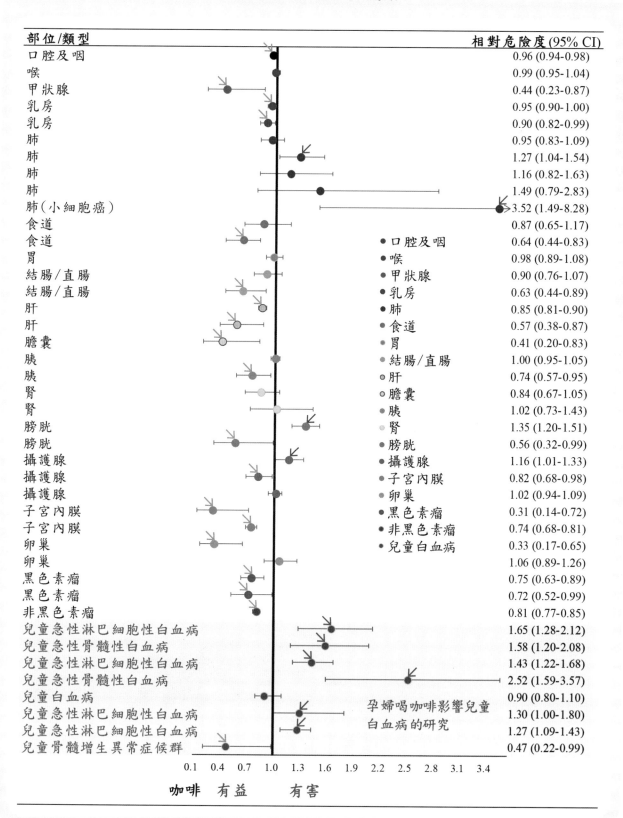

部位/類型	相對危險度 (95% CI)
口腔及咽	0.96 (0.94-0.98)
喉	0.99 (0.95-1.04)
甲狀腺	0.44 (0.23-0.87)
乳房	0.95 (0.90-1.00)
乳房	0.90 (0.82-0.99)
肺	0.95 (0.83-1.09)
肺	1.27 (1.04-1.54)
肺	1.16 (0.82-1.63)
肺	1.49 (0.79-2.83)
肺（小細胞癌）	3.52 (1.49-8.28)
食道	0.87 (0.65-1.17)
食道	0.64 (0.44-0.83)
胃	0.98 (0.89-1.08)
結腸/直腸	0.90 (0.76-1.07)
結腸/直腸	0.63 (0.44-0.89)
肝	0.85 (0.81-0.90)
肝	0.57 (0.38-0.87)
膽囊	0.41 (0.20-0.83)
胰	1.00 (0.95-1.05)
胰	0.74 (0.57-0.95)
腎	0.84 (0.67-1.05)
腎	1.02 (0.73-1.43)
膀胱	1.35 (1.20-1.51)
膀胱	0.56 (0.32-0.99)
攝護腺	1.16 (1.01-1.33)
攝護腺	0.82 (0.68-0.98)
攝護腺	1.02 (0.94-1.09)
子宮內膜	0.31 (0.14-0.72)
子宮內膜	0.74 (0.68-0.81)
卵巢	0.33 (0.17-0.65)
卵巢	1.06 (0.89-1.26)
黑色素瘤	0.75 (0.63-0.89)
黑色素瘤	0.72 (0.52-0.99)
非黑色素瘤	0.81 (0.77-0.85)
兒童急性淋巴細胞性白血病	1.65 (1.28-2.12)
兒童急性骨髓性白血病	1.58 (1.20-2.08)
兒童急性淋巴細胞性白血病	1.43 (1.22-1.68)
兒童急性骨髓性白血病	2.52 (1.59-3.57)
兒童白血病	0.90 (0.80-1.10)
兒童急性淋巴細胞性白血病	1.30 (1.00-1.80)
兒童急性淋巴細胞性白血病	1.27 (1.09-1.43)
兒童骨髓增生異常症候群	0.47 (0.22-0.99)

孕婦喝咖啡影響兒童白血病的研究

0.1 0.4 0.7 1.0 1.3 1.6 1.9 2.2 2.5 2.8 3.1 3.4

咖啡　有益　　有害

懷孕及兒童能否喝咖啡？

最好不要。

任何東西一定有它的優缺點，在醫療上所有藥物、食品及處置皆應分為四個面向考量，咖啡亦然，其細節說明可參考本書第211及252頁，在此來談談喝咖啡的部分缺點。

孕婦喝咖啡影響兒童白血病的研究，可見除了Ugai之骨髓增生異常症候群（myelodysplastic syndromes, MDS）有好處外，其餘由Cheng、Thomopoulos、Milne 及Milne的分析研究（詳見第277頁圖下方），發現母親懷孕期間喝咖啡，可能增加兒童急性白血病的風險，Orsi 發現有喝比沒喝時之比較時沒影響，但若大於2杯以上，亦會增加兒童急性白血病，因此**懷孕期間應避免喝咖啡，有研究亦發現咖啡因可能導致早產**，較大量的丙烯醯胺可能具有神經毒性、生殖毒性、基因毒性及致癌性等疑慮，發黴咖啡豆之赭麴黴毒素易致流產及畸胎。

國外發現體內丙烯醯胺量的研究中，兒童為成年人的 2~3 倍，台大食品科學所公布之臺灣地區食品丙烯醯胺含量調查報告，發現**12歲以下兒童的丙烯醯胺暴露量比其他年齡層高**，此可能與飲食習慣有關，此時若再加上喝咖啡，是否會有丙烯醯胺超量的疑慮，值得進一步研究。

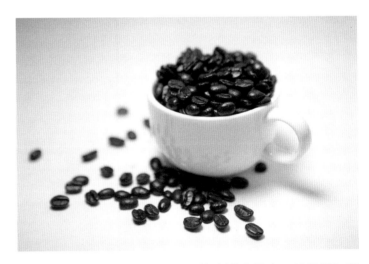

▲ 懷孕期間應避免喝咖啡，可能會導致早產，以及增加兒童急性白血病的風險。

喝熱飲，躺者也會中槍（致癌）嗎？

是的，但飲品不是重點，溫度才是關鍵。

科學家們發現一種富含咖啡因的傳統南美洲瑪黛茶，將其乾燥葉子浸泡在水裡後，作成茶飲，研究發現當熱飲（>65℃）可致食道癌，但冷飲卻可降低食道癌及肝癌，所以2016年IARC視>65℃飲品是具有2A類致癌性。這些結果顯示，飲用非常熱的飲料是食道癌的一個可能原因，然而元凶是溫度、不是飲料本身。

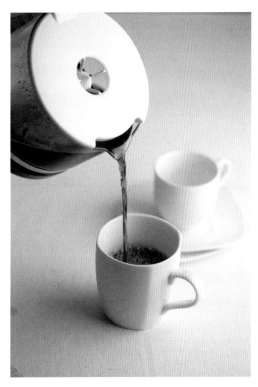

▲ 喝咖啡應避免攝取過期的產品，以及飲用溫度超過65℃以上。

熱飲料通過食道時，有可能因為溫度過高進而對其黏膜細胞造成灼傷，雖然黏膜有修復能力，但經常喝熱飲，黏膜復原的速度可能趕不及熱飲刺激而發炎的速度，長久下來受傷的食道反覆受到刺激，就有可能致癌的疑慮。此外，在食道黏膜受傷的情況下，若是吃了其他刺激性的食物，同樣會讓發炎的狀況更嚴重，若是加上抽菸、喝酒本身即是食道癌的高危險因子，則更是火上加油。

除了上述外，看來較有咖啡致癌疑慮者，只剩2B類的咖啡酸及赭麴黴毒素A了，後者宜避免咖啡豆過期及發黴。咖啡酸具有抑制去氧核醣核酸DNA甲基化的能力，而增加腫瘤抑制基因及DNA修復酶，在體外的細胞學研究，亦發現咖啡酸可抑制C型肝炎病毒感染的傳播，此亦有益於肝癌的預防。

喝咖啡會長壽嗎？

會。

知名的內科學年鑑在2017年發表了歐洲十國的EPIC及美國MEC 的數十萬人大型研究，前者在1992至2000年招募了521,330名35歲以上，來自10個歐洲國家的參與者，最終納入研究分析的有451,743名參與者，收集了初入研究時每位參與者每月、每週或每天所喝的咖啡標準化杯數，以及其他飲食、生活習慣、人體測量學數據、與肝功能、循環系統疾病和代謝相關的生物標誌物數據。

結果顯示與不喝者比，喝最多那組有較低的全因死亡率，其中男性死亡率下降12％，女性下降7％。消化系統疾病死亡率下降更多，其中男性下降59％，女性40％。對於女性，循環系統疾病死亡率下降22％、腦血管疾病死亡率下降30％，但有較高的卵巢癌死亡率，上升31％，目前尚不知其原因，或許咖啡的一些揮發性雜環化合物及基因變異之故。

美國的研究在1993至1996年招募了215,000多名45～75歲夏威夷和洛杉磯的不同種族的參與者，其中包括日裔美國人、白人、夏威夷原住民、非裔美國人以及拉丁美洲人，最終納入研究分析的有185,855名參與者，在平均16.2年的追蹤過程中有58,397人死亡，控制吸菸因素後，與不喝咖啡的人相比，喝咖啡的人有更低的總死亡率，其中每天1杯咖啡下降12％，每天2～3杯咖啡下降18％，每天≥4杯咖啡亦下降18％，以上兩個研究皆證實了在某範圍內，較高的咖啡攝取量有較低死亡率。

在本書第238頁介紹的咖啡名言中，咖啡愛好者，美國最高法院大法官奧利弗溫德爾霍姆斯活到94歲，大文豪伏爾泰每天可喝40杯黑咖啡，活到84歲，其他亦大於51歲以上，在十九世紀那個年代亦不算短命，所以咖啡應不致會造成早夭。然而壽命需考量很多因素，這些例子只證明多喝咖啡不一定會夭壽，但也不能以偏蓋全。

咖啡可降低疾病死亡率，但與癌症死亡率較無相關，有關癌症死亡率，除了 Lehrer在2014年針對96個女性乳癌的追蹤研究，發現每日喝三杯以上咖啡者相對於每日喝一杯咖啡者，死亡率較高，及有研究發現其可升高大腸癌的存活率外，大部分皆發現與咖啡的飲用沒有顯著相關，或許活得好比活得老更幸福，所以我個人每天喝三杯咖啡是相當理想的。

Q10

喝咖啡可能讓你更長壽，這種好處跟咖啡因有關嗎？

　　有關，但除了咖啡因外的其他營養素或其他原因，也可能提供好處。

　　近來的研究發現，被葡萄糖和核苷酸活化的炎性小體（inflammasome）會導致促炎細胞因子IL-1β和IL-18兩者的產生，其會促進老年不好的發炎性疾病，而咖啡因恰可抵消這個不好的過程，因此有人喊出「每天一杯咖啡可以遠離炎症小體（a coffee a day keeps the inflammasome away）」，而遠離炎症小體可能延緩老化。此句話是由西方諺語「一天一蘋果，醫生遠離我；an apple a day keeps the doctor away」而來。

　　美國史丹福大學團隊的研究收集一百多位20至30歲的年輕人，及大於60歲年長者的血液，結果發現年長族群有較多與基因有關之發炎反應。他們認為隨著歲月累積，年老族群體內慢性發炎因子明顯增加，其與IL-1β有關，IL-1β高的人，自由基含量增加，容易產生與慢性發炎相關的老化疾病，包括糖尿病、高血壓、心臟血管疾病、失智症、阿茲海默症、甚至癌症，因而容易致命。該研究發現部分老年人較能對抗慢性發炎，其共同點就是喜歡喝咖啡，一天喝五杯咖啡的老年，其IL-1β的量較低，壽命較長。

　　長期喝咖啡的人也許其中某些成分，諸如咖啡因、綠原酸及咖啡豆醇可以對抗這些慢性發炎因子，促使老化的進程緩慢，所以**老年人如果喜歡喝咖啡應可列為健康的習慣或養生的行為**。

在個案數非常多的英國生物銀行研究中，發現498,134個案中有387,494喝咖啡（77.8％），這些個案有接受咖啡因代謝酶的分析，結果在10年的研究中發現，相較於不喝咖啡的人，每天喝2～3杯咖啡的人，死亡率大約降低了12%。

不管是慢速或快速咖啡因的代謝者，或喝滴濾咖啡、甚至喝即溶或無咖啡因者，不管他們是1天1杯以上，還是1天喝8杯以上者都一樣，死亡率皆下降，表示除了咖啡因外的其他營養素或其他原因，亦有降低死亡率的好處。

Q11

真的那麼神！那麼喝咖啡抗癌作用的機轉為何？

咖啡含有千種以上複雜內含物，除了咖啡因外，其他如酚類化合物，包含綠原酸、咖啡酸和內酯類，二萜包含咖啡醇和咖啡豆醇，菸鹼酸及其前趨物葫蘆巴鹼等，更詳細內容請參考本書第141頁。

咖啡的抗癌作用或許與其生物活性物質有關，例如咖啡因及咖啡酸具有抑制細胞分裂、加速癌細胞死亡的作用，二萜之咖啡醇和咖啡豆醇有抗癌特性，其參與致癌物第II階段酶誘導的解毒作用，及抑制致癌物第I期酶的活化。

咖啡多酚類，如木酚素和類黃酮有抗癌特性。咖啡酸具有抑制去氧核醣核酸DNA甲基化的能力，而增加腫瘤抑制基因及DNA修復酶，亦有研究發現咖啡可降低DNA鏈的斷裂，並參與腫瘤發生過程的各種途徑，如細胞週期調控，發炎和細胞凋亡。咖啡之綠原酸有抗氧化、降血糖作用，綠原酸的降解產物提高胰島素敏感性，而慢性高胰島素血症和胰島素阻抗被確認是某些癌症的高風險。

近年研究發現，酚酸類可促進體內合成穀胱甘肽，以對抗致癌物亞硝胺。歐美國家的動物實驗也發現，咖啡中所含的咖啡醇和咖啡豆醇，可以調整引發肝癌之致癌劑的解毒酶，也就是說，咖啡能夠調整肝臟的解毒功能，讓酶活化而使得肝臟的解毒功能變得更好。在體外的細胞學研究，亦發現咖啡酸可抑制C型肝炎病毒的傳播，此有益於肝癌的預防。

有關喝咖啡與生物心理心靈社會
（biopsychospiritosocial; BPSS）的關係為何？

　　大部分在報章雜誌及媒體上的咖啡報導，都集中在生物方面，大部分研究亦然，事實上喝咖啡在心理、心靈及社會面向也有其意義。有關生物心理心靈社會與健康的關係說明，請見本書第248頁。

　　有時喝咖啡是一種社交行為，可增進人際關係。在個人心理方面，有研究發現咖啡香可讓人放鬆心情、心靈舒暢，也能保持頭腦清晰，此可能是美拉德化合物的揮發性咖啡香成分所致。Smith 以3,223位參與者的研究，發現咖啡與情緒有關，當聞到咖啡香氣或是飲用咖啡時，都有情緒上的正向作用。

　　Klatsky等及Lucas等的研究發現咖啡可降低自殺風險，Lucas等將前後2次護理師健康調查與男性醫療人員的研究合併，總數約21萬人，其中女性第1次調查73,820人及第2次調查91,005人、男性43,599人，在調查期間因自殺而死亡者 277人中，發現愈常喝咖啡自殺愈少，其原因在於因憂鬱症而降低的血清素、多巴胺及正腎上腺素等物質，會受咖啡因刺激而分泌，而這些物質的作用即在減少憂鬱症與自殺的發生。

　　Yu等人在加拿大的單一研究，發現男性在1～4杯可減少10％憂鬱症， 女性增加3％，但沒統計學上的顯著差異。但每天≥4杯女性，增加38％憂鬱症，有顯著害處，而男性則沒統計學上的顯著差異，然而Wang等人的多中心研究發現，共11個研究的 330,677個案中，除了一個發現咖啡因有顯著害處外，其餘皆發現對憂鬱有益，攝取最多比最少量的咖啡因可減少28％憂鬱症、咖啡可減少24％憂鬱症 。

　　已習慣喝咖啡者可能不影響睡眠，但有些人喝咖啡會導致失眠，有研究發現咖啡會導致11～17歲青少年失眠，所以有失眠者，再自己斟酌，或別太晚喝，再者睡前喝，可能會導致夜尿或作夢而影響睡眠。

適量咖啡可以讓你更健康長壽

　　經過一些國際研究的探索及查證，聽名字很恐怖的丙烯醯胺，其實並沒那麼可怕，其聚合物在日常生活中隨處可見，丙烯醯胺單體在日常飲食中亦無所不在，其由各方來源的暴露已是無可避免，因此只有儘可能減少攝取量一途，所幸國人丙烯醯胺暴露量普遍尚低於歐美，最大原因可能為飲食生活習慣的差異。

　　有關其致癌性只有腎及皮膚（只一篇文獻），但並非很顯著，然而長期大量暴露還是有神經毒性、生殖毒性及基因毒性，所幸日常生活並不會有致病的劑量暴露，因此除歐盟外，世界他國皆未訂定食品中丙烯醯胺限量標準。

　　喝含有丙烯醯胺的咖啡會致癌嗎？世界衛生組織之國際癌症研究中心已幫我們掛保證不會，且從目前實證醫學資料得知，不但不會，甚至對不少器官的致癌還有預防作用，因為咖啡內尚有不少具有抗氧化作用，對健康有益的營養素，再者對心理、心靈及社會面向的健康亦有正面作用。

　　但不致癌並不代表完全沒毒害，因此若對丙烯醯胺還是不放心，那就喝適量（3杯以內）、溫度低於65℃的新鮮烘焙咖啡，若要喝即溶咖啡，除未過期發黴外，宜避免同時在密閉空間內吸菸、避免再加黑糖、配洋芋片、馬鈴薯製餅乾及薑餅等高丙烯醯胺食品，如此即可避免過量丙烯醯胺，而懷孕及從事高丙烯醯胺職業者更要小心。

　　懷孕及兒童最好不要喝咖啡，但其他無法割捨咖啡的成年朋友可以放心品嚐，因為目前有美國膳食指南諮詢委員會掛保證，適量咖啡可以成為養生的一部分，最新的研究亦發現咖啡因及咖啡因外的其他咖啡營養素，或心理、心靈及社會面向也有其意義，可讓你更健康或長壽。

1 咖啡與腸道細菌的關係

2019年底突如其來的COVID新冠疫情到現在已超過三年，這期間擾亂了世人的生活步調，疫情之中因為防疫、檢疫、隔離、施打疫苗及中重症住院治療等措施，使生活起了很大的變化，像咖啡等不可或缺的飲品反而有增無減。

根據義大利在一篇醫學期刊《Food》之統計，在2021年，全民一年喝咖啡的量約增53.8％。在這將近三年間，由於疫情起伏，很多研究都在探討飲食、咖啡與疫情及健康的關係，也有很多學者鑽研咖啡與腸道細菌的關係。

到底飲用咖啡對腸道菌有何影響，最早是由瑞士學者的研究，邀請16位健康成人每天喝3杯咖啡，連續3週後查看糞便中的細菌發現Bifid bacteria（雙歧桿菌）之代謝活性及數目增加，後來相繼有很多研究亦有類似發現，日常生活中規律性喝咖啡的人，其腸道菌的多樣性較高，而且好菌居多。

後來最經典的研究，乃是在2019年美國胃腸病學會年會由德州休士頓貝勒大學的Shawn Gurwara及Li Jiao團隊發表的論文報告，他們的研究共邀集34名健康參與者進行內視鏡檢查，從腸道黏膜中的黏液進行了小活檢，共收集97份，並對微生物成分進行了分析。

結果發現每天喝2杯以上咖啡，腸道好菌增多，分佈均勻，抗發炎能力增強，相對於代謝異常及肥胖有關之腸道壞菌減少很多。其中腸道好菌包括Faecalivacterium（糞桿菌）、Roseburia（羅斯氏菌）、Odoribacter（氣味桿菌）、Alistipes（阿里斯氏菌）及Blautia（布勞特氏菌）等相對增加，至於腸道壞菌像Erysipelatoclostridium（厭氧桿菌）及Ramosum（多枝梭菌）等相對減少，其原因可能與咖啡含多酚類及抗氧化物（綠原酸）有關，使腸道益菌增加，腸道多樣性較高。

這項對於腸道微生物組研究和咖啡背後的科學來說，是獨一無二且重要的。過去的研究都集中在糞便樣本的微生物組成上，目前這項研究的重點是腸道黏液活檢。

腸道的直接活檢可能更準確地反應人體消化道內微生物群落的組成。而後很多研究均證明，咖啡可能會在腸道中創造更有利的條件，以促進有益微生物群落的繁衍。

這些腸道微生物群落與營造身體的健康有正相關。您可以每天享用一些咖啡，並知道您可能會幫助成長一些優質腸道細菌，這些細菌會反過來幫助您。

另外今年一月，Nehlig博士是法國國家健康與醫學研究所（INSERM）的名譽研究主任，在醫學期刊《Nutrients》發表了一篇相當重要的綜述，他特別強調咖啡確實改變了腸道微生物的組成，研究人員觀察到，咖啡攝入量會改變腸道菌群，主要是會增加雙歧桿菌等益菌的數量，雙歧桿菌是消化系統中常見的有益細菌，使腸道之共生菌相趨於平衡，對身體非常有益。

至於新冠肺炎在疫情期間，喝咖啡有益嗎？據名古屋大學平山正昭教授之研究團隊，收集日、韓、美及芬蘭10國共953人之腸道細菌，發現染疫死亡率低之日、韓、芬蘭，擁有柯林斯菌（Collinsella intestinalis）之菌種較高，達34％至61％；而染疫死亡率高之墨西哥、美、英、比利時，其柯林斯菌所佔比率較低，只有4％～18％。

其原因推測可能此菌種可分泌熊去氧膽酸（Ursodeoxycholic acid），可以抑制病毒與人體細胞表面ACE2受體結合，亦可抑制IL-2、IL-4、IL-β、及TNF-α等促炎細胞因子，故可降低新冠肺炎的致死率，可見腸道菌之種類與新冠肺炎疾病嚴重度很有關。

所以在疫情期間，維持腸道中細菌之共生平衡，使好菌增加（例如柯林斯菌）、壞菌減少，變成相對非常重要。

根據美國西北大學Marilyn Cornelis領導的研究團隊利用英國人體生物資料

庫約4萬名成人追蹤分析，發現咖啡具抗發炎及抗氧化作用，飲用咖啡與發炎生物指標CRP，IL-6及TNF-1有關，而這些指標亦與COVID-19之嚴重率及死亡率有關，這些生物指標，喝咖啡者會降低。

發表於2021年《Nutrient》的研究發現，每天喝2～3杯咖啡的人與每天少於1杯的人相比，COVID-19之感染率降低10％。在此篇文章中又指出，食用加工肉類會增加感染率，如果喝咖啡再加上多攝取蔬菜則能更明顯降低感染率。

2　咖啡與心律不整、心血管疾病及死亡率的關係

美國史丹福大學Mark Davis及David Furman等團隊之研究發現，他們收集100多位介於20歲至30歲之年輕人及大於60歲年長者之血液標本，結果顯示相較於年輕族群，老年族群通常有較多與基因有關之發炎反應。

他們認為隨著歲月之累積，年老族群體內慢性發炎因子明顯增加，一般認為與IL-1-beta （IL-1β）有關，IL-1-β高的人，體內自由基含量增加，容易產生與慢性發炎有關之老化疾病，包括糖尿病、高血壓、失智症、心臟血管疾病、阿茲海默症，甚至癌症等，進而容易致命，此篇發表於2017年Nature Medicine之醫學期刊。

本篇研究更指出，部分老年人較能對抗慢性發炎，較能避免老化，其共同點就是具有喜歡喝咖啡之習慣，一天喝五杯咖啡之老年受試者，其發炎基因路徑之表現量，呈現較低之現象，IL-1-β之量也較低，而且壽命較長。

所以此項研究，再度強調老化與一些慢性發炎因子有關，而長期喝咖啡的人

也許其中某些成分諸如咖啡因、綠原酸及咖啡豆醇可以對抗這些慢性發炎因子，促使老化之進程變慢，所以老年人如果喜歡喝咖啡應可以列入健康的習慣或養生的行為。

此外，在2018年美國國家癌症研究所及美國西北大學的合作研究發現，從英國生物庫資料，共有502,641筆資料，發現喝咖啡的族群，不管是即溶、研磨或去咖啡因的族群，只要每天喝一杯以上，其死亡率比沒喝的族群低，每天喝6至7杯者，死亡率可降低高達16％。

2022年由澳洲墨爾本大學Dr.David Chieng之研究團隊，亦發現不管研磨、去咖啡因或即溶咖啡，只要喝2～3杯就可以減少心律不整、心血管疾病之發生率及死亡率，下降百分比分別7至26％不等。（如圖一）

圖一：喝咖啡與心律不整，心血管疾病及死亡率的關係

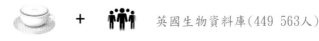

英國生物資料庫（449 563人）

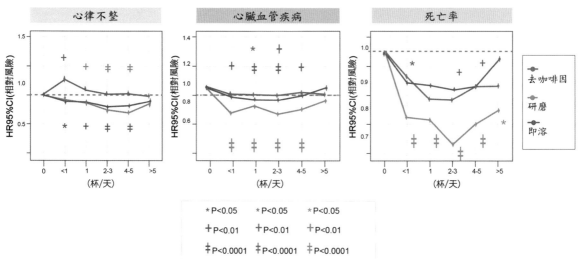

註：由本圖證實每天喝二至三杯咖啡，罹患心律不整與心臟血管疾病相對風險降低，死亡率亦降低，其中以研磨咖啡最佳。

醫學期刊《歐洲預防心臟病學雜誌》（European Journal of Preventive Cardiology ）2022

綜上所述，不管即溶咖啡、研磨咖啡或去咖啡因對心律不整、心血管疾病的發生率及嚴重度降低都有效，只是降低程度有高低之分而已，同時對死亡率的降低亦有效，究其原因可能咖啡含有多酚類及綠原酸等抗氧化及抗發炎的成分。

在台灣，台大公共衛生學院陳秀熙教授的研究團隊，在基隆、彰化及台東三個縣市，從西元2005至2010年針對大於20歲之成年人共收集156,174人，進行追蹤調查。

結果發現有喝咖啡族群比未喝咖啡族群壽命較長，大約長2.1年，其他對糖尿病、高血壓、新陳代謝症候群及大腸直腸癌發生之機率亦有減低的結果，可見喝咖啡除了一些禁忌及特別注意事項外，是一種有益健康的飲品。

3　咖啡與腸道細菌的關係

儘管很多研究與調查均顯示，適量飲用咖啡不會增加心律失常的風險，但一般民眾仍有疑慮，有些專業醫師也持保留態度，所以大家一直想知道，喝咖啡究竟是否會影響心臟。

2023年3月23日，加州大學舊金山分校Dr.Gregory等人在新英格蘭醫學雜誌（NEJM），以〈飲用咖啡對成年人健康的急性影響〉為題，發表一篇相當重要的論文，這項研究給100名40歲以下健康成年人，配備了可連續記錄的心電圖裝置、腕戴式加速度計和連續血糖監測儀，以持續監測他們的心臟狀態、每日走路步數、睡眠模式及血糖數值。

結果發現喝含咖啡因的咖啡不會導致更多的額外心跳，即所謂房性期前收縮（Premature Atrial Contractions，PAC）。此研究還發現，喝咖啡的日子裡每天多

走了1000步（10646步對9665步）、睡眠時間少半小時（397分對432分）、血糖數值則喝咖啡與不喝咖啡都相同。（如圖二）

更重要的是，在此篇研究中，研究團隊還從受試者的唾液中提取純化DNA，進行七個與咖啡因代謝有關之單一核苷酸多型性（Single nucleotide polymorphism, SNP）分析，結果發現能讓那些帶有咖啡因代謝較快基因的受試者睡眠不受影響，而帶咖啡因代謝基因較慢的人睡眠時間較短。

這也呼應最近幾年來的相關研究結果，均顯示飲用咖啡不會增加心血管疾病及大部分癌症風險，而且每日飲用3～5杯咖啡與數種慢性疾病（如糖尿病等）風險降低相關。

4 喝咖啡加牛奶，抗發炎、抗氧化翻倍

另外，在2023年1月丹麥哥本哈根大學發表一項研究顯示，經動物實驗得知，在咖啡中加入牛奶後，咖啡中的多酚類會和牛奶中蛋白質的氨基酸結合，增加免疫細胞的抗發炎效果。

該研究成果，刊登在《農業與食品化學雜誌》（Journal of Agricultural and Food Chemistry），過去認為喝黑咖啡的健康效益最高，但這篇研究發現加了牛奶，反而抗氧化抗發炎效果更好。

可謂帶來一些新觀念，但這僅止於動物實驗，可能需要更多的研究來證實，但對於正確而健康的咖啡喝法可提供多元的選擇，也是一種品飲咖啡的新方向。

圖二：喝咖啡對人體健康的即興影響

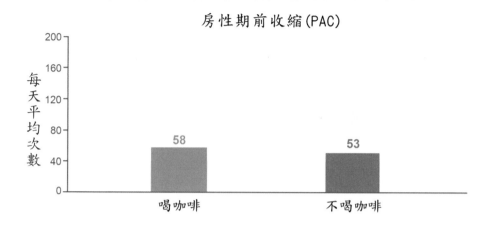

房性期前收縮(PAC)

每天平均次數

喝咖啡 58	不喝咖啡 53

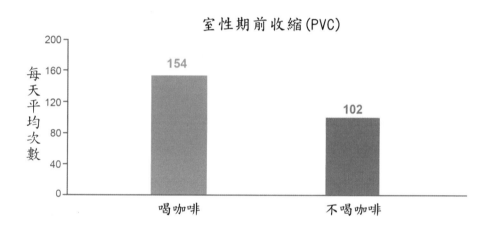

室性期前收縮(PVC)

每天平均次數

喝咖啡 154	不喝咖啡 102

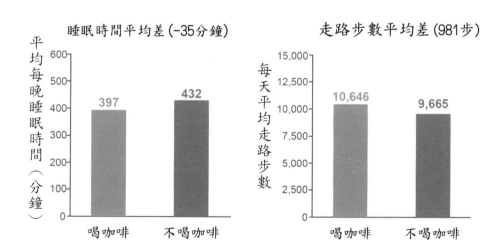

睡眠時間平均差(-35分鐘)

平均每晚睡眠時間（分鐘）

喝咖啡 397	不喝咖啡 432

走路步數平均差(981步)

每天平均走路步數

喝咖啡 10,646	不喝咖啡 9,665

註：PAC:Premature Atrial Contraction，PVC:Premature Ventricular Contraction

5 咖啡能瘦身有減少第二型糖尿病風險，但不鼓勵用此方法減肥或治療糖尿病

2023年1月在著名的英國醫學期刊（BMJ）由瑞典卡諾琳斯卡大學之蘇珊娜博士及其團隊發表一篇與咖啡有關的論文，總共收集將近一萬歐洲人的血漿進行研究，結果發現二種與咖啡因代謝速度相關的常見基因變異，利用它們來計算出基因預測的血漿中咖啡因濃度與身體質量指數（BMJ）及體脂肪的關係，結果發現血漿中咖啡因含量高，能降低體脂肪量，可以減少第二型糖尿病之罹病風險。

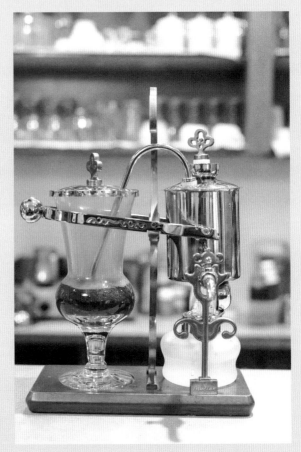

根據英國艾希特大學（University of Exeter）專門研究肥胖及糖尿病專家科斯（Dr. Kos）博士說，此研究顯示血漿中咖啡因含量高的人有潛在的健康益處，但他建議喝咖啡不要再加糖，或吃脂肪含量高的食物，否則會抵消正面效果。另外在華威大學（University of Warwick）的史蒂芬・勞倫斯教授的研究，也認為咖啡因可以促進新陳代謝、增加脂肪燃燒，但他認為規律運動與減少高熱量食物攝取，才是燃燒脂肪最有效的方法，喝咖啡還是依個人喜好而決定使用，不能用來減肥或治療第二型糖尿病。

Family健康飲食HD5040Y

癮咖啡研究室：發現咖啡健康的力量【暢銷增訂版】

作　　　者	張金堅、蔡崇煌
選　　　書	林小鈴
主　　　編	陳玉春

行 銷 經 理	王維君
業 務 經 理	羅越華
總 　 編 　 輯	林小鈴
發 　 行 　 人	何飛鵬

出　　　版　　原水文化
　　　　　　　台北市民生東路二段141號8樓
　　　　　　　電話：02-25007008　　傳真：02-25027676

發　　　行　　英屬蓋曼群島商家庭傳媒股份有限公司城邦分公司
　　　　　　　台北市中山區民生東路二段 141號2樓
　　　　　　　書虫客服服務專線：02-25007718・02-25007719
　　　　　　　24 小時傳真服務：02-25001990・02-25001991
　　　　　　　服務時間：週一至週五09:30-12:00・13:30-17:00
　　　　　　　郵撥帳號：19863813　戶名：書虫股份有限公司
　　　　　　　讀者服務信箱 email：service@readingclub.com.tw

香 港 發 行 所　　城邦（香港）出版集團有限公司
　　　　　　　地址：香港灣仔駱克道 193 號東超商業中心 1 樓
　　　　　　　email：hkcite@biznetvigator.com
　　　　　　　電話：(852)25086231　　傳真：(852) 25789337

馬 新 發 行 所　　城邦（馬新）出版集團 Cite (M) Sdn Bhd
　　　　　　　41, Jalan Radin Anum, Bandar Baru Sri Petaling, 57000 Kuala Lumpur, Malaysia.
　　　　　　　電話：(603)90563833　傳真：(603)90576622　電郵：services@cite.my

封 面 設 計	許丁文
美 術 設 計	元暢視覺設計工作室
插 　 　 畫	盧宏烈
攝 　 　 影	水草影像工作室
製 版 印 刷	科億資訊科技有限公司
初 　 　 版	2016年4月19日
二 版 初 刷	2018年10月8日
三 版 初 刷	2023年6月15日
定 　 　 價	650元

ISBN　978-626-7268-30-8（平裝）
ISBN　978-626-7268-32-2（EPUB）
有著作權・翻印必究（缺頁或破損請寄回更換）

國家圖書館出版品預行編目(CIP)資料

癮咖啡研究室：發現咖啡健康的力量【暢銷增訂
版】/張金堅, 蔡崇煌合著.
-- 三版. -- 臺北市：原水文化出版：
英屬蓋曼群島商家庭傳媒股份有限公司城邦分公
司發行, 2023.06
　面；　公分. -- (Family健康飲食；HD5040Y)
ISBN 978-626-7268-30-8(平裝)

1.CST: 咖啡 2.CST: 健康法

411.47　　　　　　　　　　　　　　　112005843

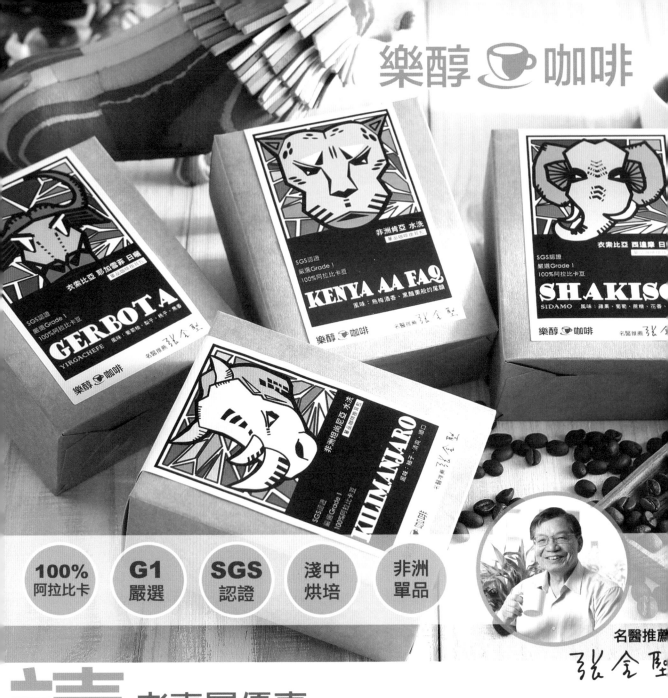

樂醇 ☕ 咖啡

100% 阿拉比卡

G1 嚴選

SGS 認證

淺中烘培

非洲單品

名醫推薦 張金聖

讀 者專屬優惠

凡加入樂醇咖啡LINE@
並輸入：**癮咖啡研究室**
即可取得讀者專屬優惠碼
於官網及LINE@購物享優惠

官網：www.howcoffee.com.tw

加**LINE**掃我

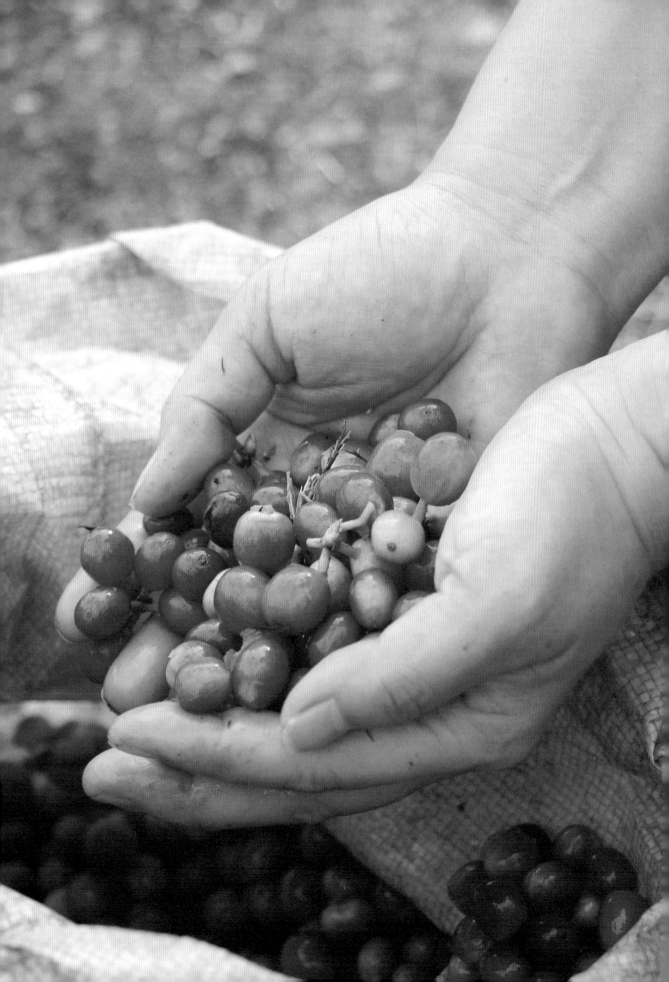

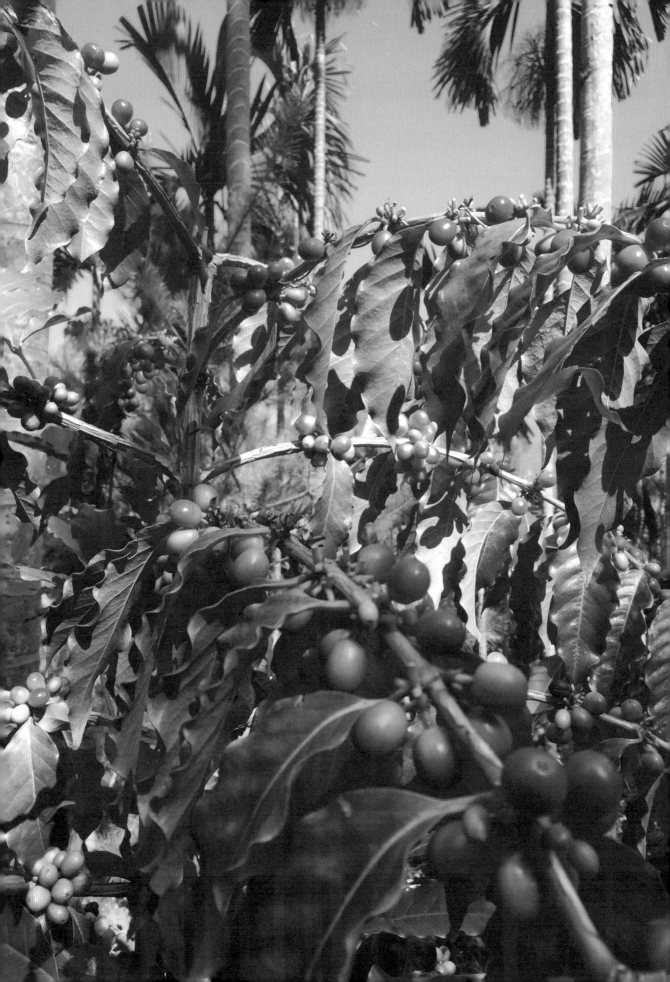